Heiko Waller

Gesundheitswissenschaft

Eine Einführung
in Grundlagen und Praxis

4., überarbeitete und
erweiterte Auflage

Verlag W. Kohlhammer

Dieses Werk einschließlich aller seiner Teile ist urheberrechtlich geschützt. Jede Verwendung außerhalb der engen Grenzen des Urheberrechts ist ohne Zustimmung des Verlags unzulässig und strafbar. Das gilt insbesondere für Vervielfältigung, Übersetzungen, Mikroverfilmungen und die Einspeicherung und Verarbeitung in elektronischen Systemen.
Die Wiedergabe von Warenbezeichnungen, Handelsnamen oder sonstigen Kennzeichen in diesem Buch berechtigt nicht zu der Annahme, dass diese von jedermann frei benutzt werden dürfen. Vielmehr kann es sich auch dann um eingetragene Warenzeichen oder sonstige gesetzlich geschützte Kennzeichen handeln, wenn sie nicht eigens als solche gekennzeichnet sind.

4., überarbeitete und erweiterte Auflage 2006

Alle Rechte vorbehalten
© 1995/2006 W. Kohlhammer GmbH Stuttgart
Umschlag: Gestaltungskonzept Peter Horlacher
Gesamtherstellung:
W. Kohlhammer Druckerei GmbH + Co. KG, Stuttgart
Printed in Germany

ISBN 978-3-17-019073-3

Inhaltsverzeichnis

Vorwort 7

Teil A: Grundlagen der Gesundheitswissenschaft 9

1 Gesundheit und Gesundheitskonzepte 9
1.1 Definitionsbeispiele von Gesundheit 9
1.2 Gesundheit im historischen Kontext 11
1.3 Laienkonzepte von Gesundheit 13
1.4 Wissenschaftliche Konzepte von Gesundheit 19
1.5 Subjektiver Gesundheitszustand in der Bevölkerung:
    Ergebnisse aus dem Gesundheitsbericht für Deutschland 31

2 Gesundheitsressourcen 35
2.1 Personale Ressourcen für Gesundheit 37
2.2 Verhalten und Lebensweisen als Gesundheitsressourcen 41
2.3 Lebensbedingungen als Gesundheitsressourcen 55

3 Gesundheitsrisiken 66
3.1 Personale Risiken für Gesundheit 70
3.2 Verhalten und Lebensweisen als Gesundheitsrisiken 75
3.3 Lebensbedingungen als Gesundheitsrisiken 85

4 Gesundheitssysteme 102
4.1 Informelle Gesundheitssysteme 102
4.2 Formelle Gesundheitssysteme 107

Teil B: Praxis der Gesundheitswissenschaft 127

5 Gesundheitssystemgestaltung 127
5.1 Systemgestaltung durch Politik 127
5.2 Systemgestaltung durch Gesundheitsmanagement 137
5.3 Systemgestaltung durch Gesundheitsberichterstattung 149

6 Gesundheitsförderung 156
6.1 Die Ottawa-Charta zur Gesundheitsförderung 161
6.2 Der Setting-Ansatz in der Gesundheitsförderung 169

7	Prävention	185
7.1	Prävention auf der personalen Ebene	190
7.2	Prävention auf der Verhaltensebene	193
7.3	Prävention auf der Verhältnisebene	195
7.4	Darstellung ausgewählter Präventionsprogramme	203

8	**Methoden und Maßnahmen der Gesundheitsförderung und Prävention**	214
8.1	Gesundheitsaufklärung und -beratung	214
8.2	Gesundheitserziehung und -bildung	219
8.3	Gesundheitsarbeit	230
8.4	Gesundheitsselbsthilfe	233
8.5	Gesundheitstraining	238
8.6	Präventivmedizin	241

Literatur ... 246

Register ... 265

Vorwort

Mit dem Begriff „Gesundheitswissenschaften" werden diejenigen Wissenschaften bezeichnet, die sich – aus jeweils unterschiedlicher Perspektive – mit Gesundheit beschäftigen, wie insbesondere Gesundheitssoziologie, Gesundheitspsychologie, Gesundheitspädagogik, Gesundheitsökonomie. Man könnte vereinfacht sagen: alles, was mit Gesundheit zu tun hat, und alle Begriffe, die das Wort Gesundheit beinhalten, sind Themen der Gesundheitswissenschaften. Werden diese und weitere Disziplinen – wie z. B. die Sozialmedizin und die Umweltmedizin – gezielt auf die Verbesserung der Gesundheit und der Gesundheitsversorgung der Bevölkerung angewandt, dann sprechen wir von „Public Health".

In dem vorliegenden Buch benutzen wir den Begriff Gesundheitswissenschaft bewusst im Singular, weil wir nicht die einzelnen Wissenschaften (wie Gesundheitssoziologie, Gesundheitsökonomie etc.) darstellen wollen, sondern versucht haben, ihre wichtigsten Elemente zu einer Wissenschaft von der Gesundheit zu integrieren.

Im ersten Teil des Buches werden Grundlagen der Gesundheitswissenschaft behandelt. Wir beginnen mit der Frage: Was ist Gesundheit?, beschreiben unterschiedliche Konzepte (Laienkonzepte und wissenschaftliche Konzepte) von Gesundheit und referieren Daten zum subjektiven Gesundheitszustand der Bevölkerung. In den darauf folgenden Kapiteln über Gesundheitsressourcen und Gesundheitsrisiken werden die vielfältigen fördernden wie schädigenden Einflüsse von Verhalten, Lebensweisen und Lebensbedingungen auf die Gesundheit dargestellt. Im vierten Kapitel über Gesundheitssysteme beschäftigen wir uns mit den Institutionen und Berufen, die – innerhalb und außerhalb des Gesundheitswesens – mit der Gesunderhaltung und Gesundheitsförderung der Bevölkerung befasst sind.

Im zweiten Teil des Buches steht die Praxis der Gesundheitswissenschaft im Mittelpunkt. Im einleitenden fünften Kapitel über Gesundheitssystemgestaltung befassen wir uns mit den Grundlagen von Gesundheitspolitik, Gesundheitsmanagement und Gesundheitsberichterstattung. Im sechsten Kapitel geht es um die Praxis der Gesundheitsförderung, im siebten Kapitel um die Praxis der Prävention und im achten Kapitel um die Praxis der Gesundheitsaufklärung und -beratung, Gesundheitserziehung und -bildung, Gesundheitsarbeit, Gesundheitsselbsthilfe, Gesundheitstraining und Präventivmedizin.

Heiko Waller

Teil A: Grundlagen der Gesundheitswissenschaft

1 Gesundheit und Gesundheitskonzepte

1.1 Definitionsbeispiele von Gesundheit

Um es gleich vorweg zu sagen: Eine allgemein gültige, anerkannte wissenschaftliche Definition von Gesundheit gibt es nicht.
Umso zahlreicher sind die Definitionsversuche. Von Troschke (1978) hat einige dieser Definitionen zusammengetragen (vgl. auch Faltermaier 2005; Blaxter 2004). Diese Definitionen lassen sich u. a. danach unterscheiden, ob sie aus *einer* wissenschaftlichen Disziplin stammen (sog. monodisziplinäre oder einseitige Definitionen) oder ob sie Aspekte *verschiedener Disziplinen* berücksichtigen (sog. interdisziplinäre oder ganzheitliche Definitionen).

1.1.1 Monodisziplinäre Definitionen

- Gesundheit ist das geordnete Zusammenspiel normaler Funktionsabläufe und des normalen Stoffwechsels (Büchner).
- Gesundheit ist die Fähigkeit, lieben und arbeiten zu können (Freud).
- Gesundheit kann definiert werden als der Zustand optimaler Leistungsfähigkeit eines Individuums für die Erfüllung der Rollen und Aufgaben, für die es sozialisiert worden ist (Parsons).

1.1.2 Interdisziplinäre Definitionen

- Gesundheit heißt, man muss sich wohl fühlen, sich frei bewegen können, guten Appetit haben, normal in seinen Funktionen sein und daher keinen Arzt aufsuchen müssen (Gandhi).
- Gesundheit ist ein Zustand vollkommenen körperlichen, geistigen und sozialen Wohlbefindens und nicht allein das Fehlen von Krankheit und Gebrechen (WHO).
- Gesundheit bezeichnet einen Prozess der Anpassung. Sie ist nicht das Ergebnis instinktiven Verhaltens, sondern autonomer, wenngleich kulturell geformter Reaktionen auf eine sozial geschaffene Realität. Sie bezeichnet die Fähigkeit, sich auf ein wechselndes Milieu einzustellen, erwachsen und älter zu werden,

im Falle einer Verletzung oder Krankheit zu gesunden, zu leiden und in Frieden den Tod zu erwarten. Daneben bezieht Gesundheit auch die Zukunft mit ein, daher gehören zu ihr auch die Angst sowie die innere Kraft, mit ihr zu leben (Berger).

Die Definition der WHO stammt aus der Verfassung der Weltgesundheitsorganisation von 1946 – nachzulesen, wie auch andere wichtige Dokumente der Gesundheitsförderung, in dem gleichnamigen von Franzkowiak und Sabo herausgegebenen Buch (1993). Sie ist also schon ziemlich alt und inhaltlich doch erstaunlich modern, insbesondere wegen ihrer umfassenden, ganzheitlichen Sichtweise. Sie wird häufig zitiert, aber auch häufig kritisiert, insbesondere wegen ihres utopischen Charakters – „vollkommenes Wohlbefinden" – wer kann das schon von sich behaupten? – so lauten die Einwände. Ein anderer häufig genannter Kritikpunkt bezieht sich auf das Wort „Zustand", weil Gesundheit damit einen statischen Charakter bekommt (man hat sie – die Gesundheit – oder man hat sie nicht). Stattdessen – und das werden wir insbesondere weiter unten von dem Gesundheitswissenschaftler Antonovsky lernen – muss Gesundheit als etwas Dynamisches verstanden werden, was immer neu entsteht im Verhältnis von Risiken und Ressourcen.

Natürlich gibt es noch weitere Möglichkeiten, die verschiedenen Gesundheitsdefinitionen zu ordnen. Nach Göckenjan (1991, S. 15) lassen sich die verschiedenen Gesundheitsdefinitionen nach folgenden drei Kategorien ordnen:

1. Gesundheit als Wertaussage,
2. Gesundheit als Abgrenzungskonzept,
3. Gesundheit als Funktionsaussage.

In die erste Kategorie fallen alle Definitionen, die Gesundheit mit positiven Assoziationen verknüpfen, wie z. B. die zitierte Definition der WHO oder die häufig zu lesende Aussage „Gesundheit ist das höchste Gut". Die WHO-Definition ist zugleich ein Beispiel für die zweite Kategorie „Gesundheit als Abgrenzungskonzept". In der WHO-Definition heißt es ja: „(...) Gesundheit ist mehr als die Abwesenheit von Krankheit". In der dritte Kategorie schließlich werden Aussagen zur Gesundheit als Funktionsaussagen formuliert: Gesundheit ist Leistungsfähigkeit (wie in der Definition des Soziologen Parsons), oder Gesundheit ist das regelrechte Funktionieren der Organe (wie in der Definition des Klinikers Büchner).

Anderson (1984, S. 63ff.) hat eine andere Einteilung der verschiedenen Gesundheitsdefinitionen vorgeschlagen: „Es ist durchaus nicht einfach, die Annahmen oder Parameter der verschiedenen Begriffe zu unterscheiden und daher unterschiedliche Definitionen zu kategorisieren. Jedoch treten als Hauptdimensionen, in denen sich die Begriffe unterscheiden, hervor: Gesundheit als Folge oder als Produkt, als Potential oder als Fähigkeit, als ein Prozeß; Gesundheit als etwas, das von Einzelmenschen erfahren oder von außenstehenden Beobachtern, im speziellen Medizinern, bestimmt wird; Gesundheit als fixer Zustand oder dynamisches Verhältnis; Gesundheit als Attribut eines Elementes im Menschen wie körperliche Fitneß, oder als Eigenschaft der gesamten Person, die soziale, geistige, emotionale und physische Aspekte darstellt" (ebenda, S. 64). Von unseren o. g. Gesundheitsdefinitionen würde die WHO-Definition der Kategorie „Gesundheit als Produkt", die Definition von Parsons der Kategorie „Gesundheit als Potenzial" und die von Berger der Kategorie „Gesundheit als Prozess" zuzuordnen sein.

1.2 Gesundheit im historischen Kontext

Aus wissenschaftlicher Perspektive sind diese Definitionsversuche wenig befriedigend. Das haben Labisch und Göckenjan sehr deutlich zum Ausdruck gebracht. So schreibt Labisch: „Geschichte und Ethnologie zeigen ..., wie verschieden Gesundheit verstanden werden kann. Gesundheit scheint eine nahezu inhaltsleere Worthülse zu sein. Einziges Unterscheidungsmerkmal gegenüber ähnlichen Begriffen ... ist, daß sich Gesundheit in irgendeiner Form auf biologische, auf körperliche Grundlagen menschlichen Handelns beziehen kann" (1992, S. 309). Und Göckenjan führt dazu aus: „Die kritische Würdigung der Versuche, Gesundheit zu definieren, sieht sich immer auf die Unmöglichkeit verwiesen, ein allgemeines Substrat von Gesundheit zu finden" (1991, S. 18). Als Ausweg schlagen sowohl Labisch als auch Göckenjan vor, den Gesundheitsbegriff zu „historisieren", denn „mit dieser Intention wird man untersuchen, in welchen sozialen, politischen, psycho-physischen Diskursen Gesundheit als Wert, als Ziel, als Legitimation usw. fungiert. Gesundheit ‚an sich' wird bedeutungslos und geht auf in historische Deutungsreihen und Folgen von Politikzielen" (1991, S. 18).

Einen kurzen historisch-soziologischen Überblick über den Gesundheitsbegriff und die damit verbundenen gesundheitspolitischen Konzepte aus den letzten zwei Jahrhunderten hat Stollberg (1994) gegeben (wer sich mit diesem Thema ausführlich beschäftigen möchte, sollte die Bücher „Kurieren und Staat machen" von Göckenjan (1985) und/oder „Homo Hygienicus" von Labisch (1992) lesen. Eine Sammlung klassischer historischer Texte (u. a. von Frank, Neumann, Virchow, Gottstein, Grotjahn) haben Deppe und Regus (1975) herausgegeben:

- **Gesundheit als Staatsaufgabe in der Frühen Neuzeit**
In dieser Zeit übte der absolutistische Staat zum Zwecke der Bevölkerungsvermehrung massive Kontrolle über die Gesundheit der Bevölkerung aus, um so den staatlichen Reichtum und seine militärische Macht zu stärken. Herausgehobenes Beispiel ist das „System der vollständigen medizinischen Polizey" von Johann

Peter Frank (1745–1821), in dem sämtliche Lebensbereiche nach dem Gesundheitsmotiv reglementiert werden sollten.

- **Gesundheit als soziales Recht um 1848**

Im Rahmen der bürgerlichen Revolution von 1848 formulierten sozialreformerisch engagierte Ärzte wie insbesondere Salomon Neumann und Rudolf Virchow ein soziales Recht auf Gesundheit und verlangten den Schutz der Gesundheit durch den Staat. Dies kommt besonders deutlich in der Forderung Virchows zum Ausdruck, als er – vom Preußischen Gesundheitsministerium beauftragt, über die in Oberschlesien grassierende Typhusepidemie zu berichten und Vorschläge zu ihrer Eindämmung zu machen – schrieb: „Die logische Antwort auf die Frage, wie man in Zukunft ähnliche Zustände, wie sie in Oberschlesien vor unseren Augen gestanden haben, vorbeugen könnte, ist also sehr leicht und einfach: Bildung mit ihren Töchtern Freiheit und Wohlstand" (Virchow 1849, zitiert nach Stollberg 1994, S. 33).

- **Gesundheit als Resultat städtischer Hygiene**

Diese Zeit ist geprägt durch die auf den ersten Professor für Hygiene – Pettenkofer – zurückgehende kommunale Hygiene-Bewegung, in der Ärzte, Architekten und Ingenieure die städtische Wasserver- und -entsorgung zentralisierten und ausbauten. Der sozialpolitische Impetus der Jahre von 1848 war aber weitgehend verschwunden, krankheitsfördernde Zustände wurden als gegeben hingenommen.

- **Gesundheit als Resultat von Sozialhygiene**

Zu Beginn des 20. Jahrhundert entstand mit dem von Rudolf Virchow geprägten Begriff „soziale Hygiene" ein neues hygienisches Paradigma, das auf der Basis der Bakteriologie, aber zunehmend auch der Eugenik naturwissenschaftlich begründete Kulturnormen in die Politik einbrachte. „Anders als bei Neumann, der sechs Jahrzehnte zuvor das Naturrecht der Armen auf Gesundheit verfassungsmäßig zu schützen gefordert hatte, der also individuelle Gesundheit mit dem Medium des Rechts sichern wollte, sieht es Grotjahn als Aufgabe des Hygienikers an, dem Recht hygienische Vorgaben zu machen. Die kulturelle Höherentwicklung der Menschen haben wiederum Grotjahn wie Neumann zum Ziel" (ebenda, S. 37).

- **Gesundheit als Resultat von Rassenhygiene**

Die bereits bei Grotjahn anklingenden eugenischen Saiten seiner Sozialhygiene pervertierten in der Zeit des Nationalsozialismus zur Rassenhygiene, die – ebenfalls im Namen der Gesundheit eines „Volkskörpers" – schließlich zur Sterilisierung, Verfolgung und Ermordung von „Minderwertigen", „Schwachsinnigen", Juden, Sinti und Roma, Osteuropäern etc. führte. „Aus Adolf Hitlers ‚Mein Kampf' – so führen Labisch und Woelk (1998, S. 68) aus – sind eindeutige Vorstellungen zur Gesundheit und Gesundheitssicherung des deutschen Volkes zu entnehmen.

Hitlers langfristiges gesundheitspolitisches Ziel war ein ‚rassenreiner' und ‚erbgesunder' – und damit ‚rassentüchtiger' – ‚arischer Volkskörper' von großer Zahl. Der Weg dahin sollte zunächst über die ‚rassische Entmischung' des ‚deutschblütigen' Volkes von ‚rassisch fremden' und ‚rassisch minderwertigen Elementen' durch ein rassisch orientiertes Staatsbürgerrecht, dann über den Ausschluss der Träger kranker oder ‚minderwertigen' ‚arischen' Erbgutes von der Fortpflanzung und schließlich durch die Förderung ‚erbgesunden arischen' Nachwuchses bei ständig wirkender Auslese durch forcierten Lebenskampf innerhalb des ‚arischen' Volkskörpers führen".

Wir wollen unseren kurzen Diskurs über „Gesundheit im historischen Kontext" mit einem Zitat von Labisch abschließen, das die Bedeutung des Gesundheitsbegriffs in der heutigen Gesellschaft besonders treffend analysiert:
„In der Hochindustrialisierung wurde Gesundheit zu einem Begriff, der die Gesellschaft durchdrang und gestaltende Kraft entfaltete. Gesundheit wurde zur allgemein verbindlichen Lebens- und Verhaltensrichtlinie .... Die wissenschaftliche Deutung von Gesundheit – als Lebensmaxime wirksam bis dahin nur im Bürgertum – wurde zu einem für die gesamte Bevölkerung verbindlichen sozialen Konstrukt. Denn in Gesundheit als sozialem Gut hoben sich völlig verschiedene Interessen- und Bezugssysteme in einer neuen Sinnwelt auf. Umstritten war nicht das Ziel Gesundheit, umstritten waren lediglich Wege und Organisationsformen, die zu diesem Ziel führen sollten" (1992, S. 315f.).

Die vielfältigen Möglichkeiten, Gesundheit zu definieren und zu charakterisieren, kommen auch in den verschiedenen Konzepte und Modellvorstellungen von Gesundheit zum Ausdruck. Diese lassen sich danach unterteilen, ob es sich um Laienkonzepte oder um wissenschaftliche Konzepte handelt, ob es sich – bei den wissenschaftlichen Konzepten – um Konzepte einzelner wissenschaftlicher Disziplinen (wie z. B. der Medizin, Psychologie, Soziologie) oder um integrierte (oder auch umfassend, ganzheitlich, holistisch genannte) Konzepte/Modelle handelt (vgl. auch Lafaille 1994).
Die Erforschung von Laienkonzepten von Gesundheit ist inzwischen zu einem eigenständigen Forschungsfeld geworden.

1.3 Laienkonzepte von Gesundheit

Unter Laienkonzepten (auch „subjektive Konzepte" oder „Alltagskonzepte" genannt) von Gesundheit werden

1) die persönlichen Auffassungen und Definitionen von Gesundheit sowie
2) die persönlichen Sichtweisen über Ursachen und Kontextbedingungen von Gesundheit verstanden (Letztere werden auch als „subjektive Theorien" von Gesundheit bezeichnet).

Becker (1992a, S. 92f.) betont – mit Blick auf die gesundheitswissenschaftliche Praxis – die Wichtigkeit, sich neben den wissenschaftlichen Konzepten gerade auch mit den subjektiven Vorstellungen von Gesundheit zu beschäftigen. Er hat folgende Gründe zusammengetragen (ähnlich argumentieren auch Bengel und Belz-Merk 1990):

(1) Sie umfassen globale Vorstellungen darüber, welche Bedingungen für die Gesundheit und Krankheit einer Person verantwortlich sind, insbesondere darüber, ob man selbst für seine Gesundheit eine Mitverantwortung trägt. Aus der jeweiligen Sichtweise leitet sich zumindest teilweise ab, ob der Betreffende Krankheitsprävention bzw. Gesundheitsförderung für prinzipiell möglich erachtet, welche diesbezüglichen Maßnahmen ihm hierfür geeignet erscheinen und welche er gegebenenfalls von sich aus ergreift.
(2) Die subjektiven Vorstellungen – etwa über die eigene Vulnerabilität oder die Möglichkeiten und Erfolgsaussichten der Prävention – entscheiden mit darüber, ob der Betreffende für bestimmte, von Experten vorgeschlagene Präventionsmaßnahmen aufgeschlossen ist oder nicht. Ein Therapeut oder Gesundheitsberater kann aus der Kenntnis der subjektiven Theorie seines Gegenübers ableiten, welche vorbereitenden (z. B. aufklärenden oder motivierenden) Schritte einer erfolgreichen Intervention vorausgehen müssen.
(3) Unterstellt man, dass einige Laienvorstellungen über Gesundheit und Krankheit die in der Menschheitsgeschichte gesammelten Erfahrungen widerspiegeln, so können sie durchaus als Quellen für wissenschaftliche Hypothesen in Betracht gezogen werden.

Bei der Analyse der subjektiven Vorstellungen von Gesundheit durch Laien (Soziologen sprechen auch von „sozialen Konstruktionen von Gesundheit", vgl. z. B. Gawatz und Novak 1993; Blaxter 2004) geht es also darum, die Vorstellungen in der Bevölkerung über Gesundheit, Gesunderhaltung, gesunde Lebensführung empirisch zu erfassen, und zwar differenziert nach sozialer Schichtenzugehörigkeit, Geschlecht, ethnischer Herkunft und anderen wichtigen Merkmalen. Mit diesen Zusammenhängen wollen wir uns im Folgenden beschäftigen. Und zwar zuerst mit den „persönlichen Auffassungen" von Gesundheit (subjektive Definitionen) und danach mit den „persönlichen Theorien" von Gesundheit (subjektive Vorstellungen über Zusammenhänge und Ursachen von Gesundheit).
   Faltermaier kommt aufgrund einer umfassenden Literaturrecherche (2005) sowie eigener empirischer Untersuchungen (1994 und 1998) zu unterschiedlichen

Dimensionen des subjektiven Gesundheitsbegriffs, von denen die wichtigsten vier hier skizziert werden sollen:

(1) Gesundheit als Abwesenheit von Krankheit: Gesundheit wird ausschließlich negativ bestimmt durch das Fehlen einer (meist) organischen Erkrankung oder eines Gebrechens. Gesundheit in diesem Sinne kann nicht positiv bestimmt werden, weil sie nicht erlebt wird ... Krankheit dagegen ist erlebbar; tritt sie ein, so ist Gesundheit automatisch zerstört. Dieser Alltagsbegriff von Gesundheit entspricht in etwa dem vorherrschenden medizinischen Begriff.

(2) Gesundheit als Reservoir an Energie: Gesundheit wird als ein Potenzial an körperlicher (und psychischer) Energie und Stärke oder als Widerstandskraft gegenüber äußeren Einflüssen ... verstanden. Dieses Potenzial ermöglicht einem Menschen, das auszuführen, was ihm/ihr im Leben wichtig ist; sie ist „Lebenskraft" im umfassenden Sinn. Dieses Reservoir kann sich allerdings im Laufe des Lebens erhöhen oder verringern, je nachdem wie eine Person lebt. Krankheiten können es beispielsweise beeinträchtigen, müssen es aber nicht. Die Basis für dieses Potenzial an Gesundheit wird in der Kindheit gelegt.

(3) Gesundheit als Gleichgewicht oder Wohlbefinden: Gesundheit wird als körperliches und psychisches Wohlbefinden verstanden. Diese Dimension stellt Gesundheit im höchsten Sinne dar und äußert sich in der unmittelbaren Erfahrung, im Gleichgewicht zu sein. Diese Erfahrung ist allerdings selten und stellt eher ein Ideal dar. Auf der psychischen Ebene bedeutet sie zum einen Ausgeglichenheit, innere Ruhe und Überlegtheit, zum anderen positive Stimmung und Lebensfreude ...

(4) Gesundheit als funktionale Leistungsfähigkeit: Gesundheit bedeutet die Fähigkeit, bestimmte Aufgaben erledigen zu können, Rollenverpflichtungen – insbesondere im zentralen Leistungsbereich Arbeit – erfüllen und auch die von sich selbst erwarteten Leistungen erbringen zu können ...

Faltermaier hat sich auch mit der Frage beschäftigt, wie sich die o. g. vier zentralen Dimensionen zahlenmäßig in der Bevölkerung verteilen. Dazu ist anzumerken, dass der überwiegende Teil der vorliegenden Untersuchungen zum Thema subjektive Gesundheitskonzepte nur auf kleinen Fallzahlen basiert. Die „klassische" Untersuchung von Herzlich (1973) umfasst 80, die Untersuchungen von Faltermaier selber zwischen 40 und 80 Personen. Sie waren nicht als repräsentative Untersuchungen, sondern als qualitative („explorative") Untersuchungen zur Entwicklung von Hypothesen und Konzepten angelegt. Dagegen gehört die Untersuchung von Blaxter „Health and lifestyles" (1990) mit einer ca. 9 000 Personen umfassenden Stichprobe der englischen Bevölkerung zu den wenigen repräsentativen Studien. Die folgenden Zahlenangaben beziehen sich deshalb auch auf diese Untersuchung:

- „Gesundheit als Abwesenheit von Krankheit": Diese Dimension von Gesundheit umfasste etwa 11,5 % der Bevölkerung.
- „Gesundheit als körperlicher Energie und Stärke": Auf diese Dimension entfielen 28 % der Befragten. Sie definierten Gesundheit positiv über die Beschreibung ihres körperlichen Zustands, der in Begriffen wie Stärke, Energie oder Fitness ausgedrückt wurde.
- „Gesundheit als funktionale Leistungsfähigkeit": 25 % der Befragten beschrieben ihre Gesundheit über die Fähigkeit, Rollenanforderungen insbesondere im Arbeitsbereich nachzukommen.
- „Gesundheit als psychisches und körperliches Wohlbefinden": Diese Dimension wurde mit 35,5 % am häufigsten genannt.

1.3.1 Unterschiede nach Geschlecht, Sozialschicht, Alter und Kultur

1973 untersuchte die französische Medizinsoziologin Herzlich die subjektiven Vorstellungen von Gesundheit und Krankheit bei Angehörigen der Pariser Mittelschicht. Die Antworten ließen sich folgenden drei Kategorien zuordnen: 1. Gesundheit als Abwesenheit von Krankheit, 2. Gesundheit als Potenzial, sich gesund zu erhalten (körperliche Widerstandsfähigkeit) und 3. Gesundheit als Gleichgewichtszustand (persönlich erfahrbares Wohlbefinden). Die dritte Kategorie wurde von den Befragten am häufigsten genannt und u. a. mit folgenden Worten beschrieben: „Wenn ich gesund bin, fühle ich mich wohl, ich habe ein Gefühl der Ausgeglichenheit, wenn ich glaube, daß alles gut geht, und Schwierigkeiten werden ganz unwichtig (...) außerdem blitzende Augen, eine gute Gesichtsfarbe, sich ungezwungen fühlen, wenn man Freunde trifft, und nicht nervös und gereizt ist (...)" (S. 58). Ein Vergleich zwischen Frauen und Männern zeigte, dass diese Kategorie deutlich häufiger von Frauen genannt wurde, während Männer eher Antworten aus der 1. und 2. Kategorie gaben. Dies ist auch durch neuere Untersuchungen immer wieder bestätigt worden (Altgeld 2004; Faltermaier 2005).

Ähnlich deutlich sind die Unterschiede hinsichtlich der Schichtzugehörigkeit: Die Vorstellungen von Gesundheit als Abwesenheit von Krankheit oder als „funktionale Kompetenz" sind eher typisch für die Arbeiterschicht, wie bereits Stott und Pill (1980) in ihren Untersuchungen bei Arbeiterinnen in Wales herausfanden. Auf die Frage „Was bedeutet ‚Gesundsein' für Sie? Würden Sie sich als im wesentlichen gesund bezeichnen? " lautete z. B. eine typische Antwort: „Ja, es geht mir ganz gut. Ich werde nur zweimal im Jahr krank, Grippe zu Weihnachten und Heuschnupfen um diese Jahreszeit" (ebenda, S. 39). Gesundheit als „funktionale Kompetenz" drückte sich eher in folgender Antwort aus: „Mit allem fertig werden. Nicht nur das, ich glaube, wenn man eine Familie hat, kann man es sich nicht leisten, krank zu sein, verstehen Sie? (...) Aber natürlich, wenn man sehr krank ist, muß man aufgeben, aber ich bin es nie gewesen – wenn man gesund ist, läuft alles wie geschmiert" (ebenda, S. 40). Es lässt sich also sagen, dass besonders in den unteren sozialen Schichten kaum Vorstellungen von „positiver Gesundheit" vorhanden sind: Gesundheit wird als gegeben hingenommen und erst dann zu einem Thema, wenn sie durch Krankheit verloren geht. Darüber hinaus hat Gesundheit keine Priorität im Alltag, da dieser durch eine Vielzahl von psychosozialen Belastungen und materiellen Sorgen geprägt ist. Homfeld und Steigleder (2003) haben diese Zusammenhänge im Rahmen einer Befragung von Bewohnern benachteiligter Wohngebiete eindrucksvoll bestätigt.

Auch zu altersbezogenen Unterschieden gibt es eine Reihe von Untersuchungen. Millstein und Irwin (1987) haben darauf hingewiesen, dass sich subjektive Gesundheitskonzepte in der Auseinandersetzung mit Krankheitserfahrungen entwickeln und ausdifferenzieren. Interessant ist auch ihr Hinweis, dass Gesundheit und Krankheit sich nicht als Pole eines Kontinuums darstellen, sondern unterschiedliche, sich überlappende Konstrukte bilden. So sind bei Kindern Gesundheitsdefinitionen stärker mit Krankheitsvorstellungen verknüpft, und erst ab dem 10. Lebensjahr bildet sich ein vom Krankheitskonzept abgrenzbarer Gesundheitsbegriff heraus (zitiert nach Bengel 1992, S. 82, vgl. ausführlich Seiffge-Krenke 1994).

Im Jugendalter erweitert sich diese Definition um körperliche, seelische und soziale Aspekte. Damit haben Jugendliche ähnlich differenzierte Vorstellungen von Gesundheit wie Erwachsene. Zu diesem Ergebnis kommt auch eine größere Untersuchung mit fast 1 000 Schülerinnen und Schülern von Nordlohne und Kolip (1994, S. 143): „Die Befunde zeigen, daß sich sowohl Gesundheits- als auch Krankheitskonzepte bei 14- bis 17jährigen Jugendlichen multidimensional ausgestalten. Wird im Kindesalter Gesundheit vornehmlich als Nicht-Krankheit definiert, so werden in der Adoleszenz zunehmend andere Bereiche und Kriterien herangezogen. In der eher allgemeinen Gesundheitsdefinition bezeichnen lediglich ein Fünftel der Jugendlichen Gesundheit als Abwesenheit von Krankheit ... Die Ergebnisse zeigen, wie wichtig das Erfüllen jugendspezifischer Rollen für die Definition von Gesundheit und Krankheit ist ... Die Ergebnisse zeigen auch, daß dem subjektiven (Wohl-)Befinden eine herausragende Bedeutung zukommt. Glücklichsein, sich gut fühlen, gute Laune und keine Sorgen haben sind für viele Jugendliche die wichtigsten Merkmale von Gesundheit .... Psychisches Wohlbefinden und seelisches Gleichgewicht haben dabei für Mädchen eine größere Bedeutung als für Jungen. Bereits in diesem Alter zeigen sich Geschlechtsunterschiede, wie sie im Erwachsenenalter vielfach aufgezeigt werden."

Wie stark auch kulturelle Bedingungen das Gesundheitsverständnis von Jugendlichen prägen, hat Schaefer (1992) in einer internationalen Vergleichsstudie gezeigt: Befragt wurden 12- bis 14-jährige Schülerinnen und Schüler auf Barbados, in der Bundesrepublik Deutschland, Kanada, auf den Philippinen, in Japan und Jordanien. Während die Jugendlichen aus den Industrieländern Gesundheit überwiegend mit Krankheit assoziieren, waren auf den Philippinen und in Jordanien die häufigsten Assoziationen – wie Gesundheit als Kraft, Nahrung, Freude, Schlaf etc. – direkt auf Gesundheit bezogen.

Wir haben uns bislang überwiegend mit den „subjektiven *Konzepten*" von Gesundheit beschäftigt (also mit der Frage: Was ist für mich Gesundheit?). Wir wollen uns nun mit den „subjektiven *Theorien*" von Gesundheit befassen (also mit der Frage: Was beeinflusst meine Gesundheit?). Dieses Forschungsgebiet ist ja von besonderer Bedeutung für die Praxis der Gesundheitswissenschaft. So werden Menschen, die die subjektive Auffassung haben, dass Gesundheit überwiegend genetisch festgelegt oder vom Schicksal bestimmt ist, sich kaum von Maßnahmen der Gesundheitserziehung ansprechen lassen.

Faltermaier (1994 und 1998) und Flick (1998) haben sich in qualitativen Untersuchungen intensiv mit Fragen der Gesundheitsdefinition, des Gesundheitsbewusstseins und des Gesundheitsverhaltens beschäftigt.

Ihre Arbeiten führten zu einer eindrucksvollen Fülle von neuen Hypothesen und Konzepten, auf die wir auch in den folgenden Kapiteln noch einmal zurückkommen werden. Faltermaier (1994, S. 114f.) fasst die Ergebnisse der Untersuchungen zum Thema „subjektive Theorien von Gesundheit" folgendermaßen zusammen: „Dieser Gegenstand ist ... ungleich weniger untersucht worden als die subjektiven Konzepte von Gesundheit und Krankheit .... Zunächst scheint die Vorstellung, die Erhaltung der Gesundheit selbst in der Hand zu haben, also eine internale Kontrolle von Gesundheit, vorwiegend in einer individuum-orientierten Mittelschichtkultur anzutreffen zu sein. Einfache Arbeiter oder Bauern sehen oft wenig Möglichkeiten, selbst etwas zum Erhalt der Gesundheit tun zu können. In einer britischen Studie (Pill 1988) glaubten von 200 befragten Müttern aus den Arbeiterschichten nur ein Drittel, durch entsprechende Lebensweise Einfluß auf die Gesundheit zu haben. Das Spektrum an Vorstellungen ist aber insgesamt sehr groß und reicht von der fatalistischen Auffassung, Gesundheit sei Glück oder Schicksal, bis hin zu Ideen nahezu vollständiger Kontrollierbarkeit von Gesundheit. Um einen Eindruck davon zu vermitteln, lassen sich die folgenden 10 Typen an subjektiven Theorien von Gesundheit anführen, die in einer eigenen qualitativen Untersuchung aus den Erzählungen der Befragten rekonstruiert wurden:

- Gesundheit als Schicksal
- Gesundheit als Folge von biologischen Prozessen
- Gesundheit als Folge von Umwelteinflüssen
- Risikofaktoren-Theorie der Gesundheit
- Bewegungstheorie der Gesundheit
- Ernährungstheorie der Gesundheit
- Gesundheit als Folge von Arbeitsbelastungen
- Theorie der Regeneration

- Bewältigungstheorie der Gesundheit
- psychosomatische Theorie der Gesundheit".

Wir wollen uns nun mit den wissenschaftlichen Konzepten von Gesundheit beschäftigen. Der Übergang von Laienkonzepten zu wissenschaftlichen Konzepten ist jedoch fließend, da sich Laienkonzepte und wissenschaftliche Konzepte wechselseitig beeinflussen können.

1.4 Wissenschaftliche Konzepte von Gesundheit

Becker hat sich mit der grundlegenden Frage beschäftigt, warum es wichtig ist, sich mit allgemeinen Modellvorstellungen von Gesundheit und Krankheit zu befassen. Er führt dazu aus:

- „Allgemeine Modellvorstellungen sind unverzichtbar, wenn es darum geht, Verfahren zur Diagnostik von Gesundheit und Krankheit zu entwickeln ...
- Die allgemeinen Vorstellungen über Gesundheit und Krankheit entscheiden maßgeblich darüber, welche Art von ätiologischer Forschung bevorzugt betrieben wird. So legt beispielsweise ein biomedizinisches Krankheitsmodell die Suche nach genetischen, biophysischen oder biochemischen Krankheitsursachen nahe.
- Aus den ätiologischen Modellvorstellungen leiten sich die favorisierten Methoden der Behandlung und Prävention ab. Dominiert ein einseitiges Modell, so werden auch die in Betracht gezogenen Behandlungs- und Präventionsmaßnahmen einseitig ausfallen.
- Den allgemeinen Modellvorstellungen kommt auch eine eminente berufsständische Bedeutung zu. Die Interpretation von Krankheit im Sinne des biomedizinischen Leitbildes legt nahe, daß ausschließlich Mediziner zur Behandlung legitimiert sind. Integrative biopsychosoziale Krankheitsmodelle verpflichten hingegen zur interdisziplinären Zusammenarbeit bei der Erforschung, Behandlung und Prävention von Krankheiten" (1992a, S. 92).

1.4.1 Das salutogenetische Modell von Antonovsky

Das wohl bekannteste integrierte Gesundheitskonzept stammt von dem Medizinsoziologen Aaron Antonovsky. Antonovsky lehrte an der Ben-Gurion-Universität in Israel. In zwei weithin beachteten Büchern (1979: Health, stress and coping. 1987 [in deutscher Sprache 1997]: Unraveling the mystery of health) entwickelte er sein Modell der „Salutogenese". Im Unterschied zu der üblichen pathogenetischorientierten Frage nach den Ursachen von Krankheiten interessierte Antonovsky sich für das Phänomen, dass Menschen trotz der Konfrontation mit einer Vielzahl von Gesundheitsrisiken gesund bleiben und nicht erkranken. Dies ist eine frappierend einfache wie bahnbrechende Änderung der Sichtweise auf Gesundheit und Krankheit, ein Paradigmenwechsel im wahrsten Sinne des Wortes. Sie geht zurück auf eine Beobachtung, die Antonovsky im Rahmen eines Forschungsprojektes machte, dass bei einer Nachuntersuchung im Jahre 1970 in einer Gruppe weiblicher Überlebender von Konzentrationslagern fast ein Drittel der Frauen eine relativ gute psychische Gesundheit aufwies. Antonovsky hat sein Erstaunen darüber folgendermaßen zum Ausdruck gebracht: „... den absolut unvorstellbaren Horror des Lagers durchstanden zu haben, anschließend jahrelang eine ‚deplazierte' Person gewesen zu sein und sich dann ein neues Leben in einem Land neu aufgebaut zu haben, das drei Kriege erlebte ... und dennoch in einem angemessenen Gesundheitszustand zu sein (Antonovsky 1997, S. 15).

In seinem Aufsatz „Meine Odyssee als Streßforscher" (1991) macht er für den Leser – im Rückblick auf seine eigene wissenschaftliche Biografie – den o. g. Paradigmenwechsel transparent: „Ich hatte mich früher gefragt: Was macht die Leute krank? Aber jetzt unternahm ich einen weiteren entscheidenden Schritt; es ging nicht nur darum, die Frage einfach umzudrehen: Was macht die Leute gesund?, sondern ich schlug vielmehr vor zu fragen: Was rückt die Leute in Richtung auf das gesunde Ende des health-ease/dis-ease-Kontinuums? Ich benötigte einen neuen Terminus für diese Denkweise und prägte so den Begriff ‚Salutogenese'" (S. 122).

Mit dem Begriff „Gesundheits-Krankheits-Kontinuum" ist bereits ein wichtiger Baustein seines salutogenetischen Modells (vgl. Abb. 1.1) genannt. Damit ist gemeint, dass es keine klare Grenzlinie zwischen Gesundheit und Krankheit gibt, sondern dass vielmehr von einem Kontinuum mit den beiden Endpunkten Gesundheit und Krankheit auszugehen ist. Die Frage, wo eine Person auf diesem Kontinuum anzusiedeln ist, stellt sich als Ergebnis eines interaktiven Prozesses zwischen belastenden Faktoren (Stressoren) und schützenden Faktoren (Widerstandsressourcen) im Kontext der Lebenserfahrungen einer Person heraus. Zu den belastenden Faktoren zählt Antonovsky die ganze Palette potenzieller psychosozialer, physischer und biochemischer Stressoren (mit denen wir uns noch ausführlich im dritten Kapitel befassen werden). Hier zeigt sich seine Herkunft aus der Stressforschung. Zu den Widerstandsressourcen rechnet Antonovsky ebenfalls umfassend körperliche, psychische, materielle, soziale, kulturelle und makrostrukturelle Faktoren.

Als weitere und zugleich zentrale Widerstandsressource entwirft Antonovsky das Konzept des „Kohärenzsinns (sense of coherence = SOC)", das er in seinem Buch von 1987 (S. 15–32) weiterentwickelt hat: „Kohärenzsinn ist eine Grundorientierung, die das Ausmaß eines umfassenden, dauerhaften und gleichzeitig dynamischen Vertrauens darin ausdrückt, daß

1 Gesundheit und Gesundheitskonzepte

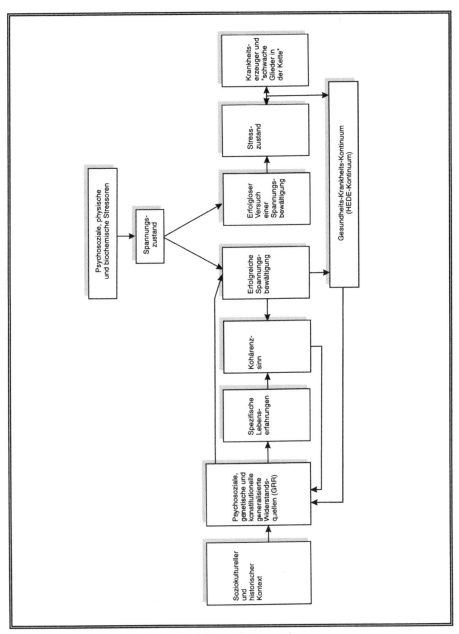

Abb. 1.1: Das salutogenetische Modell von Antonovsky (in einer Darstellung von Becker 1982, S. 11)

1. die Stimuli aus der äußeren und inneren Umgebung im Laufe des Lebens strukturiert, vorhersehbar und erklärbar sind;
2. die Ressourcen verfügbar sind, um den durch die Stimuli gestellten Anforderungen gerecht zu werden, und
3. diese Anforderungen Herausforderungen sind, die ein inneres und äußeres Engagement lohnen.

Ich habe diese drei Komponenten Verstehbarkeit (comprehensibility), Handhabbarkeit (manageability) und Sinnhaftigkeit (meaningfulness) genannt" (1991, S. 127).

Verstehbarkeit umschreibt also das Ausmaß, in dem die Reize und Situationen, mit denen man alltäglich konfrontiert wird, Sinn machen und kognitiv als klare, geordnete Informationen verstanden werden können. Bewältigbarkeit meint das Ausmaß, in dem man die Anforderungen, die auf einen zukommen, mit den verfügbaren Ressourcen als bewältigbar wahrnimmt. Sinnhaftigkeit schließlich stellt das motivationale Moment dar und bezieht sich auf das Ausmaß, in dem ein Leben emotional Sinn macht, das heißt in dem die Probleme und Anforderungen des Lebens als solche erlebt werden, für die es sich einzusetzen lohnt.

Antonovsky nimmt an, dass sich der Kohärenzsinn im Laufe der Kindheit und des Jugendalters entwickelt. Erst im frühen Erwachsenenalter soll es zu einem gefestigten Kohärenzsinn kommen. Nach Antonovsky unterscheidet sich der Kohärenzsinn von den klassischen stabilen Persönlichkeitseigenschaften dadurch, dass er erst in Belastungssituationen zur Geltung kommt. Er korreliert mit anderen Merkmalen seelischer Gesundheit – wie Optimismus, Widerstandsfähigkeit etc, die wir noch ausführlicher im Kapitel über Gesundheitsressourcen kennen lernen werden.

In seinem Buch von 1987 beschäftigt sich Antonovsky auch ausführlich mit der Frage der empirischen Überprüfbarkeit seiner „Sense of Coherence-Hypothese". Er hat zu diesem Zweck einen 29 Items umfassenden Fragebogen entwickelt: Elf Fragen beziehen sich auf den Faktor comprehensibility, zehn Fragen auf manageability und acht Fragen auf meaningfulness. Es existiert ein weltweites Forschungsnetzwerk, in dem das SOC-Modell einer empirischen – auch interkulturellen – Überprüfung unterzogen wird.

Dieses Modell ist auf den ersten Blick – besonders natürlich für den „gesundheitswissenschaftlichen Anfänger"– ziemlich kompliziert. In der folgenden Abbildung 1.2 werden deshalb noch einmal die Kerngedanken herausgestellt. Auf einer Waage wird unser Gesundheitszustand – auf einem Kontinuum zwischen gesund und krank – angezeigt als Resultat des Verhältnisses der in einer bestimmten Lebensphase und Lebenssituation gegebenen „Gewichte" aus salutogenen und pathogenen Faktoren. Mit diesen „Gewichten" (in den Waagschalen Ressourcen und Risiken) werden wir uns in den beiden nächsten Kapiteln noch ausführlich beschäftigen.

1 Gesundheit und Gesundheitskonzepte

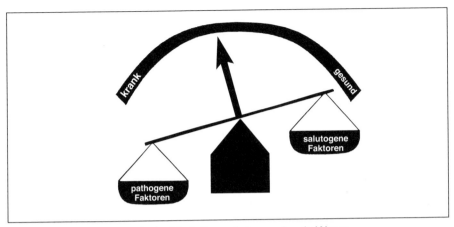

Abb. 1.2: Das salutogenetische Modell von Antonovsky als Waage

Die deutsche Rezeption des Modells ist überwiegend positiv. Hurrelmann sieht zwar in der sehr großen Komplexität des Modells (d. h. der umfassenden Einbeziehung aller denkbaren Stressoren und Widerstandsressourcen) auch eine Schwäche des Modells, bescheinigt Antonovsky aber, einen für die interdisziplinäre Forschung stimulierenden Beitrag geleistet zu haben: „Das Modell spricht gesundheitsrelevante Fragestellungen in allen hier erwähnten Disziplinen an und ist deshalb von großer Integrationskraft" (1988, S. 135). Becker (1992a, S. 97) sieht ebenfalls positive wie negative Aspekte: „Zu den Stärken des Modells rechnen wir die explizite Verwendung eines Kontinuums von Gesundheit und Krankheit, das Aufzählen verschiedener Indikatoren für den Schweregrad des Krankseins sowie den sehr umfassenden Charakter der einbezogenen Variablen, die dem Ansatz einen hohen Integrationswert verleihen. Als Schwachstellen erscheinen uns:

(1) Die Einengung des Gesundheits-Krankheits-Begriffs auf körperliche Gesundheit-Krankheit.
(2) Die ausschließliche Verwendung negativer Indikatoren für einen positiven Gesundheitszustand (wie das Fehlen von Schmerzen oder funktionellen Beeinträchtigungen).
(3) Die ungenügende theoretische Analyse der Beziehungen zwischen körperlicher und seelischer Gesundheit.
(4) Die nur skizzenhafte Ausarbeitung der Bindeglieder und vermittelnden Mechanismen zwischen Kohärenzsinn und Gesundheit-Krankheit.
(5) Die bisher nur sehr begrenzte empirische Überprüfung des Modells".

Badura kritisiert die zu starke Betonung kognitiver und subjektiver Aspekte und führt aus: „Antonovsky glaubt, daß Gesundheit vor allem von dem abhängt, was er als ‚Kohärenzempfinden' bezeichnet, d. h. von der persönlichen Fähigkeit, die Welt zu verstehen, sie zu kontrollieren und die Sinnhaftigkeit des eigenen Handelns zu erleben. Dieses Kohärenzkonzept scheint mir zu sehr kognitiv orientiert. Zudem vermisse ich als Soziologe bei Antonovsky die Herleitung dieser subjektiven Kompetenzen aus objektiven Gegebenheiten der Sozialstruktur" (1992, S. 48).

Die aktuellste und bislang ausführlichste Auseinandersetzung mit Antonovskys Modell der Salutogenese haben Bengel und Mitarbeiterinnen (1998) vorgelegt (vgl. auch die Beiträge in Wydler u. a. 2000). In einer Expertise im Auftrag der Bundeszentrale für gesundheitliche Aufklärung kommen sie zu folgender Bewertung:
„Das Modell der Salutogenese kann als die erste und am weitesten entwickelte Theorie zur Erklärung von Gesundheit bezeichnet werden. Es berücksichtigt Einflußgrößen auf sozialer, physiologischer, biochemischer, emotionaler und kognitiver Ebene. Durch dieses Einbeziehen vieler Variablen und Ebenen hat es einen hohen Integrationswert ..., es bietet sich als Orientierungsrahmen an, der komplexe Zusammenhänge ordnen und veranschaulichen kann. Viele Annahmen, die das Modell der Salutogenese macht, sind jedoch aufgrund seiner Komplexität einer empirischen Prüfung nur schwer zugänglich ... Neben der genannten Integrationskraft des salutogenetischen Modells müssen als hauptsächliche Kritikpunkte festgehalten werden:

- die Konzentration auf kognitive und subjektive Dimensionen (Kohärenzgefühl) als entscheidende Größe,
- der geringe Stellenwert psychischer Gesundheit,
- geringe Analyse der Wechselwirkung zwischen körperlicher und psychischer Gesundheit,
- die ungeklärte Wechselwirkung zwischen Kohärenzgefühl und Gesundheit bzw. Krankheit, d. h. der Widerspruch zwischen Modell und Empirie bezüglich SOC und psychischer Gesundheit,
- die methodischen Probleme bei der empirischen Überprüfung des Modells.

Die Bedeutung des Konzepts für die Gesundheitswissenschaften sehen wir in zweifacher Hinsicht: Es stimuliert die (interdisziplinäre) gesundheitswissenschaftliche Forschung zu Protektivfaktoren und Ressourcen und es erweitert den Blick auf bisher zu wenig beachtete Zusammenhänge und Wechselwirkungen zwischen gesundheitlichen Risiken und gesundheitlichen Schutzfaktoren bzw. schützenden Bedingungen. Es belegt, wie wichtig eine Rahmentheorie der Gesundheit bzw. der Gesunderhaltung ist, auch wenn sie mit den heutigen Möglichkeiten nicht empirisch überprüft werden kann" (ebenda, S. 89ff.).

1.4.2 Das integrative Anforderungs-Ressourcen-Modell von Becker

Der in diesem Kapitel schon mehrfach zitierte Trierer Psychologe Peter Becker hat ebenfalls ein umfassendes Modell vorgelegt, das stark an das salutogenetische Modell von Antonovsky erinnert (vgl. Abb. 1.3). Wesentliche Vorarbeiten zu seinem Modell gehen auf seine 1982 und 1986 (mit Minsel) veröffentlichten beiden Bände zur „Psychologie der seelischen Gesundheit" zurück. Becker selber beschreibt den Kerngedanken seines Modells folgendermaßen: „Der Kerngedanke des Modells besagt, daß der aktuelle Gesundheitszustand davon abhängt, inwieweit es einer Person mit Hilfe der ihr zur Verfügung stehenden Ressourcen innerhalb der letzten Zeit gelungen ist bzw. aktuell gelingt, bestimmte Anforderungen zu bewältigen. Fällt die Erfolgsbilanz der letzten Zeit positiv aus, ist eher mit Wohlbefinden und Gesundheit, bei negativer Bilanz mit Mißbefinden und Krankheit zu rechnen" (1992a, S. 99).

Ähnlich wie Antonovsky geht es auch Becker um den komplexen Widerpart von Anforderungen und Ressourcen. Becker unterscheidet zwischen externen und internen Anforderungen und zwischen externen und internen Ressourcen. Externe wie interne Anforderungen und Ressourcen werden wiederum in psychosoziale (bzw. psychische) und physische Anforderungen und Ressourcen unterteilt. Im Folgenden werden (nach Becker 1992a, S. 99–105) die genannten Anforderungen und Ressourcen erläutert:

Anforderungen:
- Externe psychosoziale Anforderungen: berufliche und schulische Anforderungen, Anforderungen seitens der Familie sowie bestimmter gesellschaftlicher Gruppen und Institutionen,
- Externe physische Anforderungen: körperliche Belastungen am Arbeitsplatz, Lärm, Schadstoffbelastung, Schichtarbeit, generelle Belastungen durch Umweltverschmutzung und Krankheitserreger in der Umwelt,
- Interne psychische Anforderungen: vom Individuum ausgehende Sollwerte, die aus psychischen Bedürfnissen, verinnerlichten Normen und Werten sowie weiteren individuellen Parametern resultieren,
- Interne physische Anforderungen: konstitutionelle Vulnerabilitäten wie genetische oder erworbene Krankheitsdispositionen.

Ressourcen:
- Externe psychosoziale Ressourcen: günstige familiäre Bedingungen, günstige Bedingungen am Arbeitsplatz, intakte nachbarschaftliche Beziehungen, günstige materielle Bedingungen, gut ausgebautes Netz von Gesundheitsdiensten und sozialen, kulturellen und pädagogischen Einrichtungen, demokratische und rechtsstaatliche politische Rahmenbedingungen,
- Externe physische Ressourcen: eine gesunde Umwelt, ein Angebot an preis-

Teil A: Grundlagen der Gesundheitswissenschaft

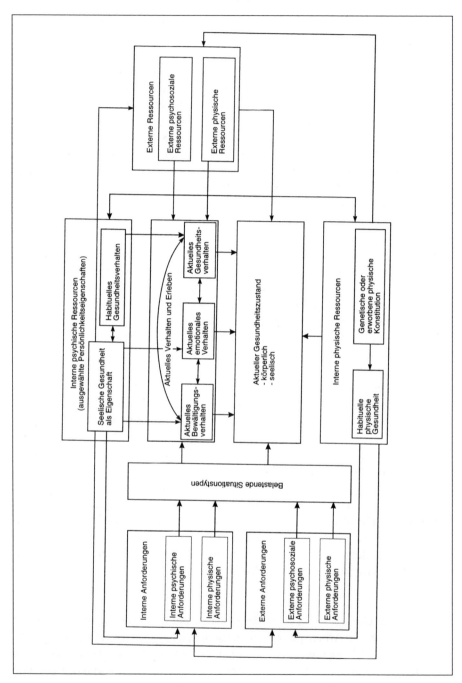

Abb. 1.3: Das integrative Anforderungs-Ressourcen-Modell von Becker
(Quelle: Becker 1992b, S. 69)

werter, gesunder Nahrung, Medikamenten, Schutzeinrichtungen vor gesundheitlichen Gefährdungen am Arbeitsplatz, im Wohnbereich und im Straßenverkehr,
- Interne psychische Ressourcen: habituelles Gesundheitsverhalten (wie gesunde Ernährung, Bewegung, Entspannung, Erholung) und habituelle seelische Gesundheit (sich dem Leben und seinen Schwierigkeiten gewachsen zu fühlen, Sinnerfülltheit des Lebens, Selbstverwirklichung, hohes Selbstwertgefühl, Liebesfähigkeit etc.),
- Interne physische Ressourcen: gute physische Kondition, geringe Labilität des autonomen Nervensystems, konstitutionelle Invulnerabilität (niedrige genetische oder erworbene Krankheitsdispositionen).

Mit diesem Modell hat Becker eine umfassende Theorie von Gesundheit und Krankheit entworfen, aus der sich zugleich auch Ansatzpunkte und Richtungen für Maßnahmen der Prävention und Gesundheitsförderung (vgl. die Kapitel 6 und 7) plausibel ableiten lassen. In einer weiteren Arbeit zeigt Becker (1992b), dass sein Modell ersten empirischen Überprüfungen – insbesondere hinsichtlich der Schlüsselkategorie der seelischen Gesundheit – standhält. So wie Antonovsky in seinem salutogenetischen Modell als Schlüsselkategorie das Konzept des Kohärenzsinns entwirft, so erscheint bei Becker, mit ganz ähnlichen Eigenschaften versehen (s. d.), „seelische Gesundheit" als zentrale Kategorie zur Bewältigung externer und interner Anforderungen.

1.4.3 Das sozialisationstheoretische Gesundheitsmodell von Hurrelmann

In seinem 1988 erschienenen Buch „Sozialisation und Gesundheit" hat der Bielefelder Gesundheitswissenschaftler Klaus Hurrelmann ein weiteres komplexes Gesundheitsmodell vorgelegt (vgl. auch die völlig überarbeitete Neuauflage unter dem Titel „Gesundheitssoziologie" von 2001).

Hurrelmann definiert Gesundheit wie folgt: „Gesundheit bezeichnet den Zustand des objektiven und subjektiven Befindens einer Person, der gegeben ist, wenn diese Person sich in den physischen, psychischen und sozialen Bereichen ihrer Entwicklung in Einklang mit den eigenen Möglichkeiten und Zielvorstellungen und den jeweils gegebenen äußeren Lebensbedingungen befindet" (1988, S. 16f.). Im Sinne einer sozialisationstheoretisch fundierten Vorgehensweise führt Hurrelmann weiter aus: „Gesundheit wird als Teil der individuellen lebensgeschichtlichen Entwicklung verstanden, als Prozeß, der nur möglich ist, wenn ein Individuum flexibel und zielgerichtet den jeweils optimal erreichbaren Zustand der Koordination der inneren und äußeren Anforderungen bewältigt, dabei eine zufriedenstellende Kontinuität des Selbsterlebens (der Identität) sichert und eine persönliche

Teil A: Grundlagen der Gesundheitswissenschaft

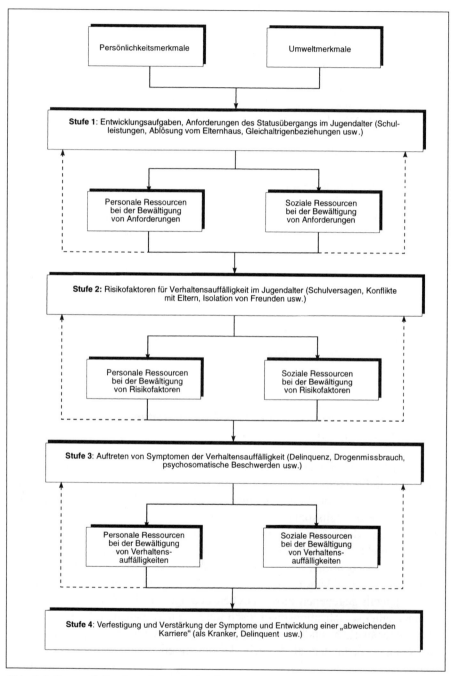

Abb. 1.4: Das sozialisationstheoretische Gesundheitsmodell von Hurrelmann (Quelle: Hurrelmann 1988, S. 159)

Selbstverwirklichung in Abstimmung mit und in Rücksichtnahme auf Interaktionspartner ermöglicht" (1988, S. 17).

Ähnlich wie die Autoren der anderen hier vorgestellten Modelle konstruiert auch Hurrelmann sein „Gesundheitsmodell" als komplexes Modell der „Interdependenzen" von Lebensbedingungen-Belastungen-Ressourcen und Symptomen: Symptome werden als „soziale, psychische und somatische Auffälligkeiten" verstanden, sie resultieren aus der Überforderung der personalen und sozialen Kapazitäten („Ressourcen") der Lebensbewältigung durch soziale, psychische und somatische Risikofaktoren („Belastungen") im Lebenslauf innerhalb der jeweils gegebenen Lebensbedingungen. Aus diesem Modell lassen sich plausibel – wie auch bei den anderen Modellen – Interventionen der Gesundheitsförderung im Sinne der Stärkung personaler und sozialer Ressourcen ableiten.

Das in der Abbildung 1.4 dargestellte Modell von Hurrelmann skizziert den stufenweisen Entstehungsprozess von Gesundheitsbeeinträchtigungen im Lebenslauf (1988, S. 159). Der besondere Schwerpunkt im Beitrag von Hurrelmann liegt in der Verknüpfung sozialisationstheoretischer und gesundheitswissenschaftlicher Erkenntnisse. Auf einige Schlüsselvariablen des Modells wie „Anforderungen des Statusübergangs" und „Risikofaktoren für Verhaltensauffälligkeit im Jugendalter" werden wir im 3. Kapitel über Gesundheitsrisiken noch näher eingehen.

Kritisch ließe sich zu seinem Modell anmerken, dass sich die Herstellung von Gesundheit als überwiegend „defensiv" darstellt: Gesundheit entsteht prozesshaft nur dann, wenn es gelingt, die durch die gegebenen Lebensbedingungen und damit verbundenen Lebensweisen produzierten Stresssituationen durch personale oder soziale Ressourcen erfolgreich abzuwenden. Am Anfang – so könnte man sagen – stehen bei Hurrelmann immer die Risiken für Gesundheit. Der Mensch befindet sich in einem permanenten Verteidigungskampf gegen somatische, psychische und soziale Risiken. Gelingt diese Verteidigung, so entsteht (bei Hurrelmann) Gesundheit. Gelingt sie nicht, dann entsteht Abweichung bzw. Krankheit. Wir sind der Auffassung, dass es zusätzlich erforderlich ist – insbesondere in einer gesundheitswissenschaftlichen Sichtweise –, die Ressourcen für Gesundheit auch direkt und nicht nur als Ressourcen für die Bewältigung von Risiken in den Blick zu nehmen.

Weiterhin kommen im Gesundheitsmodell von Hurrelmann die sich nicht über Stress vermittelnden Gesundheitsrisiken zu kurz. Wie im 3. Kapitel über Gesundheitsrisiken noch zu zeigen sein wird, spielen die direkten – über Schadstoffe, Strahlen, Lärm, Unfälle etc. wirkenden – Gesundheitsrisiken in den heutigen Arbeits- und Lebensbedingungen eine zunehmende Rolle. Diese wirken in einem doppelten Maße: Zum einen haben sie eine direkte und spezifische pathogene Wirkung (so wirken UV-Strahlen direkt kanzerogen auf die Haut), zum anderen können sie über ihre das Immunsystem schwächende Stresswirkung unspezifisch die Wirksamkeit anderer (organischer, psychischer und sozialer) Stressoren erhöhen (Exposition gegenüber UV-Strahlen erhöht z. B. die Infektionsanfälligkeit).

1.4.4 Das Mandala-Modell der Gesundheit von Hancock

Wir wollen zum Schluss auf ein Gesundheitsmodell hinweisen, das von der Abteilung für öffentliche Gesundheit der Stadt Toronto entwickelt und von Trevor Hancock (1990) veröffentlicht wurde (vgl. Abb. 1.5). Die Arbeitsgruppe wählte zur Verdeutlichung der Einheit von Universum und Person das kreisförmige Mandala-Symbol (Mandala = Sanskrit: Kreis). Wir gehen an dieser Stelle deshalb auf ein weiteres Gesundheitsmodell ein, weil es – mehr noch als das Modell von Becker – die Ansatzpunkte für Gesundheitspolitik und Gesundheitsförderung in den Mittelpunkt stellt. Ansonsten ist es weniger elaboriert als die zuvor genannten Modelle, u. a. deswegen, weil es Art und Richtung der Beziehungen zwischen den genannten Ebenen nicht genau benennt.

Die Autoren beschreiben ihr Modell als dynamisch und interaktiv. Dynamisch in dem Sinne, dass alle genannten Faktoren auf die Gesundheit des Menschen einwirken, wie auch der Mensch alle Faktoren beeinflussen kann. Interaktiv, weil alle genannten Faktoren miteinander in Verbindung stehen, d. h. sich verstärken oder auch aufheben können.

Die Autoren bezeichnen ihr Modell als ein ökologisches Modell menschlicher Gesundheit, das – in der Tradition des „health field concepts" von Lalonde (s. Kapitel 4) – vier unterschiedliche Ebenen miteinander verknüpft:

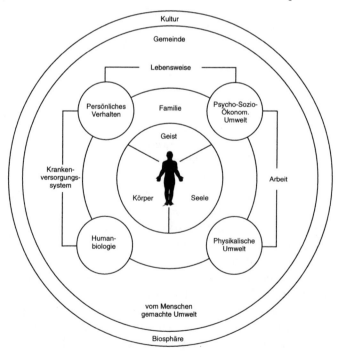

Abb. 1.5: Das Mandala-Modell der Gesundheit von Hancock (Quelle: Labisch 1989, S. 154)

(1) Die Ebene der Humanbiologie: genetische Anlagen und Dispositionen; Zustand des Immunsystems; biochemische, physiologische und anatomische Charakteristika einer Person.
(2) Die Ebene der Lebensweisen: Ernährungsgewohnheiten, Rauchen, Alkoholkonsum; Fahrverhalten inklusive Benutzung der Sicherheitsgurte; generelles Risikoverhalten und Vorsorgeverhalten.
(3) Die Ebene der psychosozialen Umwelt: sozioökonomischer Status, Gruppendruck durch peers, Exposition gegenüber Werbung, soziale Unterstützungssysteme.
(4) Die Ebene der physischen Umwelt: Wohnbedingungen, Arbeitsbedingungen, Umweltbedingungen.

Welche Implikationen das Mandala-Gesundheitsmodell in dem Verständnis seiner Autoren für eine Politik der Gesundheit (politics of health) hat, werden wir im 5. Kapitel ausführlicher darstellen.

Wir haben uns bislang ausführlich mit den theoretischen Aspekten von Gesundheit und Gesundheitskonzepten beschäftigt. Zum Abschluss dieses Kapitels wollen wir einen Blick auf empirische Untersuchungen werfen, die sich mit der Frage des subjektiven Gesundheitszustandes der Bevölkerung befasst haben.

1.5 Subjektiver Gesundheitszustand in der Bevölkerung: Ergebnisse aus dem Gesundheitsbericht für Deutschland

1998 erschien erstmals der Gesundheitsbericht für Deutschland, der sich zum Ziel gesetzt hat, „ein Gesamtbild des in Deutschland gewachsenen komplexen Gesundheitswesens" in 100 Themenfeldern darzustellen. Wir werden im 5. Kapitel zum Thema „Gesundheitsberichterstattung" noch ausführlicher auf die Entstehungsgeschichte, Gliederung und Ergebnisse des Berichts zurückkommen und ausgewählte Ergebnisse natürlich auch in den anderen Kapiteln zitieren. An dieser Stelle ist von Interesse, dass zu den 100 Themenfeldern auch das Thema „subjektiver Gesundheitszustand" in der Bevölkerung gehört und welche Daten der Gesundheitsbericht hierzu zusammengetragen hat.

In Deutschland wird seit 1978 vereinzelt die Selbsteinschätzung des Gesundheitszustandes im Rahmen von Surveys erfragt, etwa im Mikrozensus, im Wohlfahrtssurvey oder im sozioökonomischen Panel. Repräsentative Daten sind bislang nur in den nationalen Gesundheitssurveys enthalten. Dabei wurden 1984/85,

1987/88 und 1990/91 im Westen jeweils etwa 5 000 Personen im Alter von 24 bis 69 Jahren auf Herz-Kreislauf-Risiken untersucht und zu Gesundheitsthemen befragt; 1991/92 waren im Osten zusätzliche 2 500 Personen im Alter von 18 bis 80 Jahren einbezogen. Gefragt wurde nach

- der Einschätzung des Gesundheitszustandes,
- dem Vorliegen einer Behinderung im alltäglichen Leben,
- früheren und gegenwärtigen Krankheiten,
- Krankenhausaufenthalten und Konsultationen bei niedergelassenen Ärzten,
- der Zufriedenheit mit der Gesundheit sowie
- der Einstellung zur Gesundheit.

Wir wollen an dieser Stelle die Ergebnisse hinsichtlich der Einschätzung des Gesundheitszustandes und der Zufriedenheit mit der Gesundheit zitieren.

Die Befragten schätzten ihren eigenen Gesundheitszustand auf einer Skala mit fünf Kategorien ein, die von „sehr gut" bis „schlecht" reicht. Wie die Abb. 1.6 zeigt, berichteten 42 bis 46 % der Befragten im Westen einen guten bis sehr guten Gesundheitszustand; zwischen den Untersuchungszeiträumen traten keine nennenswerten Unterschiede auf.

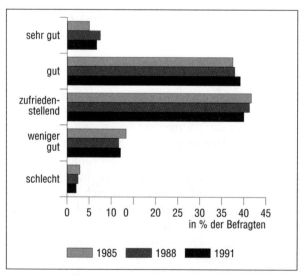

Abb. 1.6: Subjektiver Gesundheitszustand in der Bevölkerung (Quelle: Statistisches Bundesamt 1998, S. 58)

1 Gesundheit und Gesundheitskonzepte

Differenziert man diese Ergebnisse nach Alter, Geschlecht, Region, Einkommen und Bildung, so ergibt sich folgendes Bild:

Mit zunehmendem Alter der Befragten stufte sich die Bewertung deutlich ab: Befragte unter 30 Jahren schätzten ihren Gesundheitszustand zu zwei Dritteln als gut oder sehr gut ein, Befragte zwischen 60 und 70 Jahren nur noch zu etwa einem Viertel. Bis zum Alter von 40 Jahren ergaben sich zwischen Männern und Frauen kaum Unterschiede. Ab dann bezeichnen Frauen ihren Gesundheitszustand generell schlechter als gleich alte Männer.

In regionaler Hinsicht lassen sich nur geringe Unterschiede feststellen, und zwar sowohl bezogen auf Gemeindegrößenklassen wie auch auf Länder. Der subjektive Gesundheitszustand im Osten war 1991/92 nur geringfügig schlechter als im Westen.

Subjektiver Gesundheitszustand und soziale Lebensumstände sind eng verbunden. Angehörige der höheren sozialen Gruppen schätzen ihren Gesundheitszustand im Allgemeinen als besser ein. Mit zunehmendem Einkommen steigt der Anteil der Befragten mit gutem und sehr gutem Gesundheitszustand nahezu linear an (vgl. Abb. 1.7). Ein ähnlicher Zusammenhang lässt sich für unterschiedliche Ausbildungsniveaus zeigen. Mit steigender Schulbildung wächst der Anteil jener mit gutem oder sehr gutem Gesundheitszustand.

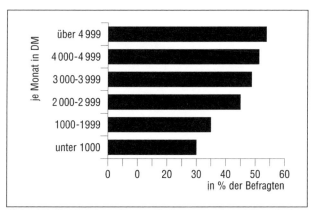

Abb. 1.7: Subjektiver Gesundheitszustand und Haushaltsnettoeinkommen (Quelle: Statistisches Bundesamt 1998, S. 61)

Insgesamt sind etwa zwei Drittel der Befragten mit ihrer Gesundheit eher zufrieden. Die Erhebungen zu den verschiedenen Zeitpunkten lassen nicht eindeutig erkennen, ob die Zufriedenheit mit der Gesundheit gestiegen oder gesunken ist.

Auch die Frage „Wie wichtig ist für mich Gesundheit?" ist natürlich von großer praktischer Bedeutung für gesundheitswissenschaftliche Interventionen: Nur Menschen, die ihrer Gesundheit einen größeren Stellenwert einräumen, werden sich auch von Maßnahmen der Gesundheitsförderung oder Prävention erreichen lassen.

Etwa 40 % aller Befragten gaben an, stark oder sehr stark auf die eigene Gesundheit zu achten. Zu ihnen gehören Personen mit gefährdeter Gesundheit ebenso wie solche mit besonders guter.

Die folgenden Kapitel über Gesundheitsressourcen und Gesundheitsrisiken orientieren sich an den vorgestellten umfassenden Gesundheitsmodellen und setzen die hier begonnene Erörterung fort. Auch in den Kapiteln zur gesundheitswissenschaftlichen Praxis werden wir uns in den Ausführungen über Gesundheitsförderung und Prävention am theoretischen Rahmen dieser Modelle orientieren, sodass sich damit für die Leser ein sich durch das gesamte Buch ziehender „roter Faden" ergibt.

2 Gesundheitsressourcen

Ich frage meine Studierenden im Rahmen der Einführung in die Gesundheitswissenschaft, was für sie ganz persönlich wichtig für ihre Gesundheit ist. Dies ist also eine Frage nach den „Laientheorien" von Gesundheit, die wir im 1. Kapitel behandelt und den „Laiendefinitionen" gegenübergestellt hatten. Laiendefinitionen beinhalten die subjektiven Vorstellungen auf die Frage „Was ist Gesundheit?", Laientheorien die subjektiven Vorstellungen auf die Frage „Was beeinflusst meine Gesundheit?". Die häufigsten Antworten – in der Reihenfolge der meistgenannten Ressourcen – waren:

Bei den Studentinnen:
- Freunde,
- saubere Umwelt,
- Liebe, positives soziales Umfeld, akzeptiert zu werden, lebendige Natur, richtige Ernährung, Freiheit.

Bei den Studenten:
- gesunde Ernährung,
- intaktes soziales Umfeld,
- mitmenschliche Kontakte, Freunde, keinen Umweltschäden ausgesetzt zu sein.

Wie leicht zu erkennen ist, werden Ressourcen auf ganz unterschiedlichen Ebenen genannt: auf der persönlichen, sozialen und ökologischen Ebene.

In ihrem Programm „Einzelziele für ‚Gesundheit 2000'" hat die WHO die grundlegenden Voraussetzungen für Gesundheit sehr eindringlich benannt:

„Ohne Frieden und soziale Gerechtigkeit, ohne ein ausreichendes Nahrungsangebot und gesicherte Wasserversorgung, ohne Bildungsmöglichkeiten und zumutbare Wohnverhältnisse und ohne die Möglichkeit für jeden Bürger, eine sinnreiche Aufgabe in der Gesellschaft zu übernehmen und über ein angemessenes Einkommen zu verfügen, kann das Postulat Gesundheit als öffentliches Gut nicht erfüllt werden (...)" (1985, S. 17).

Die Bedeutung dieser elementaren Ressourcen für Gesundheit ist unbestritten. Auch wenn wir die elementaren Ressourcen für Gesundheit benennen können, so müssen wir doch feststellen, dass unser Wissen über Gesundheitsressourcen insgesamt gering ist, weitaus geringer als unser Wissen über Gesundheitsrisiken. Deshalb ist auch verständlich, dass in vielen Veröffentlichungen Gesundheitsressourcen

Teil A: Grundlagen der Gesundheitswissenschaft

mit der Abwesenheit von Gesundheitsrisiken gleichgesetzt werden, vergleichbar mit der – im biomedizinischen Modell vorherrschenden – Definition von Gesundheit als Abwesenheit von Krankheit.

Ein Beispiel für diese Sichtweise gibt McKeown: In seinen zusammenfassenden Ausführungen über Faktoren, die die Mortalität (Sterblichkeit) beeinflussen, sagt er:

„(...) die Erfordernisse für die Gesundheit lassen sich sehr einfach sagen. Wer glücklich genug ist, frei von größeren angeborenen Krankheiten oder Behinderungen geboren zu sein, wird gesund bleiben, wenn drei grundlegende Bedürfnisse erfüllt werden: Er muß ausreichend Nahrung bekommen, vor einem weiten Bereich von Gefahren in der Umgebung geschützt werden und darf nicht radikal von Verhaltensmustern abweichen, nach denen sich der Mensch entwickelt hat, z. B. durch Rauchen, zuviel Essen oder zuwenig Bewegung (...). Die Gesundheit hängt primär von der Kontrolle von Umwelteinflüssen, einschließlich jener, die der Mensch durch sein Verhalten selbst erzeugt, ab" (S. 258).

Die beiden Kapitel über Gesundheitsressourcen und Gesundheitsrisiken sowie die beiden korrespondierenden Kapitel über Gesundheitsförderung und Prävention sind ähnlich gegliedert: Zu Beginn werden die personalen Ressourcen bzw. Risiken dargestellt, dann die Verhaltens- und Lebensweisen und schließlich die Lebensbedingungen (und in den Kapiteln 6 und 7 die entsprechenden darauf bezogenen Maßnahmen).

In der folgenden Abbildung von Dahlgren und Whitehead (zitiert in WHO 1999) sind die wichtigsten Determinanten der Gesundheit dargestellt:

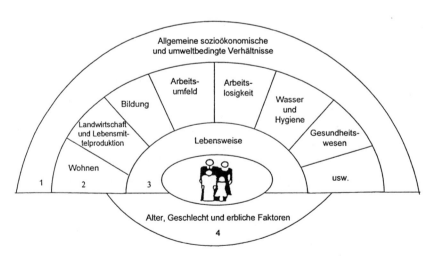

Abb. 2.1: Die wichtigsten Determinanten der Gesundheit
(Quelle: Dahlgren u. Whitehead, zit. in WHO 1999, S. 82)

2.1 Personale Ressourcen für Gesundheit

Personale Ressourcen lassen sich in physische und psychische Ressourcen unterteilen. Das Thema physische Ressourcen können wir in diesem Zusammenhang nur kurz behandeln, da für eine ausführliche Darstellung profunde Kenntnisse u. a. der Genetik erforderlich sind, um die vielen und z. T. widersprüchlichen Annahmen und Ergebnisse dieses derzeit stark expandierenden Wissenschaftsgebiets angemessen darstellen und beurteilen zu können.

2.1.1 Physische Gesundheitsressourcen

Unter den im 1. Kapitel gegebenen Beispielen für Gesundheitsdefinitionen haben wir folgende Definition nach dem „medizinischen Modell" zitiert: „Gesundheit ist das geordnete Zusammenspiel normaler Funktionsabläufe und des normalen Stoffwechsels" (Büchner, zitiert nach von Troschke 1978). Diese Definition stellt zugleich eine knappe – wenngleich wenig aufschlussreiche – Beschreibung körperlicher Ressourcen dar. In dem im 1. Kapitel ebenfalls vorgestellten Gesundheitsmodell von Becker werden physische und psychische Ressourcen etwas näher charakterisiert: „Unter internen Ressourcen verstehen wir psychische Ressourcen (wie eine hohe seelische Gesundheit als protektive Persönlichkeitseigenschaft) sowie physische Ressourcen im Sinne günstiger angeborener oder erworbener konstitutioneller Dispositionen" (1992a, S. 100). Und an anderer Stelle schreibt Becker: „Als interne physische Ressourcen bezeichnen wir bestimmte körperliche Dispositionen, die auf einem Kontinuum von hoher konstitutioneller Vulnerabilität bis hoher Invulnerabilität einzuordnen sind" (S. 104).

Konstitution und Disposition sind also die Schlüsselmerkmale zur Bestimmung physischer Gesundheitsressourcen. Konstitution wird definiert als „anlagebedingte individuelle Ganzheit (das Erscheinungs-, Funktions-, Leistungsgefüge) des einzelnen Menschen"; Disposition als „besondere Anfälligkeit imponierende, ererbte oder erworbene Bereitschaft des Organismus, auf bestimmte Schädlichkeiten außergewöhnlich – meist i. S. einer Krankheit – zu reagieren, und zwar in Abhängigkeit von allgemeinen und individuellen Faktoren" (Hoffmann-La Roche AG 1987, S. 976 bzw. 409).

Wie diese Definitionen zeigen, sind wir schon mitten in der genetischen Nomenklatur (Begrifflichkeit) und Betrachtung von körperlichen Ressourcen und Risiken.

In diesem Zusammenhang soll an die Konstitutionslehre von Kretschmer (1967) erinnert werden, die heute nur noch historisch interessant ist. Kretschmer hatte den leptosomen, athletischen und pyknischen Typ als „Normaltypen" den „besonderen" oder „dysplastischen" Konstitutionstypen mit körperlichen, hormonellen, vegetativen oder psychischen Auffälligkeiten gegenübergestellt. Darüber hinaus hatte er versucht, die Normaltypen mit bestimmten Dispositionen für psychische Erkrankungen in Zusammenhang zu bringen. Wir werden im Rahmen der Diskussion der körperlichen Risiken für Gesundheit im 3. Kapitel noch einmal auf dieses Thema im Zusammenhang mit der Frage der „angeborenen Risiken für Gesundheit" zurückkommen.

Wenn es „angeborene Risiken für Gesundheit" gibt (und die Humangenetik kennt ja eine Reihe angeborener Erkrankungen sowie genetischer Krankheitsrisiken), dann könnte man natürlich auch fragen, ob es „angeborene Ressourcen" gibt? In seinem Beitrag „Sind Gesundheit und Krankheit angeboren?" ist Schmidtke (1998, S. 32–50) dieser komplizierten Frage nachgegangen. Unter der Überschrift „Gene, die gesund erhalten" nimmt er zu dieser Frage Stellung und gibt ein interessantes Beispiel:

„Dieses Kapitel hat sich fast ausschließlich mit genetisch bedingten Krankheiten befaßt. Aber sollte es nicht auch Anlagen geben, die ihrem Träger zu herausragender Vitalität verhelfen? So sehr das Bild vom kerngesunden „Naturburschen" als Inbegriff angeborener Fitneß in unserer Vorstellungswelt verankert ist, so wenig war dies auch diesbezüglich aus genetischer Sicht bislang objektivierbar. Ein ganz aktuelles Beispiel liefert jedoch die angeborene Resistenz gegen sexuell übertragenes AIDS: Aufgrund einer Defektmutation in einem Korezeptor für HIV-1 (CCR-5) sind ca. 20 % der Menschen mitteleuropäischer Herkunft vermindert empfänglich für eine HIV-Infektion, und 1 % der Menschen sind offenbar vollkommen gegen AIDS geschützt. Es ist zu erwarten, daß diesem Beispiel für ‚angeborene Gesundheit' in naher Zukunft weitere folgen werden" (ebenda, S. 49).

2.1.2 Psychische Gesundheitsressourcen

Unter dem Titel „Was schützt Gesundheit?" hat Beutel (1989) anhand einer umfassenden Literaturrecherche einen Überblick über den Forschungsstand und die Bedeutung von psychischen Ressourcen in der Bewältigung von Alltagsbelastungen und Lebensereignissen gegeben. Beutel fasst die Ergebnisse seiner Recherche folgendermaßen zusammen:

„Die Literaturübersicht (...) ergibt trotz konzeptueller (negativer Gesundheitsbegriff, unterschiedliche theoretische Bezugssysteme und Wertorientierungen) und methodischer Probleme (vorwiegend Selbstbeschreibungsverfahren, statischer Meßansatz) eine Reihe von mäßig ausgeprägten, jedoch konsistenten Effekten personaler Ressourcen. Dabei handelt es sich um generalisierte Einstellungen von Personen zu sich und ihrer Umwelt (z. B. Zuversicht, internale Kontrollüberzeugung, Selbstvertrauen, Zielbindung). In der Gegenüberstellung einflußreicher Konzepte (sense of coherence, hardiness) wird die einseitige Akzentuierung individueller Kontrollbemühungen problematisiert und für eine stärkere Einbeziehung gesundheitsfördernder Einflüsse sozialer Beziehungen plädiert" (Beutel 1989, S. 452; vgl. auch Faltermaier 2005).

Im Einzelnen nennt Beutel folgende gesundheitsfördernden personalen Ressourcen (auf die Bedeutung der auch von ihm weiterhin genannten „sozialen Beziehungen" gehen wir im nächsten Abschnitt ein):

- Zuversicht,
- internale Kontrollüberzeugung (subjektive Überzeugung, wichtige Ereignisse im Leben selbst beeinflussen zu können),
- Selbstvertrauen,
- positives Selbstwertgefühl,
- stabiles Selbstsystem,
- unbekümmerte Selbsteinschätzung,
- interpersonales Vertrauen,
- commitment,
- Herausforderung (Veränderungen werden positiv gesehen),
- Selbstaufmerksamkeit.

Für Becker ist insbesondere „seelische Gesundheit als Eigenschaft" eine personale Ressource für Gesundheit. Seelische Gesundheit als Eigenschaft bezeichnet die individuelle Fähigkeit zur Bewältigung externer und interner Anforderungen. Neben der Fähigkeit zur Bewältigung von Lebensanforderungen und Schwierigkeiten umfasst das Persönlichkeitskonstrukt „Seelische Gesundheit" habituelles körperlich-seelisches Wohlbefinden (Sinnerfülltheit, Selbstvergessenheit und Beschwerdefreiheit), Selbstaktualisierung (Expansivität und Autonomie) und selbst- und fremdbezogene Wertschätzung (Selbstwertgefühl, Liebesfähigkeit) (vgl. Becker 1992b, S. 68, ausführlich 1982).

Becker nennt noch drei weitere Persönlichkeitskonstrukte mit gesundheitlicher Schutzfunktion, die mit seelischer Gesundheit in enger positiver Beziehung stehen: „hardiness", „Kohärenzsinn" und „Optimismus".

Das als „hardiness" bezeichnete Persönlichkeitsmuster wurde von Kobasa beschrieben und umfasst die drei Komponenten: „commitment" (Gegenteil von Entfremdung; Neugier auf das Leben; Sinn im Leben sehen), „control" (internale Kontrollüberzeugung) und „challenge" (sich von Lebensveränderungen herausgefordert fühlen).

Das Persönlichkeitskonstrukt „Kohärenzsinn", das auf Antonovsky zurückgeht, haben wir bereits im 1. Kapitel näher beschrieben. „Optimismus" als Persönlichkeitskonstrukt bezeichnet eine Erlebniserwartung im Sinne einer optimistischen Grundhaltung, dass die eigene Zukunft positiv verlaufen wird (vgl. hierzu auch Schwarzer 1990, S. 14f.).

An dieser Stelle sollen einige kritische Anmerkungen zu der bisherigen Forschung über Art und Bedeutung personaler Ressourcen gemacht werden. In der folgenden Kritik plädiert Weber für die Berücksichtigung von Laienvorstellungen: „Die Suche nach weiteren personalen Ressourcen hält derzeit ungebrochen an. Die Frage ist jedoch, welch wirklich lohnenden Beitrag Konstrukte zur Aufklärung wirksamer Bewältigung leisten können (...). Eine sinnvollere Strategie wäre es, nach Faktoren Ausschau zu halten, deren Einfluß auf wirksame Bewältigung weniger trivial ist als die Flut von Aspekten eines positiven Selbstkonzepts, von Wohlbefinden oder auch Problemlösefähigkeiten, die letztlich nur in der Aussage münden, daß, wer erfolgreich ist, auch wahrscheinlich weiterhin erfolgreich sein wird. Die Tatsache, daß Laien als bewältigungsfördernde Eigenschaften (...) auch Phlegma, ‚dickes Fell', Gleichmut, Gleichgültigkeit, Leichtlebigkeit und Verzicht auf Perfektion nennen (...), sollte eine Mahnung sein, Ressourcen vorschnell nur in einer inhaltlichen Richtung zu suchen" (Weber 1992, S. 23). In dieser kritischen Stellungnahme klingt auch ein grundsätzliches methodisches Problem an: Insbesondere bei den Gesundheitsressourcen seelische Gesundheit, Optimismus, Kohärenzsinn stellt sich die Frage, ob hier nicht Ursache und Wirkung verwechselt werden, d. h., ob es sich hier nicht um unterschiedliche Ausdrucksformen von Gesundheit selber handelt (also um Indikatoren von Gesundheit anstelle von Prädiktoren für Gesundheit). Darüber hinaus steht es im Widerspruch zur Annahme eines ganzheitlichen Verständnisses von Gesundheit als körperliches, seelisches und soziales Wohlbefinden, einen Teilbereich – hier seelische Gesundheit – abzutrennen und zur Ressource für Gesundheit herauszuheben.

In seiner ausführlichen Diskussion des Gesundheitsmodells von Antonovsky hat Faltermaier vorgeschlagen, das Modell um zwei wichtige Merkmale zu erweitern: um das Merkmal „Gesundheitsbewusstsein" und das Merkmal „Gesundheitshandeln".

„Ich verstehe unter Gesundheitsbewußtsein", so führt Faltermaier (1994, S. 163) aus, „zunächst ein komplexes Aggregat von subjektiven Vorstellungen von der eigenen Gesundheit, die kognitive, emotionale und motivationale Momente beinhalten, die sich auf das eigene Selbst (als Person, als Körper) und das Verhältnis zur sozialen und materiellen Umwelt beziehen, die sich in ständiger biographischer Entwicklung befinden und sozial abgestimmt werden."

Faltermaier nennt folgende Komponenten des *Gesundheitsbewusstseins* (ebenda, S. 164):

- die subjektive Bedeutung und der Stellenwert von Gesundheit im Leben eines Menschen;
- das subjektive Konzept oder der Begriff von Gesundheit und von den Bedingungen, die sie beeinflussen;
- die Wahrnehmung des Körpers und seiner Beschwerden, die Art, wie der Körper im Verhältnis zur gesamten Person gesehen wird;

- die Wahrnehmung von Risiken, Gefährdungen und Belastungen für die Gesundheit in der Umwelt und im eigenen Verhalten;
- die Wahrnehmung von Ressourcen für die Gesundheit in der Umwelt und in der eigenen Person;
- das subjektive Konzept von Krankheit, ihrer Ursachen und ihrer Beziehung zur Gesundheit;
- die Art, wie Gesundheit im sozialen Kontext definiert und abgestimmt wird.

Gesundheitsbewusstsein beinhaltet viele der im 1. Kapitel ausführlich behandelten theoretischen Aspekte von Gesundheit wie insbesondere die subjektiven Vorstellungen über Gesundheit, über Gesundheitsursachen etc. Gesundheitsbewusstsein ist aber auch ein Konstrukt von hoher praktischer Relevanz: gilt es doch – im Rahmen der Gesundheitsförderung – durch Maßnahmen der Gesundheitsaufklärung, Gesundheitserziehung und -bildung etc. das Bewusstsein über Gesundheit herauszubilden und zu stärken mit dem Ziel, das Gesundheitshandeln positiv zu beeinflussen. Allerdings – und damit werden wir uns noch ausführlicher im 8. Kapitel befassen – geht ein ausgeprägtes Bewusstsein für Gesundheit nicht automatisch mit einem positiven Gesundheitshandeln einher.

Im folgenden Abschnitt erweitern wir das Blickfeld von den personalen Ressourcen auf die Verhaltensressourcen bzw. den mit den Lebensweisen verbundenen Ressourcen für Gesundheit.

2.2 Verhalten und Lebensweisen als Gesundheitsressourcen

Für die Analyse von Verhaltensweisen, die einen Einfluss auf Gesundheit haben, werden in der Literatur im Wesentlichen zwei miteinander verwandte Konzepte herangezogen: das Gesundheitsverhaltenskonzept und das Lebensweisenkonzept. Beide Konzepte sind für die Thematisierung von Verhaltensressourcen und von Verhaltensrisiken gleichermaßen relevant.

2.2.1 Das Gesundheitsverhaltenskonzept

Der Begriff „Gesundheitsverhalten" geht auf den amerikanischen Medizinsoziologen Koos (1954) zurück. Bei Koos umfasst der Begriff alle Verhaltensaspekte, die einen Zusammenhang mit Gesundheit und Krankheit aufweisen. Dagegen haben Kasl und Cobb (1966) bereits zwischen Gesundheitsverhalten,

Krankheitsverhalten und Patientenverhalten unterschieden. Gesundheitsverhalten wurde von ihnen definiert als „jegliche Aktivität, die von einer sich gesund fühlenden Person unternommen wird, um Krankheiten zu verhüten oder sie in einem beschwerdefreien Stadium zu entdecken" (ebenda, S. 246). Krankheitsverhalten bezieht sich dagegen auf das Verhalten von Personen, die sich selbst als krank definiert haben, mit dem Ziel, ihre Beschwerden zu bewältigen. Patientenverhalten (oder auch Krankenrollenverhalten) geht von einer offiziellen Zuschreibung der Patientenrolle aus und bezieht sich auf das im Rahmen dieser Rolle ausgeführte Verhalten zur Bewältigung von Beschwerden bzw. der Krankheit (vgl. auch von Troschke 1998).

In seinem Beitrag „Gesundheitsverhalten und gesundheitliches Risikoverhalten" hat Bengel eine weitere Unterteilung in Gesundheitsverhalten, gesundheitliches Risikoverhalten und gesundheitliches Vorsorgeverhalten vorgeschlagen (1992, S. 72f.). Er plädiert dafür, in der Präventionsforschung den Begriff „gesundheitsbezogenes Vorsorgeverhalten" zu wählen: Dieser Begriff umfasse sowohl unspezifische gesundheitsbezogene Verhaltensweisen, die der Erhaltung und Förderung der Gesundheit dienen, als auch Verhaltensweisen, die spezifisch für die Verhütung einer bestimmten Krankheit sind. McQueen hat eine ähnliche Unterteilung in „health-enhancing-behaviour" (bewusstes gesundheitsförderliches Verhalten), „health-maintaining-behaviour" (präventives Verhalten, Vorsorgeverhalten) und „health-damaging-behaviour" (gesundheitsriskantes Verhalten) vorgenommen (1989, S. 1).

Becker spricht vom „habituellen Gesundheitsverhalten" und meint damit „das Ausmaß, in dem eine Person mehr oder weniger regelmäßig bestimmte Maßnahmen ergreift, die zur Erhaltung oder Förderung der Gesundheit geeignet erscheinen. Hierunter fallen u. a. ein vorsichtiges, normangepaßtes, präventives Verhalten, gesunde Ernährung und Bewegung sowie Entspannung und Erholung" (Becker 1992a, S. 104).

Anderson macht uns darüber hinaus auf den – im Konzept der Gesundheitsförderung besonders wichtigen – Begriff des „positiven Gesundheitsverhaltens" aufmerksam: „Bei dem gesundheitsschützenden Verhalten und der üblichen Definition des Gesundheitsverhaltens nach Kasl und Cobb geht es primär um die Krankheitsverhütung. Für die Einordnung von Verhaltensweisen, die der positiven Gesundheit, dem persönlichen Wachstum und der Entwicklung förderlich sind, können die Kriterien völlig anderer Art sein. Sie betonen z. B. Freude, Abwechslung und Interesse, Herausforderung, Konsequenzen für die Ich-Vorstellung und soziale Beziehungen, Anteilnahme am Mitmenschen, positive Beiträge zur unmittelbaren Umwelt oder Gemeinschaft" (Anderson 1984, S. 41).

Wir wollen uns an dieser Stelle mit dem (in der Terminologie von Bengel) unspezifischen Vorsorgeverhalten beschäftigen. Das Risikoverhalten wird im 3. Kapitel und das spezifische Vorsorgeverhalten im 7. Kapitel thematisiert werden.

Die bislang ausführlichste deutschsprachige Darstellung des Themas Gesundheitsverhalten hat – aus gesundheitspsychologischer Sicht – Schwarzer (1992) vorgelegt. Dort gibt er auch einen umfassenden Überblick über die unterschiedlichen theoretischen Konzepte zum Gesundheitsverhalten. Die meistdiskutierten Konzepte zum Gesundheitsverhalten sind:

- die sozialpsychologische Theorie der Handlungsveranlassung (Theory of Reasoned Action von Fishbein und Ajzen),
- die Theorie der Selbstwirksamkeitserwartung (Self-efficacy Theory von Bandura),
- die Theorie gesundheitlicher Überzeugungen (Health-Belief-Modell von Rosenstock),
- die Theorie der Gesunderhaltungsmotivation (Protection Motivation Theory von Rogers).

Die wichtigsten Elemente der genannten Theorien lassen sich folgendermaßen zusammenfassen: „Menschen verhalten sich dann gesundheitsbewußt, wenn

a) eine Gesundheitsbedrohung schwerwiegend erscheint,
b) wenn die subjektive Verletzlichkeit oder die Auftretenswahrscheinlichkeit für die Krankheit hoch ist,
c) wenn jemand glaubt, persönlich eine protektive Handlung zur Verfügung zu haben und
d) wenn diese Handlung als eine wirksame Maßnahme zur Abwehr der Gefahr eingeschätzt wird" (Taylor, zit. in Schwarzer 1990, S. 8).

Wir wollen im Folgenden zwei Konzepte zum Gesundheitsverhalten etwas ausführlicher darstellen.

Das Health-Belief-Modell von Rosenstock (1966) ist ein Modell zur Prognose gesundheitsgerechten Verhaltens. Gesundheitsgerechtes Verhalten kann sich auf besondere Gesundheitspraktiken (wie gesundes Essen, ausreichenden Schlaf etc.) sowie auf das – in diesem Zusammenhang im Vordergrund stehende – Vorsorgeverhalten beziehen. Es beschäftigt sich mit der Frage der Gründe für die hohe Nicht-Beteiligung der Bevölkerung (gerade auch der besonders gefährdeten Bevölkerungsgruppen) an den Angeboten der Früherkennung.

Im Zentrum dieses Modells stehen folgende *vier Gesundheitsüberzeugungen* (health beliefs – in der Abbildung [s. Abb. 2.2] als subjektive Wahrnehmungen/ Überzeugungen bezeichnet):

- wahrgenommene (eigene) Gefährdung durch eine Krankheit,
- wahrgenommene Gefährlichkeit einer Krankheit,
- wahrgenommener Nutzen einer Maßnahme,
- wahrgenommene Kosten einer Maßnahme.

Als weitere Merkmale werden demografische, soziopsychologische sowie verhaltensbeeinflussende Faktoren – allerdings in untergeordneter Bedeutung – in das Modell einbezogen.

Gesundheitsverhalten bzw. Vorsorgeverhalten wird – nach der Modellvorstellung von Rosenstock – dann gezeigt, wenn eine eigene Gefährdung durch eine als bedrohlich wahrgenommene Krankheit angenommen und der Nutzen von protektiven Maßnahmen höher als die Kosten dieser Maßnahmen eingeschätzt wird. Gesundheitsverhalten stellt sich also als Ergebnis einer subjektiven Kosten-Nutzen-Abwägung dar.

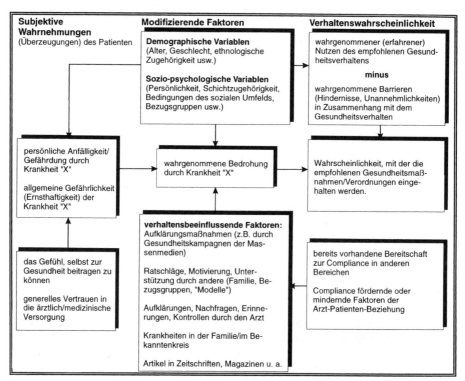

Abb. 2.2: Das Health-Belief-Modell (Quelle: Rosenstock 1966, zit. in von Troschke 1993, S. 164)

Bengel hat eine Reihe von Untersuchungen, in denen das Health-Belief-Modell empirisch überprüft wurde, gesichtet (1992, S. 76ff.). Für das präventive Gesundheitsverhalten erwiesen sich sowohl eine besonders hohe als auch eine besonders niedrige wahrgenommene Gefährdung als bedeutsam. Als beste Prädiktoren für präventives Verhalten erwiesen sich die Variablen „wahrgenommene Barrieren" und „wahrgenommener Nutzen". Unter den demografischen und soziopsychologischen Faktoren waren – bezogen auf die Entwicklung besonderer Gesundheits-

praktiken – die Faktoren Alter, Einkommen und Bildungsstand bedeutsam. Das Merkmal Geschlecht korrelierte positiv mit der Teilnahme an Vorsorgeuntersuchungen. Zusammenfassend formuliert Bengel eine eher kritische Einschätzung des Health-Belief-Modells sowie vergleichbarer Modelle:
„Alle bisher vorliegenden Modelle sind statischer Natur. Sie können die verschiedenen Stadien des Bedrohungsverarbeitungsprozesses, in denen unterschiedliche Kognitionen, situative Bezüge und konkurrierende Lebensereignisse berücksichtigt werden müssen, nicht adäquat abbilden. Viele gesundheitsbezogenen Verhaltensweisen sind als tägliche Routinen bzw. habituelle Verhaltensweisen in Lebensgewohnheiten und soziale Bezüge eingebettet (...). Außer gesundheitlichen Gründen gibt es andere Ursachen für gesundheitsbezogenes Verhalten, wie z. B. finanzielle oder familiäre Bedingungen, ein Wechsel des sozialen Umfelds, soziale Unsicherheit u. a. Gesundheitsrelevante Verhaltensweisen stellen soziale Akte dar, die im jeweilig gegebenen kulturellen Kontext betrachtet werden müssen. Die Annahme, daß Gesundheit für jeden einen hohen Wert darstellt und verhaltensmotivierend wirkt, wird zwar meist vorausgesetzt, aber selten empirisch überprüft" (Bengel 1992, 78f.).

Das zweite hier kurz darzustellende Konzept des Gesundheitsverhaltens ist das von Prochaska und Di Clemente entwickelte „Modell der Entwicklungsstufen des Verhaltens". Hurrelmann (2000, S. 116ff.) hat das Modell folgendermaßen zusammengefasst: „Es geht von der These aus, daß Verhaltensänderungen sich in einer Folge von einzelnen Stufen entwickeln, die konsequent aufeinander aufbauen. Das Modell integriert die Prinzipien mehrerer theoretischer Konzepte, darunter der Lerntheorie und der interaktionistischen Theorie, und wird deswegen auch als ‚transtheoretisches Modell' bezeichnet ... Es sieht Veränderungen im Verhalten, besonders auch im Gesundheitsverhalten, als einen Prozess an, der fünf aufeinander folgende Stufen durchläuft:

- Prä-Kontemplation,
- Kontemplation,
- Vorbereitung,
- Handlung,
- Aufrechterhalten.

Das Vorrücken von einer Stufe zur nächsten ist von verschiedenen Parametern der Veränderung des Verhaltens abhängig:

- Bewusstwerdung,
- Erleichterung,
- Selbstevaluation,

- Evaluation der Umwelt,
- Selbstmanagement,
- Helfende Beziehungen,
- Gegenkonditionieren,
- Kontingenzmanagement,
- Stimuluskontrolle."

Für die Programmplanung in der Gesundheitsaufklärung und -erziehung kommt es also darauf an, sich stets zu verdeutlichen, zu welchem Zeitpunkt welche Strategie angemessen ist. Bezogen auf Maßnahmen zur Raucherentwöhnung heißt das: „zunächst sollten Strategien der Wissensvermittlung und Einstellungsänderung eingesetzt werden (Herstellung einer „Tabak-Distanz"), dann Strategien der Verstärkung des eigenen und des Verhaltens der gesamten Umwelt. Ziel ist die Entwicklung „maßgeschneiderter", an individuelle Entwicklungsstufen angepasster Interventionsprogramme" (Hurrelmann 2000, S. 118).

Die gesundheitspsychologische Betrachtung des Gesundheitsverhaltens konzentriert sich im Wesentlichen auf die Frage, wie die Motivation zur Ausübung des Gesundheitsverhaltens entsteht. Die Gesundheitssoziologie befasst sich dagegen vorwiegend mit der Frage, wie diese Motivation in Handlung umgesetzt wird und wie diese Handlung verstetigt werden kann.

Allerdings fällt die gesundheitssoziologische – im Gegensatz zur gesundheitspsychologischen – Beschäftigung mit diesem Thema eher bescheiden aus. Auch die oben zitierten Autoren Kasl und Cobb haben bei ihrer Ausformulierung des Konzepts Gesundheitsverhalten deutliche Anleihen beim Health-Belief-Modell von Rosenstock gemacht. Der Medizinsoziologe von Ferber hat das Konzept von Kasl und Cobb deshalb auch als „utilitaristische und individualistische Horizontverengung" scharf kritisiert und gefordert: „‚Verhaltensänderung' oder ‚Verhaltensmodifikation' als Strategie der Gesundheitsvorsorge können (...) soziologisch niemals als individualpsychologisches Problem der Anpassung durch Lernen isoliert werden, sondern müssen die der Gesundheitsvorsorge entgegenstehenden sozialen Zwänge des Alltagshandelns einbeziehen" (von Ferber 1979, S. 18ff.).

Abel hat weitere Kritikpunkte zum Gesundheitsverhaltenskonzept formuliert (1992, S. 123):

- Eine Konzentration auf einzelne Verhaltensweisen unterschätzt die Komplexität der Verhaltenseinflüsse auf die Gesundheit.
- Eine stark individuenbezogene Sichtweise begrenzt die Einbeziehung von soziostrukturellen und gruppenspezifischen Einflüssen auf das Gesundheitsverhalten.
- In den meisten bisherigen Forschungsarbeiten bleibt die Art der zu analysierenden Zusammenhänge unzureichend diskutiert.

Ähnlich lautet die Kritik des Medizinsoziologen McQueen, der zur Weiterentwicklung von Gesundheitsverhaltensmodellen die Berücksichtigung von Kontext, Dynamik und Interdisziplinarität als „Basiskriterien" gefordert hat (1989, S. 14).

Eine Weiterentwicklung der bisherigen Konzepte besteht auch darin, Gesundheitsverhalten als *Gesundheitshandeln* zu thematisieren und unter der Frage der vorhandenen oder nicht vorhandenen Handlungskapazitäten zu analysieren. Wir haben im Abschnitt über personale Gesundheitsressourcen darauf hingewiesen, dass Faltermaier zwei neue wichtige Merkmale in das Gesundheitsmodell von Antonovsky eingeführt hat: Gesundheitsbewusstsein und Gesundheitshandeln. Die enge Verbindung dieser beiden Merkmale wird aus dem folgenden Zitat deutlich: „Wenn das Gesundheitsbewußtsein, wie es ... konzipiert wurde, eine wesentlich Voraussetzung für die gesundheitsbezogenen Aktivitäten sein soll, dann muß das in der Begrifflichkeit zum Ausdruck kommen ... Die Verhaltensweisen, die zur Erhaltung und Förderung der Gesundheit ausgeführt werden, müssen als Teil der Lebensaktivitäten eines Menschen verstanden werden; sie sind Alltagshandeln und soziales Handeln. Sie sind so in die Alltäglichkeit verwoben, daß sie meist nicht auffallen, sondern erst durch gezielte Reflexion voll bewußt werden" (Faltermaier 1994, S. 171f.). Faltermaier entscheidet sich also ausdrücklich für den Begriff und das Konzept des Gesundheitshandelns anstelle des Gesundheitsverhaltens. Er betont zugleich, dass es eine eigenständige und abgrenzbare Verhaltens- oder Handlungsweise, die ausschließlich auf Gesundheit bezogen ist, nicht gibt, sondern dass das Gesundheitshandeln vielmehr als Teil des Alltagshandelns zu verstehen ist.

Als Komponenten des Gesundheitshandeln nennt er (ebenda, S. 174):

- das bewusste Handeln für die eigene Gesundheit,
- den Umgang mit dem eigenen Körper und seinen Beschwerden,
- den Umgang mit Krankheiten,
- den Umgang mit Risiken und Belastungen, die in der Lebensumwelt entstehen,
- die Herstellung und Aktivierung von gesundheitlichen Ressourcen,
- das soziale Handeln für die Gesundheit oder die soziale Gesundheitsselbsthilfe,
- die Veränderung in der gesundheitlichen Lebensweise.

Aufgrund einer empirischen Studie hat Faltermaier (1998, S. 118ff.) eine Typologie des Gesundheitshandelns entwickelt. Er unterscheidet drei umfassende Formen des Gesundheitshandelns, die jeweils in mehrere Unterformen gegliedert sind:

A Lebensweise ohne ausgeprägtes Gesundheitshandeln		B Gesundheitshandeln mit spezifischem Handlungsschwerpunkt		C Gesundheitshandeln intregiert in Lebensweise	
A1	kein bewusstes Gesundheitshandeln	B1	primär ernährungsbezogenes Gesundheitshandeln	C1	sozial motiviertes Gesundheitshandeln
A2	beschwerdenbezogenes Gesundheitshandeln	B2	primär bewegungsbezogenes Gesundheitshandeln	C2	psychisches und soziales Gesundheitshandeln
A3	riskanter Lebensstil	B3	primär naturbezogenes Gesundheitshandeln	C3	mehrdimensionales Gesundheitshandeln
A4	Ansätze eines bewussten Gesundheitshandelns	B4	primär noxenbezogenes Gesundheitshandeln	C4	Gesundheitshandeln dominiert Lebensweise
		B5	Gesundheitshandeln als Abbau eines Risikoverhaltens		

Abb. 2.3: Formen des Gesundheitshandelns als Lebensweise (Quelle: Faltermaier 1998, S. 118)

Der Untertyp C3 (mehrdimensionales Gesundheitshandeln) kann als die optimale Form des Gesundheitshandelns als Gesundheitsressource verstanden werden. Diese wird von Faltermaier (1998, S. 133) wie folgt beschrieben:

„Diese Form des Gesundheitshandelns ist dadurch gekennzeichnet, daß sie sehr breit, auf mehreren Dimensionen (Beruf, Familie, Freizeit) in die Lebensweise einer Person integriert ist. Neben der psychischen und sozialen Ebene (vgl. C2) spielen noch andere Handlungsschwerpunkte eine Rolle, etwa die Bereiche der Ernährung und Bewegung oder der Umgang mit Beschwerden. Oft ist mit diesem Handlungstypus auch eine grundlegende Änderung in der Lebenseinstellung und Lebensweise verbunden. Die subjektiven Gesundheitsvorstellungen dieser Personen sind entsprechend komplex und mehrdimensional; sie betonen die gesundheitlichen Einflüsse von verschiedenen Lebensbereichen und ihre Wechselwirkungen, etwa in subjektiven Theorien des Ausgleichs oder des Gleichgewichts zwischen körperlichen, psychischen und sozialen Kräften".

An dieser Stelle soll kurz auf das unterschiedliche Gesundheitsverhalten/Gesundheitshandeln von Männern und Frauen eingegangen werden. Wie wir aus verschiedenen Untersuchungen wissen und z. T. weiter unten auch noch darstellen werden, haben Frauen ein weitaus gesundheitsgerechteres Verhalten als Männer. Dies wird auf folgende Faktoren zurückgeführt: Frauen haben ein ausgeprägteres Gesundheitsbewusstsein (d. h. eine bessere Kenntnis ihres Körpers, eine größere Symptomaufmerksamkeit, ein größeres Wissen über Gesundheitsbelange) und ein besseres Vorsorgeverhalten. Diese Faktoren lassen sich z. T. auf die gesellschaftliche Rolle der Frau als „Gesundheitsexpertin" in der Familie – insbesondere gegenüber den Kindern – zurückführen, z. T. auch auf biologische Gegebenheiten in dem Sinne, dass Frauen sich schon früher als Männer mit ihrem Körper auseinandersetzen und in diesem Zusammenhang auch früher und selbstverständlicher Arzt-Kontakte realisieren. Hinzu kommt, dass Frauen Beschwerden eher wahrnehmen und Beschwerden und Krankheiten und die damit verbundenen Arztbesuche auch nicht – wie nicht wenige Männer – als „Niederlage" empfinden. Die unterschiedlich hohe Lebenserwartung von Männern und Frauen (Frauen leben im Durchschnitt ca. sieben Jahre länger) wird z. T. durch das gesundheitsgerechtere Verhalten von Frauen erklärbar (vgl. z. B. Klesse 1992; Maschewsky-Schneider 1991 und 1997; Gesundheitsakademie 1998; Altgeld 2004).

Die o. g. kritischen Auseinandersetzungen mit dem Gesundheitsverhaltenskonzept haben wesentlich zu der Entwicklung des Lebensweisenkonzepts beigetragen, das im Folgenden skizziert werden soll. Bei Faltermaier haben wir bereits einen Einstieg in diese konzeptionelle Erweiterung kennen gelernt, seine o. g. Ausführungen trugen deshalb auch die Kapitelüberschrift „Gesundheitshandeln als Lebensweise: Formen und Bedingungen".

2.2.2 Das Lebensweisenkonzept

Das Lebensweisenkonzept wurde u. a. vom Gesundheitssoziologen Wenzel für gesundheitswissenschaftliche Fragen fruchtbar gemacht. Mit dem Lebensweisenkonzept wurden erstmalig (zumindest im Rahmen des gesundheitspolitischen Programms „Gesundheitserziehung und Lebensweisen" der WHO in den 80er-Jahren) die bislang vorherrschenden biomedizinischen und psychologischen Konzepte der Gesundheitserziehung überwunden, indem konsequent auf den gesellschaftlichen Zusammenhang und die soziale Dimension von gesundheitsbezogenen Verhaltensweisen verwiesen wurde: „Die Lebensweise einer sozialen Gruppe kennzeichnet die Gesamtheit von Bedeutungsmustern und Ausdrucksformen, die von ihr im Verlauf der kollektiven Anstrengungen herausgebildet werden, um die Anforderungen und Widersprüche der allen Mitgliedern gemeinsamen sozialen Strukturen und Situationen zu bewältigen. In der Lebensweise vereinigen sich anforderungsspezifische, d. h. auf die (sozialen, politischen, ökonomischen und kulturellen) Umweltbedingungen bezogene Bewältigungsleistungen mit zustandsspezifischen, auf das subjektive Befinden ausgerichteten Verarbeitungsleistungen. In der Lebensweise kommt zum Ausdruck, unter welchen Lebensbedingungen eine soziale Gruppe zu welchen (Re-)Aktionsformen gelangt, d. h., die Lebensweisen geben Aufschluß darüber, welche handlungsleitenden Orientierungen eine Gruppe in der kontinuierlichen Auseinandersetzung mit ihren Lebensbedingungen zu entwickeln vermag. Diese Orientierungen in Form von geteilten sozialen Werten, Normen, Sprachformen, Interaktionsritualen usw. stellen ein Reservoir für Individuen bzw. Untergruppen dar, aus dem sie persönliche und soziale Identität schöpfen; es ermöglicht ihnen, ihrer spezifischen Lebenssituation Sinn und Bedeutung zu verleihen" (Wenzel 1986, S. 86).

Eine ähnliche Charakterisierung nimmt Abel (1992) vor, wenn er – unter Bezug auf Max Weber – von *Lebensstilen* spricht. Seine Konzeption von Lebensstilen ist eng verbunden mit den – ebenfalls auf Weber zurückgehenden – Schlüsselbegriffen Lebensführung und Lebenschancen:

1. „Lebensstile sind das Produkt des komplexen Zusammenwirkens von Verhaltensweisen, Einstellungen und sozialstrukturellen Bedingungen. Nicht die Ausprägung einzelner Lebensstilelemente steht im Vordergrund des Lebensstilkonzepts, sondern spezifische Muster, die sich aus den komplexen Interaktionen der Elemente ergeben.
2. Als soziologische Kategorie umfaßt Lebensstil mehr als die Lebensführung einzelner Individuen. Die Herausbildung von gruppentypischen Mustern der Lebensführung ist Voraussetzung der Entwicklung von spezifischen Lebensstilen. Lebensstile sind somit kollektive Phänomene.
3. Die Bildung von Lebensstilen wird von individuellen Präferenzen und sozialstrukturellen Bedingungen beeinflußt. Im Konzept des Lebensstils sind somit individuelle als auch soziale Faktoren sowie die Interaktion dieser beiden zu berücksichtigen" (Abel 1992, S. 124; vgl. auch Hurrelmann 2000).

Nachdem wir uns ausführlich mit den theoretischen Grundlagen von Lebensweisen und Gesundheitsverhalten beschäftigt haben, stellt sich nun die Frage nach der empirischen Realität des Themas, also danach, wie denn gesundheitsförderliche Verhaltensweisen aussehen und wie ihre Verbreitung in der Bevölkerung ist.

Eine schon als „klassisch" zu bezeichnende Studie zu diesem Thema ist die *Alameda County Studie* (Alameda ist ein Bezirk in der Nähe von San Franzisko, vgl. Berkman und Breslow 1983) über das Gesundheitsverhalten und seine Auswirkungen auf den Gesundheitszustand und die Lebenserwartung einer definierten Bevölkerung. Untersucht wurde u. a., in welchem Ausmaß folgende sieben Gesundheitsregeln praktiziert wurden: Einnahme von drei Mahlzeiten am Tag, und zwar zu regelmäßigen Zeiten, tägliches Frühstück, regelmäßige Gymnastik, sieben bis acht Stunden Schlaf pro Nacht, kein Rauchen, angemessenes Körpergewicht und kein bzw. mäßiger Alkoholkonsum. Die Ergebnisse der Studie zeigten einen positiven Zusammenhang zwischen diesen Gesundheitspraktiken und der körperlichen Gesundheit, und zwar unabhängig von Alter, Geschlecht und Einkommen. Hinsichtlich der Lebenserwartung ergab eine Nachuntersuchung, dass die altersstandardisierte Mortalitätsrate derjenigen Personen, die alle sieben Regeln befolgten, weniger als die Hälfte der Gesamtmortalität betrug. Der Zusammenhang bezog sich nicht nur auf eine einzige Todesursache oder auf eine Krankheitsgruppe, sondern auf alle Erkrankungen (vgl. auch die Studie von Blaxter, 1990, aus Großbritannien).

Auch aus Deutschland liegen zur Frage des Gesundheitsverhaltens einige empirische Untersuchungen vor. Im Rahmen des *Gesundheitssurveys der Deutschen Herz-Kreislauf-Präventionsstudie (DHP)* (Näheres über die DHP im 7. Kapitel) wurde ebenfalls nach dem Gesundheitsverhalten gefragt. Auf die Frage: „Wie stark achten Sie im allgemeinen auf Ihre Gesundheit?" gaben 86,7 % der befragten Männer (allerdings wurden nur 25- bis 69-jährige befragt) an, die eigene Gesundheit sehr stark, stark oder mittelmäßig zu beachten, bei den Frauen waren es fast 90 %. Die Frage, ob man seinen eigenen Gesundheitszustand beeinflussen könne, beantworteten nur 1,8 % der Männer und nur 2 % der Frauen mit „nein". Alle anderen meinten, entweder „einiges" bis „sehr viel" für ihre eigene Gesundheit tun zu können. Angesichts dieses überaus positiven Bildes muss allerdings vermutet werden, dass das Antwortverhalten auch durch die soziale Erwünschtheit eines positiven Gesundheitsverhaltens mitgeprägt worden ist.

In einer von der Angestelltenkammer Bremen (1993) in Kooperation mit dem Zentrum für Sozialpolitik der Universität Bremen vorgelegten *Untersuchung über „Gesundheit und Lebensqualität"*, die auf einer Befragung einer 1-%-Stichprobe aller im Land Bremen sozialversicherungspflichtig Beschäftigten basiert, werden nähere Ausführungen zu einzelnen Gesundheitspraktiken gemacht: Danach wurden von den Befragten folgende Gesundheitspraktiken mit „sehr oft/oft" angegeben (ebenda, S. 25):

- Zu meinem Speiseplan gehören Salate, Gemüse, Obst: 79,5 %.
- Ich sorge für ausreichenden Schlaf: 65,6 %.
- Ich treibe in meiner freien Zeit Sport (mindestens mehrmals monatlich): 52 %.
- Ich beobachte meinen Körper genau (Blutdruck, Urin, Haut): 38,1 %.
- Ich mache Entspannungsübungen: 13,8 %.

Unter Berücksichtigung aller elf abgefragten Gesundheitspraktiken blieben allerdings nur noch 4,1 % der Befragten übrig, die sich in allen Bereichen gesundheitsbewusst verhielten. Dieses Ergebnis unterstützt die in der Forschung zum Gesundheitsverhalten seit längerem bekannte Tatsache, dass Personen sich in einem Bereich gesundheitsbewusst und gleichzeitig in anderen Bereichen gesundheitsriskant (einschließlich der Nichtbeteiligung an Vorsorgeuntersuchungen) verhalten können.

Teil A: Grundlagen der Gesundheitswissenschaft

Das wissenschaftliche Institut der AOK hat mehr als 30 000 ArbeitnehmerInnen befragt, was sie für besonders wichtig für ihre Gesundheit halten (G+G Blickpunkt vom 28.4.2005). Das Ergebnis ist in der folgenden Abbildung dargestellt:

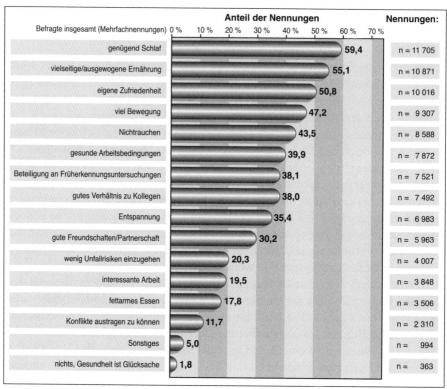

Abb. 2.4: Gesundheitsfördernde Lebensbedingungen – Ergebnisse einer Befragung der AOK (modifiziert nach AOK-Bundesverband (Hg.): G + G – Blickpunkt 4 [2005], S. 4).

Unter der Kapitelüberschrift „Gesundheitsbeeinflussende Lebensweisen" hat sich auch der schon im 1. Kapitel zitierte *Nationale Gesundheitsbericht* ausführlich mit dem Thema Gesundheitsverhalten beschäftigt und einige neuere empirische Ergebnisse zu dieser Frage zusammengetragen (die folgenden Ausführungen stammen aus: Statistisches Bundesamt 1998, S. 81ff.). In diesem Zusammenhang sollen einige gesundheitsfördernde Verhaltensweisen beispielhaft erwähnt werden. Mit den für die Gesundheit riskanten Verhaltensweisen werden wir uns ausführlich im 3. Kapitel befassen.

In der Bevölkerung gelten als Elemente einer besonders gesunden Lebensführung:

- gesunde Ernährung,
- sportliche Aktivitäten/Bewegung an der frischen Luft,
- Verzicht auf Zigaretten und Alkohol sowie
- ausreichend Schlaf.

Als ungesund werden demgegenüber

- Rauchen,
- fettreiche Kost,
- Süßigkeiten und Kohlenhydrate,
- zu wenig Bewegung sowie
- körperliche und seelische Belastungen bezeichnet.

Damit haben sich seit der Antike die Vorstellungen der Menschen kaum geändert; ein gesundes Leben ist weiterhin vor allem durch gesunde Ernährung, durch ausreichende Bewegung und Schlaf sowie durch seelische Ausgeglichenheit gekennzeichnet.

Ernährung: 41 % der Bevölkerung im Westen ist an Fragen der Ernährung interessiert bis sehr interessiert. Zwischen gesunder Ernährung und einem hohen Gesundheitsbewusstsein besteht ein enger Zusammenhang. Wer stärker auf seine Gesundheit achtet, isst häufiger Obst, frisches Gemüse und Salate, achtet auf vitaminreiche Kost, lebt kalorienbewusst und nimmt über den Tag verteilt fünf Mahlzeiten zu sich. Frauen gelingt es häufiger, sich gesundheitsbewusst zu ernähren als Männern. Ältere Menschen achten stärker auf eine ausgewogene und gesunde Ernährung als jüngere.

Sportliche Aktivitäten: Laut Repräsentativerhebungen sind im Westen 57 % und im Osten 47 % der 25- bis 69-Jährigen sportlich aktiv, Männer mehr als Frauen. Vor allem die 18- bis 29jährigen Männer betreiben nicht nur häufiger, sondern auch intensiver Sport als der Durchschnitt. Nur eine kleine Gruppe von 7 % der Befragten treibt mit mindestens einer Stunde täglich intensiv Sport. Der Großteil – knapp 40 % – belässt es bei bis zu zwei Stunden pro Woche.

Wer Sport treibt, ist von dessen positiver Gesundheitswirkung überzeugt. Die Motivation zum Sport deckt den Katalog des körperlichen, seelischen und sozialen Wohlbefindens ab: Spaß, Ausgleich zur Arbeit, an der frischen Luft sein, abschalten, belastbarer werden, gemeinsam mit anderen aktiv sein, eine gute Figur haben, Leistungsgrenzen testen.

Inanspruchnahme von Vorsorgeuntersuchungen und Maßnahmen zur Gesundheitsförderung: Zur Früherkennung von Gesundheitsschäden und Krankheiten werden im Rahmen der gesetzlichen Krankenversicherung Schwangere und Kinder regelmäßig untersucht. Daneben werden Krebsfrüherkennungsuntersuchungen sowie so genannte Gesundheits-Check-ups für Männer und Frauen angeboten (im 7. Kapitel zur Prävention kommen wir noch einmal ausführlich auf diese Thematik zurück).

Die ärztliche Gesundheitsuntersuchung zur Verhütung und Früherkennung von Krankheiten bei Erwachsenen („Gesundheits-Check-ups") wurde 1989 als Leistung in die vertragsärztliche Versorgung eingeführt. Versicherte haben ab dem 36. Lebensjahr alle zwei Jahre einen Anspruch auf Durchführung der Gesundheitsuntersuchung, die sich insbesondere auf die Früherkennung von Herz-Kreislauferkrankungen, Diabetes und Nierenerkrankungen bezieht. Versicherte Frauen können ab 20 Jahren und Männer ab 45 Jahren jährlich einmal an Krebsfrüherkennungsuntersuchungen teilnehmen. Dabei werden bei Frauen ab 20 Jahren die inneren und äußeren Geschlechtsorgane, ab 30 Jahren zusätzlich die Brust und Haut und ab 45 Jahren außerdem der Darm untersucht. Bei Männern werden ab dem 45. Lebensjahr die äußeren Geschlechtsorgane, die Prostata, die Haut sowie der Darm untersucht.

Darüber hinaus bieten die Krankenkassen Maßnahmen der Gesundheitsförderung bzw. der Primärprävention im Rahmen des § 20 SGB V an.

Anhand des Gesundheitssurveys von 1997/98 wurden 7 124 Personen zur Inanspruchnahme von Früherkennungsuntersuchungen und Maßnahmen zur Gesundheitsförderung befragt (Kahl u. a. 1999, S. 163ff.). Die Ergebnisse wurden von den Autoren folgendermaßen zusammengefasst: „An den Gesundheitsuntersuchungen beteiligten sich 1997 26,7 % der Männer und 24,5 % der Frauen. Eine Beratung nach dem Check-up erhielten 70,9 % der untersuchten Männer und 67,8 % der Frauen. An den Krebsfrüherkennungsuntersuchungen nahmen von den Befragten 22,6 % der Männer und 36,5 % der Frauen teil. Eine Beratung durch den Arzt zu Krebsrisiken gaben 42,4 % der Männer und 43 % der Frauen an. Für gesundheitsfördernde Maßnahmen entschieden sich insgesamt 10,5 % der Befragten, Frauen deutlich mehr als Männer (13,8 % zu 7 %). Nach Art der Maßnahme dominiert die Rückenschule (44 %), gefolgt von gesunder Ernährung (13 %), Gewichtsreduktion (10 %) und Raucher-, Alkohol- und Drogenentwöhnung (4 %). Unterschiede in den Beteiligungsraten an Krebsfrüherkennungsuntersuchungen, Gesundheits-Check-up und Gesundheitsförderungsmaßnahmen sind in den Altersgruppen, nach Region, sozialer Schicht und Versichertenstatus nachweisbar" (ebenda, S. 163).

Die Unterschiede hinsichtlich der sozialen Schicht betreffen insbesondere die Teilnahme an den Krebsfrüherkennungsuntersuchungen (Unterschicht zu Oberschicht bei Männern: 19,7 % zu 26,5 %, bei Frauen 28,2 % zu 42,2 %) und die Teilnahme an gesundheitsfördernden Maßnahmen (Unterschicht zu Oberschicht bei Männern: 5,5 % zu 8,2 %, bei Frauen 8,3 % zu 18 %; eine ähnliche Schichtenverteilung ist bei den Angeboten zur Gesundheitsbildung an Volkshochschulen zu finden, vgl. Wohlfahrt 1999).

Die aus diesen Zahlen deutlich werdenden „brachliegenden" Gesundheitsressourcen und insbesondere die Frage, wie diese zu aktivieren sind, werden uns noch ausführlicher in den praxisbezogenen Kapiteln beschäftigen. Dafür ist auch die Kenntnis über „typische Einstellungen" gegenüber diesen Früherkennungsuntersuchungen wichtig: Wahrgenommen werden die Untersuchungen entweder routinemäßig oder als reine Vorsichtsmaßnahme, „um sicherzugehen". Nicht in Anspruch genommen werden sie vor allem von denen, die sich gesund fühlen. Dies trifft auf Männer stärker zu als auf Frauen. Als Gründe für die Nichtteilnahme werden Zeitprobleme genannt, aber auch Scham und die Angst, dass bei der Untersuchung „irgendetwas entdeckt" werden könnte (eine neuere Untersuchung zu den Gründen der geringen Akzeptanz der Krebsvorsorgeuntersuchung bei Männern haben Hartwig und Waller 2004 vorgelegt).

2.3 Lebensbedingungen als Gesundheitsressourcen

Als Einleitung in diesen Abschnitt wollen wir wieder auf Becker (1992a) zurückkommen, der in seinem „integrierten Anforderungs-Belastungsmodell" folgende Beispiele „externer psychosozialer Ressourcen" gibt:

(1) günstige familiäre Bedingungen, gekennzeichnet durch Achtung, Wärme, Rücksichtnahme und wechselseitige Unterstützung der Familienmitglieder,
(2) günstige Bedingungen am Arbeitsplatz (z. B. positives Betriebsklima, angemessener Dispositionsspielraum, Gelegenheit zur Entfaltung eigener Fähigkeiten),
(3) intakte nachbarschaftliche Beziehungen,
(4) günstige materielle Bedingungen (Wohnung, Familieneinkommen),
(5) gut ausgebautes Netz von Gesundheitsdiensten und sozialen, kulturellen und pädagogischen Einrichtungen,
(6) demokratische und rechtsstaatliche politische Rahmenbedingungen.

Damit ist ein weiter Bogen über die vielfältigen sozialen Ressourcen für Gesundheit gespannt. Wir wollen – nach der Darstellung des grundlegenden Konzepts der sozialen Unterstützung – einige Ressourcen, zu denen Forschungsergebnisse vorliegen, näher ausführen, wobei wir auf die Ressource „Gesundheitsversorgung" ausführlich im 4. Kapitel eingehen werden.

2.3.1 Soziale Ressourcen für Gesundheit

Für das Verständnis sozialer Ressourcen für Gesundheit ist das *Konzept der sozialen Unterstützung* (oder oft synonym benutzt: der sozialen Bindungen oder sozialen Netzwerke) von großer Bedeutung, ähnlich wie das Stress-Konzept für das Verständnis von Gesundheitsrisiken. Dieses Konzept ist vergleichsweise gut erforscht und gilt als Schlüsselkonzept zum Verständnis gesundheitsfördernder mikrosoziologischer (wie z. B. der Familie), aber auch makrosoziologischer Phänomene (wie z. B. der sozialen Schichtung). Wir wollen uns zuerst mit den Grundlagen des Konzepts und anschließend mit einigen Beispielen wichtiger sozialer Ressourcen beschäftigen.

Aus soziologischer Perspektive ist interessant, dass bereits Durkheim in seiner Untersuchung über den Selbstmord (1897) die Bedeutung sozialer Bindungen als Gesundheitsressource – bzw. ihr Fehlen als Gesundheitsrisiko – „entdeckt" hat. Durkheim hat drei Selbstmord-Typen unterschieden: den anomischen, den egoistischen und den altruistischen Selbstmord. Der anomische Selbstmord ist durch soziale Normenlosigkeit gekennzeichnet. Beim egoistischen Selbstmord spielt die soziale Bindungslosigkeit – also das Fehlen von sozialen Ressourcen – die wesentlichste Rolle. Allerdings wird – und das ist das Typische beim altruistischen Selbstmord – ein Übermaß an sozialen Bindungen bzw. Identifikationen ebenfalls zu einem Gesundheitsrisiko.

Badura hat ein Stufenmodell der Intensität sozialer Unterstützung aufgestellt, das hier wiedergegeben werden soll:

1. „Confidantbeziehung: Als Confidant bezeichnen wir einen Menschen, mit dem auch die persönlichsten Probleme besprochen werden können, dem man unbedingt vertraut und dessen Hilfe jederzeit in Anspruch genommen werden kann (...). Eltern, Freunde bzw. Freundinnen, Ehepartner, Geschwister oder Kinder kommen als die vermutlich häufigsten Confidantkandidaten in Betracht.
2. Enge Beziehungen: Hier konkurrieren zwei unterschiedliche Kriterien miteinander. Die Enge der Beziehung kann einmal von der Häufigkeit der Interaktion und der dadurch bedingten Wahrscheinlichkeit gemeinsamer Werte und Interessen abhängen. Sie kann aber auch abhängen von der Intensität positiver gegenseitiger Gefühle bzw. positiver sozialer Wertschätzung, bedingt etwa durch prägende – möglicherweise schon eine geraume Zeit zurückliegende – gemeinsame Erfahrungen und Erlebnisse (...). Kandidaten für enge Beziehungen sind Familienmitglieder, Freunde, Arbeitskollegen. Einer der wichtigsten Indikatoren für die Enge der Beziehung ist möglicherweise ihre Dauer.
3. Eher oberflächliche Bekanntschaften: Bei dieser dritten Gruppe sozialer Beziehungen besteht nur ein geringes Maß gegenseitiger Verpflichtungen, die Dauer der Beziehung kann kurz, der Inhalt durch Abwesenheit von Emotionen gekennzeichnet sein. Dennoch: man kennt und anerkennt einander (...). Gemein-

samer Arbeitsplatz, gemeinsamer Wohnort, gemeinsame Interessen, gemeinsame Mitgliedschaft in Organisationen, Vereinen, Religionsgemeinschaften, politischen Gruppierungen, gemeinsame Probleme bilden den Anlaß oder den äußeren Rahmen solcher Beziehungen. Weniger enge Beziehungen bilden zugleich auch ein Potential zur Knüpfung neuer sozialer Netzwerke oder zur Entstehung neuer enger Beziehungen.

4. Keine informellen Beziehungen: Dies ist der möglicherweise gar nicht so seltene Grenzfall sozialer Marginalität oder völliger sozialer Isolation. Er impliziert zugleich auch den Wegfall informeller Unterstützung. Soziale Isolation kann selbstgewählt, kann unfreiwillig oder durch äußere Umstände erzwungen, sie kann kurzfristig oder definitiv sein" (1981, S. 30f.).

In der Literatur finden sich inzwischen viele empirische Belege über die gesundheitsfördernde Bedeutung sozialer Unterstützung (zu neueren Untersuchungen vgl. Faltermaier 2005). Als „klassisch" gilt die von uns schon erwähnte „Alameda County Studie" (Berkman und Syme 1979, Berkman und Breslow 1983). Die Autoren untersuchten u. a. den Einfluss sozialer Unterstützung sowie weiterer sozialer Merkmale auf die Lebenserwartung. Sie befragten dazu eine Stichprobe von ca. 7 000 Personen über einen Zeitraum von neun Jahren und registrierten die in diesem Zeitraum erfolgte Mortalität. Das Vorhandensein sozialer Netzwerke/Bindungen als Indikator für soziale Unterstützung wurde nach folgendem Stufenmodell konzeptualisiert:

- enge soziale Bindungen (Ehepartner, Lebensgefährte),
- weniger enge soziale Bindungen (Freunde und Verwandte),
- schwache soziale Bindungen (Mitgliedschaften in der Kirchengemeinde, in Vereinen, Clubs etc.),
- keine sozialen Bindungen.

Dabei erwiesen sich enge Bindungen als bedeutsamste Prädiktoren für die Lebenserwartung, und zwar unabhängig von Alter, Geschlecht sowie Risikofaktoren.

Insbesondere für die Männer bedeutete eine enge Bindung einen erheblichen Schutzfaktor vor dem Verlust an Lebensjahren. Auch das Vorhandensein von weniger engen sozialen Bindungen war bedeutsam und konnte darüber hinaus das Fehlen enger Bindungen kompensieren. Selbst schwache soziale Bindungen hatten einen nachweisbaren, aber vergleichsweise geringeren lebensverlängernden Effekt. Vergleicht man die Extremgruppen – also besonders integrierte mit besonders isolierten Personen –, so ergibt sich ein relatives Mortalitätsrisiko von (bis zu) 1:4.

Worin liegt nun das gesundheitsfördernde (oder – mit Bezug auf die Untersuchung von Berkman und Syme – korrekter: lebensverlängernde) Geheimnis sozialer Bindungen? Berkman und Syme selbst erklären die Bedeutung sozialer Bindungen im Wesentlichen damit, dass diese einen disziplinierenden und kontrollierenden Einfluss auf das eigene Verhalten haben und auf diese Weise gesundheitsbezogene Verhaltensweisen fördern.

House (1981) hat eine weitere Differenzierung dieser positiven Effekte vorgenommen in:

- emotionale Unterstützung (Wertschätzung und Akzeptanz),
- instrumentelle Unterstützung (finanzielle und andere Hilfen),
- informationelle Unterstützung (Informationen etc.),
- Einschätzungsunterstützung (Bewertungs- und Lösungshilfen).

Der amerikanische Gemeindepsychiater Caplan (1974) hat die gesundheitsbezogene Bedeutung sozialer Unterstützung ähnlich charakterisiert. Soziale Unterstützung beinhaltet:

1. psychosoziale Hilfen durch wichtige Bezugspersonen, die die psychischen Ressourcen des einzelnen mobilisieren und dadurch zur Meisterung emotionaler Belastungen beitragen,
2. praktische Hilfen, die den einzelnen bei der Bewältigung seiner Aufgaben entlasten,
3. finanzielle Unterstützung, materielle Unterstützung und kognitive Orientierung zum Zurechtfinden in schwierigen sozialen Situationen.

Schließlich sei noch Cobb (1976) erwähnt, der eine vergleichbare Typisierung der Bedeutung sozialer Unterstützung gegeben hat:

1. emotionale Unterstützung (durch Informationen, die dem Einzelnen signalisieren, dass er versorgt und geliebt wird),
2. soziale Unterstützung im engeren Sinne (durch Ansehen und Wertschätzung),
3. Gefühl der Zugehörigkeit (durch ein Netzwerk gegenseitiger Verpflichtungen und sinnstiftender Kommunikation).

Die Wirkung sozialer Unterstützung auf die Gesundheit lässt sich also in zweifacher Weise darstellen: Zum einen wirken soziale Netze – und das stand im Mittelpunkt der bisherigen Darstellung – krankheitsabschirmend und hilfreich bei der Bewältigung von Belastungen. Zum anderen wirken soziale Netze aber auch direkt auf das Wohlbefinden – also gesundheitsfördernd, wie schon Bradburn gezeigt hat: „(...) die positive Wirkung scheint mit einer Reihe von Faktoren bezüglich des Grades, in dem ein Mensch an seiner Umgebung teilnimmt, seiner sozialen Kontakte und seines aktiven Interesses an der Welt in Zusammenhang zu stehen. Diese Faktoren enthalten Elemente wie den Grad der sozialen Partizipation in der

Form der Mitgliedschaft bei Organisationen, der Anzahl der Freunde und der Häufigkeit der Kontakte mit Freunden und Verwandten, des Grades an Geselligkeit und Gemeinschaft mit dem Ehepartner und der Erfahrung von Lebenssituationen, die ein gewisses Maß an Veränderlichkeit in die Lebenserfahrungen bringen" (Bradburn 1968, zit. in Anderson 1984, S. 77).

Familie und Gesundheit
In den bisherigen Ausführungen ist der gesundheitsschützende Effekt von Familien – als ein herausgehobenes Beispiel besonders enger sozialer Bindungen bzw. großer sozialer Unterstützung – implizit mit angesprochen worden. Wir wollen uns noch etwas näher mit diesem Thema beschäftigen, zu dem es eine große Anzahl empirischer Untersuchungen gibt, die von Waltz (1981, S. 58ff.) unter der Überschrift „Familienunterstützung und Gesundheit" gesichtet und kommentiert wurden (zu neueren Untersuchungen vgl. Schnabel 2001). Waltz fasst die Ergebnisse dieser Untersuchungen folgendermaßen zusammen: „Ehe und Familie nehmen eine zentrale Rolle bei der Erhaltung psychischer und physischer Gesundheit ein (...). Der Familienstand (verheiratet oder nicht) beeinflußt das psychologische Wohlbefinden (well-being), die psychische und physische Gesundheit und die Lebenserwartung. Geschiedene, Verwitwete, nie Verheiratete und verheiratete Personen (in dieser Reihenfolge) weisen unterschiedlich hohe Morbiditäts- und Mortalitätsraten bei einer großen Anzahl von Störungen und Erkrankungen auf" (Waltz 1981, S. 58).

Diese seit langem in der Sozialepidemiologie diskutierten Befunde werden von Waltz im Kontext der o. g. Wirkmerkmale sozialer Unterstützung interpretiert:

- Die Familie schirmt das Individuum vor bedrohlichen Umweltbelastungen ab.
- Sie gibt emotionale und praktische Hilfen bei der Bewältigung von Problemen.
- Sie erbringt gesundheitsfördernde „Dienstleistungen".
- Sie übt gesundheitsrelevante soziale Kontrolle aus.
- Sie gibt den Familienmitgliedern das Gefühl von Zugehörigkeit und Wertschätzung.

Die englische Medizinsoziologin Ann Oakley hat – angesichts der Tatsache, dass heute eine zunehmende Zahl von Haushalten nicht dem Idealbild der Kleinfamilie entspricht – allerdings davor gewarnt, bei der Suche nach wissenschaftlichen Erklärungen für die protektive Wirkung der Familie auf die Gesundheit dem „sentimental model" der Familie zu verfallen (Oakley 1976, S. 101; vgl. auch Klesse u. a. 1992; Kolip 1998 sowie Schnabel 2001).

Auch Waltz verweist auf die Tatsache, dass Ehe und Familie ebenfalls eine Quelle chronischer Belastungen sein können. Allerdings sind die vielfältigen Hinweise auf die negativen gesundheitlichen Auswirkungen in der Folge des Zerbrechens von Familien durch Scheidung oder Trennung für die Partner und die Kinder sowie beim Tod eines Ehepartners für die Hinterbliebenen eher Zeichen für die herausgehobene Unterstützungsfunktion durch die Familie.

Im Unterschied zu der großen Zahl von Untersuchungen über Gesundheitsrisiken im Zusammenhang mit der Arbeits- und Lebenssituation (vgl. das 3. Kapitel) sind Untersuchungen zu Gesundheitsressourcen rar. Dass die folgenden Lebensbereiche mit elementaren Gesundheitsressourcen verbunden sind, wird kaum jemand bestreiten, trotzdem ist der Nachweis darüber eher im Umkehrschluss aus der Forschung über Gesundheitsrisiken abgeleitet:

Soziale Schicht und Gesundheit
Waltz hat sich ebenfalls mit Ressourcen und Risiken der Arbeits- und Lebensbedingungen in unterschiedlichen sozialen Schichten beschäftigt. Allerdings überwiegen auch bei ihm angesichts der Datenlage zwangsläufig die Darstellungen der Risiken für Gesundheit (vgl. dazu ausführlich Kap. 3).

Mit Blick auf die sozialen Ressourcen für Gesundheit verweist er auf den empirischen Befund, dass in den unteren sozialen Schichten nicht nur das Ausmaß sozialer Stressoren besonders hoch, sondern auch das Ausmaß sozialer und personaler Ressourcen besonders niedrig ist: „Soziale Schicht ist gleichzeitig eine Determinante der Bewältigungsressourcen (coping resources), die einem Menschen zur Verfügung stehen (...). Persönliche Ressourcen (intrapsychic resources) wie das Selbstwertgefühl (...) sind schichtenabhängig. Adäquate persönliche Copingressourcen, d. h. effiziente spezifische Copingstrategien, werden häufiger in den oberen als in den unteren Schichten gefunden (...). Dieser Faktor hängt möglicherweise mit dem Ausbildungsstand bzw. mit der Sozialisation zusammen (...). Soziale Ressourcen, die durch Größe und andere Eigenschaften des sozialen Netzwerks eines Individuums beeinflußt werden, weisen ebenfalls schichtspezifische Unterschiede auf (...). Einkommen, Vermögen, Wissen und Informationsquellen sind weitere Ressourcen, die möglicherweise einen wichtigen Einfluß auf die Erhaltung der Gesundheit haben. Der unterschiedliche Wissensstand über den schädigenden Einfluß von Rauchen, Alkohol und schlechten Eßgewohnheiten ist ein Beispiel dafür" (Waltz 1981, S. 90).

Pearlin und Schooler (1978) haben ebenfalls den Zusammenhang von sozialer Schicht und persönlichen Ressourcen sowie Copingstrategien untersucht. Sie konnten zeigen, dass bei Angehörigen unterer Sozialschichten die persönlichen Ressourcen „Selbstwertgefühl" und „sense of mastery" (das Gefühl, Herr der Lage zu sein) weniger ausgebildet sind als bei Angehörigen der Mittel- und Oberschicht. Auch die Copingstrategien, insbesondere in der Bewältigung von berufsbezogenen Problemen, waren weniger wirksam.

Über den Zusammenhang von sozialer Schicht und der Intensität sozialer Unterstützung liegen ebenfalls eine Reihe von Untersuchungen vor. In der schon zitierten Untersuchung von Berkman und Syme (1979) wurde aufgezeigt, dass Personen aus unteren Sozialschichten über weniger soziale Bindungen (sowohl intensive als auch schwache) verfügen als Angehörige von Mittel- und Oberschicht.

Je nach Methode (und Theorie) gehen unterschiedliche Faktoren in die Messung sozialer Schichten ein – wie Einkommen, Bildung, Beruf, Wohngegend etc. Damit sind alle weiteren hier skizzierten sozialen Ressourcen auch für den Zusammenhang von sozialer Schicht und Gesundheit von zentraler Bedeutung.

Bildung und Gesundheit
Bildungsmöglichkeiten – im Kindergarten, in der Schule, Berufs- und Hochschule sowie in der Erwachsenenbildung – tragen wesentlich zur Ausprägung individueller Fähigkeiten, lebenspraktischer Fertigkeiten, sozialer und beruflicher Kompetenz bei. Ausbildung ist darüber hinaus die wichtigste Determinante zur Erlangung sicherer und befriedigender Berufspositionen. Schulausbildung schafft ebenfalls die Grundlage für ein Gesundheitsbewusstsein sowie für das Wissen über Gesundheitsgefahren und Gesundheitsressourcen und damit – soweit individuell überhaupt möglich – für eine bewusste Wahl der Lebensweise. Bildung legt auch Grundlagen für die Pflege der eigenen Gesundheit bzw. der Gesundheit der Familie sowie für die Nutzung der gesundheitlichen und sozialen Dienste.

Im Nationalen Gesundheitsbericht wird auf den Zusammenhang von Bildung und Gesundheit eingegangen (Statistisches Bundesamt 1998, S. 108ff.). Als Datenbasis wird eine für den Osten und Westen repräsentative Studie zum Thema „Leben und Gesundheit" verwendet. Befragt wurden rund 8 000 Personen im Alter von 25 bis 69 Jahren. Es wurden folgende drei Fragen gestellt:

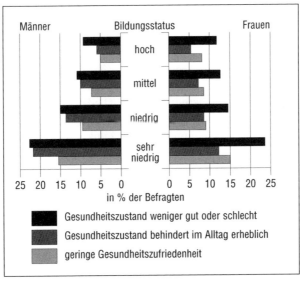

Abb. 2.5: Bildung und subjektiver Gesundheitszustand
(Quelle: Statistisches Bundesamt 1998, S. 109)

- Wie würden Sie Ihren Gesundheitszustand beschreiben?
- Behindert Sie Ihr Gesundheitszustand bei der Erfüllung alltäglicher Aufgaben?
- Wie zufrieden sind Sie insgesamt mit Ihrer Gesundheit?

Für alle drei Gesundheitsindikatoren ergibt sich bei beiden Geschlechtern ein stark ausgeprägter Zusammenhang mit dem Bildungsstatus: Je höher das Bildungsniveau, desto günstiger ist die subjektive Einschätzung des eigenen Gesundheitszustandes (s. Abbildung 2.5). Dieser Befund gilt für alle Altersgruppen.

Bezogen auf wichtige Merkmale des Gesundheitsverhaltens zeigt sich, dass Personen mit höherem Bildungsstatus seltener rauchen, häufiger Sport treiben und auch häufiger an Früherkennungsmaßnahmen teilnehmen.

Die Autoren verweisen zu Recht auf die unterschiedlichen Möglichkeiten, diese Ergebnisse zu interpretieren: „Bildung kann sich in verschiedener Weise auf Gesundheit auswirken. Zu nennen sind bspw. nach Bildungsniveau unterschiedliche

- gesundheitliche Belastungen durch Berufstätigkeit,
- Verhaltensmuster bei der Inanspruchnahme gesundheitsbezogener Leistungen,
- Fähigkeiten zur Kommunikation mit Vertretern des Gesundheitswesens,
- Möglichkeiten der gesunden Lebensführung,
- Möglichkeiten im Umgang mit Krankheit" (Statistisches Bundesamt 1998, S. 111).

Arbeit und Gesundheit
Arbeit ist ein grundlegendes soziales Bedürfnis, sie ist Voraussetzung menschlicher Existenz und gesellschaftlicher Organisation. Sie prägt entscheidend die Beziehungen der Menschen untereinander wie auch die Persönlichkeitsentwicklung des Einzelnen. Über ihre gesellschaftliche Anerkennung bilden sich individuelle Identität und Selbstwertgefühl. Arbeit bedeutet ökonomische Sicherheit und die Möglichkeit der Bedürfnisbefriedigung durch finanzielle Mittel, damit auch Teilhabe an kulturellen und Freizeitaktivitäten. Arbeit bedeutet Strukturierung des Tages und der Woche, Möglichkeiten zu sozialen Kontakten und zur „Außenwelt", um nur die wichtigsten individuellen und sozialen Funktionen von Arbeit zu nennen. Alle genannten Merkmale haben entscheidende Einflüsse auf das körperliche, psychische und soziale Wohlbefinden.

Gerade angesichts der Tatsache, dass nur die Hälfte der Bevölkerung in formalisierte Arbeitsorganisationen eingebunden ist und die bisherigen arbeitsmarktpolitischen Versuche einer Umverteilung von Arbeit weitgehend erfolglos geblieben sind (mit der Konsequenz weiterhin hoher Langzeitarbeitslosigkeit), ist es wichtig, einer Verengung des Arbeitsbegriffs auf die Erwerbsarbeit entgegenzutreten und darauf hinzuwirken, dass die gesundheitsfördernden Wirkungen von Arbeit auch für unbezahlte und ehrenamtliche Tätigkeiten gelten.

Betrachtet man die Arbeitstätigkeit selbst, so sind Aufgabenvielfalt, Entscheidungsspielraum, Transparenz der Arbeitsvollzüge und der Betriebshierarchien, kollegiales Betriebsklima etc. die für die Arbeitszufriedenheit, das Selbstwert- und Kompetenzgefühl wichtigsten Faktoren. Weiterhin ist bedeutsam, dass Arbeitsplatz und Arbeitsumgebung nach optimalen ergonomischen Gesichtspunkten und den Vorschriften des Arbeitsschutzes gestaltet sind. Hinzu kommen angemessene Möglichkeiten zur Verpflegung und zur Gestaltung der Pausen. Eine befriedigende berufliche Tätigkeit hat auch einen erheblichen Einfluss auf das Wohlbefinden in anderen Lebensbereichen (vgl. u. a Hurrelmann 2000, S. 25f.).

Arbeit ist allerdings auch eine Quelle zahlreicher und schwerwiegender Gesundheitsrisiken. Auch Arbeitslosigkeit – insbesondere Langzeitarbeitslosigkeit – ist als schwerwiegendes Gesundheitsrisiko zunehmend erkannt worden. Wir werden darauf im nächsten Kapitel zurückkommen.

Als Einleitung in die Darstellung der sozialen Ressourcen „Wohnen" und „ökologische Umwelt" wollen wir auf die Ergebnisse einer Befragung zu „Gesundheit und Wohlbefinden in der Gemeinde" eingehen, die Riemann u. a. (1994, S. 151ff.) – u. a. in Offenburg – durchgeführt haben. Dabei wurde die – zwangsläufig nicht repräsentative – Methode der Passantenbefragung angewandt, d. h., Passanten wurden an unterschiedlichen Orten und zu unterschiedlichen Wochen- und Tageszeiten in Form offener Interviews befragt. Die Antworten auf die Frage „Was ist hier in Offenburg für Ihre Gesundheit und Ihr Wohlbefinden am besten?" zeigen die große Bedeutung von Natur und Wohnsituation auf die Gesundheit und das Wohlbefinden der befragten Bevölkerung: „Eine intakte natürliche Umwelt, das Gebäude- und Straßenbild, das Freizeit- und Kulturangebot, die Wohnsituation, gute Luft und Ruhe sind die wesentlichen positiven Faktoren, die die Bürger mit Gesundheit und Wohlbefinden im kommunalen Kontext in Verbindung bringen. Dagegen spielen die ‚klassischen' gesundheitlichen Faktoren (Versorgung, Gesundheitsverhalten) nur eine marginale Rolle" (ebenda, S. 154).

Wohnen und Gesundheit
Die Wohnverhältnisse haben in vielfacher Hinsicht eine herausgehobene Bedeutung für das körperliche, seelische und soziale Wohlbefinden.

Angemessene Wohnverhältnisse sind ein wichtiger Faktor für die Gestaltung des Familienlebens und die Pflege gesellschaftlicher Kontakte. Die Wohnung ist der zentrale Ort für eine selbstbestimmte Lebensgestaltung (Wohnung als „zweite Haut"). Die hygienischen Bedingungen im menschlichen Wohnbereich sind ein äußerst bedeutungsvoller Umweltfaktor für Gesundheit. Das gilt insbesondere für den Personenkreis, der sich überwiegend in Innenräumen aufhält, wie z. B. Säuglinge, Kleinkinder, ältere Menschen und Behinderte.

Wohnungen sollten ausreichend Platz für die Bewohner bieten, gut ausgestattet (Bad, WC, Heizung, Balkon oder Garten), hell und trocken sowie ruhig gelegen sein. Sie sollten sich in einer angenehmen und sicheren Umgebung, in der Nähe von Kindergärten, Schulen, Einrichtungen der Gesundheitsversorgung, Geschäften, öffentlichen Verkehrsmitteln etc. befinden. Die Mieten sollten erschwinglich sein.

Die Bedeutung der Wohnumgebung/Gemeinde für die Gesundheit wird zunehmend zum Thema gesundheitswissenschaftlicher Veröffentlichungen (einen Überblick über Modelle, Erfahrungen und Perspektiven gibt das von Stumm und Trojan (1994) herausgegebene Buch „Gesundheit in der Stadt"). Die Tatsache, dass das erste Praxisprojekt der Gesundheitsförderung der WHO sich mit der Gesundheit in Städten befasst („Healthy City Project", vgl. Kap. 6.2), unterstreicht die besondere Bedeutung der Gemeinde für die Gesundheit.

2.3.2 Ökologische Ressourcen für Gesundheit

Ökologische Ressourcen für Gesundheit entstammen einer „gesunden Umwelt". Was aber ist gemeint, wenn wir von einer „gesunden Umwelt" sprechen?
Eine „gesunde Umwelt" bedeutet insbesondere:

- saubere Außenluft insbesondere in Bezug auf Schwefel- und Stickoxide, photochemische Oxidanzien („Sommersmog") und flüchtige organische Verbindungen.
- saubere Luft in geschlossenen Räumen (Wohn- und Freizeiträume, Arbeitsplatz) unter Einbeziehung der Auswirkungen von Radon, Passivrauchen und Chemikalien.
- sauberes Wasser, sowohl als Trinkwasser, Oberflächenwasser, Grundwasser, Küstengewässer und Erholungsgewässer.
- hygienische Abfallentsorgung.
- Bewirtschaftung, Beförderung und Entsorgung gefährlicher Abfälle.
- mikrobiologische und chemische Unbedenklichkeit der Lebensmittel.
- Stadtentwicklung, Stadtplanung und Stadtsanierung zum Schutz der Gesundheit und zur Förderung des Wohlbefindens.
- sichere und anregende Spielplätze.
- gut erreichbare Naherholungsgebiete.
- Einsatz umweltfreundlicher Technologien.
- Schutz vor den gesundheitsschädigenden Auswirkungen globaler Umweltprobleme wie der Zerstörung der Ozonschicht und der Veränderung des Klimas.
- Schutz vor gesundheitsschädlichen Auswirkungen verschiedener Energieformen, von Transport und Verkehr (insbesondere Straßenverkehr), landwirtschaftlichen (einschließlich Düngung und Anwendung von Pflanzenschutzmitteln) sowie biotechnologischen Verfahren.

- Schutz vor persistenten Chemikalien und solchen mit chronischer Wirkung.
- Katastrophenschutz und Notfallplanung sowie entsprechende Maßnahmen bei Unfällen, Störfällen und Katastrophen (vgl. auch Fehr u. a. 1998 und 2005 sowie Trojan und Legewie 2001).

In den vergangenen Jahren ist auf drei großen europäischen Konferenzen das Thema Umwelt und Gesundheit zum Thema gemacht worden (1989 in Frankfurt/M., 1994 in Helsinki und 1999 in London). Mit der Verabschiedung der Agenda 21 wurden diese wichtigen umweltpolitischen Aktivitäten weltweit fortgesetzt. Auf der Grundlage insbesondere des Brundtland-Reports „Our Common Future" von 1987 und dem darin entwickelten „Nachhaltigkeitskonzept" verabschiedeten 1992 auf der „Konferenz der Vereinten Nationen für Umwelt und Entwicklung" in Rio de Janeiro 178 Staaten das „Aktionsprogramm für nachhaltige Entwicklung für das 21. Jahrhundert" (Agenda 21 vgl. www.agrar.de/agenda/). Das 6. Kapitel der Agenda 21 widmet sich dem Thema „Schutz und Förderung der menschlichen Gesundheit", aber auch in den anderen Kapiteln wird wiederholt auf das Thema Gesundheit Bezug genommen. Wie anhand der Gliederung des 6. Kapitels unschwer zu erkennen ist, stehen risiko- und weniger ressourcenbezogene Fragen im Vordergrund:

- Deckung der Bedürfnisse im Bereich der primären Gesundheitsversorgung, insbesondere im ländlichen Bereich,
- Bekämpfung übertragbarer Krankheiten,
- Schutz besonders anfälliger Gruppen,
- Lösung der Gesundheitsprobleme in den Städten,
- Reduzierung der durch die Umweltverschmutzung bedingten Gesundheitsrisiken und Gefährdungen.

Schließlich sei in diesem Zusammenhang noch auf die neueste Programmatik der WHO „Gesundheit 21" hingewiesen, in der die o. g. „Einzelziele für Gesundheit 2000" fortgeschrieben wurden. Dieses Rahmenkonzept „Gesundheit für alle" für die Europäische Region der WHO – so der offizielle Untertitel – thematisiert im Ziel 10 „eine gesunde und sichere natürliche Umwelt", allerdings – wie in der Agenda 21 – überwiegend im Sinne des Gesundheitsschutzes und der Prävention gegenüber umweltbedingten Gesundheitsrisiken, womit wir uns ja noch ausführlicher beschäftigen werden.

3 Gesundheitsrisiken

Bei der Entstehung von Gesundheitsrisiken lassen sich nach Badura (1993b, S. 70f.) drei verschiedene Kausalpfade unterscheiden:

- *der naturwissenschaftlich-somatische Kausalpfad:*
 „Hier geht es um pathologische Vorgänge im menschlichen Organismus, die entweder durch endogene Störungen (z. B. angeborene Funktionsschwächen) oder exogene (physische, chemische oder biologische) Einwirkungen (z. B. Unfälle) verursacht werden".
- *der soziopsychosomatische Kausalpfad:*
 „Hier geht es um (soziale) Situationen oder Ereignisse, die als Verlust oder Bedrohung gedeutet werden (Kognition), dadurch Ängste oder Hilflosigkeitsgefühle auslösen (Emotion) und schließlich über das zentrale Nervensystem z. B. Immunschwäche, erhöhten Blutdruck oder Blutfettgehalt (mit-)auszulösen vermögen".
- *der verhaltensbedingte Kausalpfad:*
 „Hier geht es um kulturell oder situativ bedingte Verhaltensweisen oder -gewohnheiten, die für eine betreffende Person selbst (z. B. Fehlernährung, überhöhter Alkohol- oder Tabakkonsum) oder für Dritte (z. B. durch Fehlbedienung einzelner Techniken oder technischer Anlagen) Gesundheitsgefahren hervorrufen".

Gesundheitsrisiken können sich zu Krankheitsursachen verdichten und diese zu Krankheiten. Deshalb sind „Kausalpfade" zugleich auch „Krankheitsmodelle" oder „Krankheitstheorien" (vgl. z. B. Waller 2002, S. 12ff.). Badura hat die verschiedenen Kausalpfade zu einem „sozialepidemiologischen Modell der Krankheitsentstehung und -verhütung" (vgl. Abb. 3.1) kombiniert.

Aus dem Modell wird auch deutlich, dass die genannten Wirkmechanismen miteinander in komplexer Weise interagieren können, so z. B. in dem Sinne, dass die über den soziopsychosomatischen Pfad erzeugten psychischen Belastungen zu einer erhöhten Vulnerabilität des Körpers bzw. zu reduzierter Widerstandskraft gegenüber direkt einwirkenden Noxen aus dem naturwissenschaftlich-somatischen Wirkspektrum führen können (z. B. erhöhte Infektanfälligkeit unter Stress). Ähnliches gilt auch für die Verknüpfung von verhaltensbedingten und soziopsychosomatischen Wirkmechanismen (z. B. erhöhte Unfallhäufigkeit in Belastungssituationen).

3 Gesundheitsrisiken

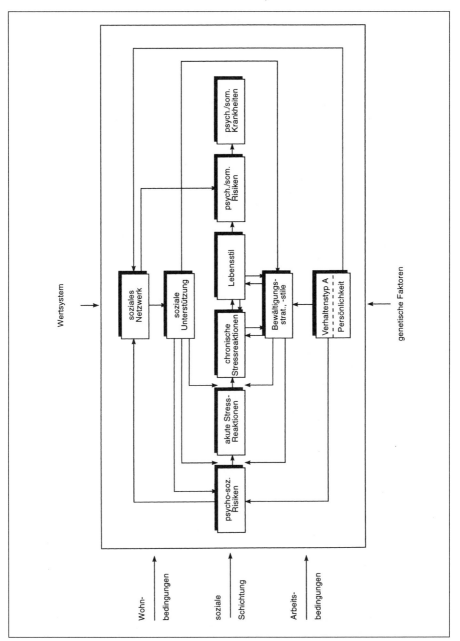

Abb. 3.1: Sozialepidemiologisches Modell der Krankheitsentstehung und -verhütung
(Quelle: Badura 1983, S. 34)

Um diese Zusammenhänge und die Bedeutung der weiter unten ausführlich dazustellenden personalen, sozialen und ökologischen Risiken für die Krankheitsentstehung zu veranschaulichen, wollen wir einleitend kurz auf die heute vorherrschenden Krankheiten eingehen.

Abb. 3.2 gibt die wichtigsten Todesursachen aus dem Jahre 2003 wieder. Wie der Tabelle zu entnehmen ist, wird die heutige Mortalität ganz überwiegend von wenigen überwiegend chronischen Krankheiten bestimmt:

Todesursache	Sterbefälle	Männer	Frauen
Krankheiten des Kreislaufsystems	396 622	162 210	234 412
Neubildungen	214 788	113 157	101 631
Krankheiten der Atmungsorgane	58 014	29 623	28 391
Krankheiten der Verdauungsorgane	42 263	21 369	20 894
Verletzungen und Vergiftungen	34 606	21 648	12 958
Sonstige Ursachen	107 653	48 263	59 390
Gesamt	853 946	396 270	457 676

Abb. 3.2: Todesursachen 2003 (Quelle: Statistisches Bundesamt 2005)

Nicht alle häufigen Erkrankungen führen auch zum Tode. Deshalb ist für die Analyse der Gesundheitssituation einer Bevölkerung auch die Betrachtung der Morbidität (Krankheitshäufigkeit) wichtig. Allerdings ist die Datenlage – im Unterschied zur Todesursachenstatistik – hierbei weniger gut. Zu den häufigsten Erkrankungen gehören Krankheiten der Atmungsorgane, der Verdauungsorgane, des Kreislaufsystems, so genannte rheumatische Erkrankungen (also Erkrankungen des Skeletts, der Muskeln und des Bindegewebes) und psychische bzw. psychosomatische Krankheiten. Die beiden zuletzt genannten Krankheitsgruppen sind typische Beispiele für häufige Erkrankungen, die in der Todesursachenstatistik nicht oder nur mit einer geringen Mortalität Erwähnung finden und bei alleiniger Betrachtung der Mortalität in ihrer Bedeutung für die Gesundheit und die Gesundheitsversorgung weit unterschätzt würden.

Die das heutige „Krankheitspanorama" kennzeichnenden chronischen Erkrankungen sind überwiegend multifaktoriell verursacht, d. h., sie entstehen durch die Einwirkung unterschiedlicher körperlicher, sozialer und ökologischer Risiken. Wir wollen dies am Beispiel von zwei bedeutsamen Krankheitsgruppen verdeutlichen, und zwar am Beispiel der Krankheitsgruppe Krebs und der Krankheitsgruppe Allergien.

Eis (1998, S. 68) hat in einer Übersicht eine Reihe wichtiger Untersuchungen zu den Ursachen von *Krebserkrankungen* zusammengestellt. Danach tragen folgende Risiken/Ursachen zur Krebsentstehung bei, und zwar mit einem geschätzten Anteil von:

Tabak	30 %
Ernährung	30 %
Infektionen	5 %
Familienanamnese	5 %
berufliche Exposition	5 %
sozioökonomischer Status	3 %
Alkohol	3 %
Reproduktions- und Sexualverhalten	3 %
geophysikalische Faktoren (UV, ionisierende Strahlen etc.)	2 %
Umweltverschmutzung	2 %
Lebensmittelzusatzstoffe	1 %

Wir können an dieser Stelle zwar nicht auf die einzelnen Faktoren näher eingehen, die sich im Detail auf ganz bestimmte Krebserkrankungen beziehen, aber wir können festhalten, dass die heute anerkannten Ursachen für Krebserkrankungen sowohl auf personale, als auch auf soziale und ökologische Risiken zurückzuführen sind. Krebserkrankungen sind also multifaktoriell verursacht.

Dies gilt auch für die Krankheitsgruppe der *Allergien*, die in den letzten Jahrzehnten beträchtlich zugenommen haben. Eis führt zu den Ursachen von Allergien aus: „Trotz der genetischen Grundlage atopischer Erkrankungen (Neurodermitis, Heuschnupfen, Asthma) bestimmen im wesentlichen Umweltfaktoren, ob eine genetisch prädisponierte Person eine Allergiesymptomatik entwickelt" (1998, S. 69). Und er nennt folgende in der „modernen Lebensweise" begründete Ursachen:

- zeitweiser Rückgang der Stillfrequenz mit „früher Zufütterung",
- keimfreie Umwelt in der frühen Kindheit mit der Folge der Einschränkung einer frühzeitigen immunologischen Auseinandersetzung mit Infektionserregern,
- bau-und wohnökologische Einflüsse (Isolierfenster; geringer Luftwechsel; Zentralheizung; Vermehrung der Hausstaubmilben; Zunahme der Haustierhaltung; Emissionen aus Farben, Lacken, Klebern, Teppichböden, Einrichtungsgegenständen),
- moderne Ernährung (Verzehr von Produkten der Lebensmitteltechnologie; Lebensmittelzusatzstoffe und -kontaminanten),
- vermehrte Exposition gegenüber Kraftfahrzeugabgasen,
- Passivrauchen.

Wie leicht zu erkennen ist, ist auch die Erkrankungsgruppe der Allergien multifaktoriell – d. h. durch eine Vielzahl sowohl personaler, als auch sozialer und ökologischer Risiken – verursacht.

Nach diesen einführenden Bemerkungen über die unterschiedlichen Kausalpfade bei der Entstehung von Gesundheitsrisiken bzw. Krankheiten wollen wir uns nun näher mit den wichtigsten personalen, sozialen und ökologischen Risiken für Gesundheit befassen. Diese Aufteilung erfolgt primär aus didaktischen Gründen, in der realen Welt kommen die genannten Risiken – wie auch die bereits besprochenen Ressourcen – für Gesundheit natürlich nicht getrennt einher, sondern bilden in der Regel ein komplexes Risikogeflecht, was den Soziologen Beck (1986) veranlasst hat, unsere heutige Gesellschaft als „Risikogesellschaft" zu bezeichnen, worauf wir später noch einmal zurückkommen werden.

3.1 Personale Risiken für Gesundheit

Personale Risken lassen sich in *physische* und *psychische* Risiken unterteilen.

3.1.1 Physische Gesundheitsrisiken

Zu den wichtigsten körperlichen Gesundheitsrisiken zählen genetische Veränderungen (s. u.), Mikroorganismen (Viren, Bakterien etc.), chemische (z. B. Asbest, Benzol) und physikalische Einwirkungen (z. B. Strahlen, Hitze), mechanische (z. B. Unfälle) und biochemische Veränderungen (z. B. Insulinmangel). Für die meisten dieser körperlichen Gesundheitsrisiken gilt, dass sie erst über ein entsprechendes Verhalten bzw. erst im Kontext bestimmter Verhältnisse ihr Krankheitspotenzial entfalten. So ist die Voraussetzung für eine Infektion mit dem HI-Virus beispielsweise ein riskantes Sexualverhalten, die Auswirkungen krebserzeugender Stoffe im Rauch einer Zigarette setzen deren Inhalation voraus, Strahlenbelastungen durch Kernkraftwerke entfalten ihre gesundheitsschädigende Wirkung erst bei Sicherheitsmängeln etc. Dieses Zusammenspiel zwischen körperlichen Risiken und Verhaltens- bzw. Umwelteinflüssen gilt auch für einen Teil der genetisch disponierten Krankheiten. Auch hier wird angenommen, dass genetische Dispositionen erst dann krankheitsrelevant werden, wenn sie mit bestimmten exogenen Einflüssen zusammentreffen.

Wir wollen uns im Folgenden kurz mit genetisch verursachten Krankheiten beschäftigen. Auf die oben genannten anderen körperlichen Gesundheitsrisiken werden wir im Zusammenhang mit der Betrachtung sozialer und ökologischer Gesundheitsrisiken näher eingehen.

Schmidtke befasst sich in seinem bereits im 2. Kapitel zitierten Aufsatz „Sind Gesundheit und Krankheit angeboren?" einleitend mit den derzeit vorliegenden Erkenntnissen der Humangenetik: „Manche ‚erbliche' Krankheiten sind so stark genetisch bedingt, daß sie in ihrem Verlauf kaum zu beeinflussen sind, während man sich bei anderen Störungen den Einfluß der Gene lediglich im Sinne einer stärkeren oder geringeren Disposition vorstellen muß und der Umwelt hier eine wichtige auslösende oder modifizierende Funktion zukommt. Die meisten „erblichen" Erkrankungen sind das Ergebnis eines – in den Einzelheiten noch weitgehend unverstandenen – Zusammenwirkens von Erbe und Umwelt. Eine scharfe Grenze zwischen genetischer Normalität und Abnormalität gibt es jedoch nicht. Gesundheit und Krankheit sind nicht wirklich objektivierbar – die persönliche Einschätzung ist für die Einordnung eines genetischen Merkmals als gesund oder krankhaft ebenso relevant wie die äußeren Verhältnisse" (1998, S. 33).

Nach der von Schmidtke vorgeschlagenen Einteilung lassen sich also die „erblichen Erkrankungen" im engeren Sinne von den „genetisch bedingten Dispositionen" unterscheiden. Die erste Gruppe hat eine geschätzte Häufigkeit in der Bevölkerung von 0,5 %, zu ihr gehören – um nur zwei häufige Beispiele zu nennen – die Sichelzellkrankheit (Bildung deformierter roter Blutkörperchen, betroffen sind Bevölkerungen bestimmter tropischer und halbtropischer Gebiete mit einer Häufigkeit von 1:50) und die Trisomie 21 (Down-Syndrom, verursacht durch eine numerische Chromosomenaberration, mit einer Häufigkeit von 1:650 Geburten).

Die zweite Gruppe ist in ihrer Größenordnung nur sehr schwer abzuschätzen. Potenziell gehören hierzu alle multifaktoriellen chronischen Erkrankungen. Es wird davon ausgegangen, dass jeweils etwa 5 bis 10 % der Fälle von multifaktoriellen Erkrankungen auf genetisch bedingte Dispositionen zurückzuführen sind.

3.1.2 Psychische Gesundheitsrisiken

Psychische Gesundheitsrisiken lassen sich grob einteilen in „Persönlichkeitseigenschaften als Gesundheitsrisiken" und in „psychische Konflikte/Belastungen als Gesundheitsrisiken". Der zuerst genannte Bereich beschäftigt sich mit der Frage, ob es „typische" psychische Merkmale gibt, die die betreffende Person eher für die eine oder andere Krankheit anfällig machen. Wissenschaftliche (oder auch weniger wissenschaftliche) Versuche, Persönlichkeitstypen zu charakterisieren und sie mit bestimmten Krankheiten in Verbindung zu bringen, haben eine lange Tradition. Wir sind im 2. Kapitel bereits kurz auf die „Konstitutionstypen" von Kretschmer eingegangen. Erinnert sei weiterhin an die Unterscheidung von vier „Temperamentstypen" durch Hippokrates (Sanguiniker, Melancholiker, Choleriker, Phlegmatiker), denen spezielle Krankheiten zugeschrieben wurden, eine Auffassung, die sich bis weit in unsere Zeit gehalten hat.

Ein modernes Beispiel – wenngleich ebenfalls nicht unumstritten – sind die folgenden aus den Arbeiten von Eysenck und Grossarth-Maticek stammenden „Persönlichkeitstypen", die mit der Entstehung spezifischer Krankheiten in Verbindung stehen sollen, was die Autoren in mehreren empirischen Arbeiten untersucht haben:

- *Typ I* wird als Krebspersönlichkeit bezeichnet: Sie ist durch Verlusterlebnisse, Abhängigkeit von anderen Menschen, Gefühlsunterdrückung, Hilflosigkeit und Depression charakterisiert.
- *Typ II* wird als koronare Risikopersönlichkeit bezeichnet: Sie ist durch Ärger, Feindseligkeit, Aggression und ebenfalls Abhängigkeit von anderen Menschen charakterisiert.
- *Typ III* wird als eher instabile, ängstliche, aber auch abhängige Persönlichkeit beschrieben, sie ist häufig bei Medikamentenabhängigen anzutreffen.
- *Typ IV* stellt die autonome Persönlichkeit dar.
(Zit. nach Schwarzer 1992, S. 117, hier findet sich auch eine ausführliche Auseinandersetzung mit den Arbeiten von Eysenck und Grossarth-Maticek.)

Bei der Untersuchung von gesundheitsriskanten Persönlichkeitsmerkmalen ist es wichtig zu unterscheiden, welchen Merkmalen eine pathogene Bedeutung zugeschrieben wird: Sind es die „typischen" Emotionen, die „typischen" Verhaltensweisen oder die „typischen" Bewältigungsmuster einer Person, die krank machen? Mit der Frage des Gesundheitsverhaltens und des Bewältigungsverhaltens – einschließlich ihrer möglichen persönlichkeitsspezifischen Anteile – werden wir uns später beschäftigen. An dieser Stelle soll etwas ausführlicher auf den Zusammenhang von Emotionen und Gesundheitsrisiken eingegangen werden.

Schwenkmezger (1992) hat unter dem Titel „Emotionen und Gesundheit" einen Überblick über die theoretischen Annahmen und den Stand der empirischen Forschung zur Bedeutung emotionaler Faktoren und Prozesse für die Entstehung und den Verlauf von Erkrankungen bzw. die Aufrechterhaltung und Wiederherstellung von Gesundheit gegeben (zu neueren Untersuchungen vgl. Faltermaier 2005, Kap. 4).

Er unterscheidet psychoanalytische, psychobiologische und psychosoziale Theorie-Modelle zur Erklärung des Zusammenhangs zwischen Emotionen und Krankheit:

- Zu den *psychoanalytischen Modellen* gehören das Konversionsmodell, das Modell krankheitsspezifischer Konflikte und das Alexithymie-Modell.
Im Konversionsmodell von Freud wird das Auftreten körperlicher Beschwerden bei intrapsychischen Konflikten als Folge der Umleitung psychischer Energien in den körperlichen Bereich erklärt.
Das Modell krankheitsspezifischer Konflikte von Alexander geht davon aus, dass jede psychosomatische Störung auf einem unbewussten emotionalen Konflikt basiert, dessen nicht abgeführte emotionale Spannung chronisch-vegetative Veränderungen auslöst.
Im Alexithymie-Konzept von von Rad wird die Manifestation psychosomatischer Erkrankungen auf die Unfähigkeit zurückgeführt, eigene Gefühle wahrzunehmen und adäquat auszudrücken.

- Die *psychobiologischen Modelle* werden in allgemeine und spezifische Modelle unterschieden:
  „Allgemeine Modelle basieren auf der Überlegung, daß Basisemotionen wie Angst, Depression, Ärger, Wut, Trauer usw. zu einer Aktivierung des sympathischen Nebennierenmarksystems und des Hypophysen-Nebennierenrindensystems führen, welche dann ursächlich eine Erkrankung auslösen. Dies gilt vor allem dann, wenn eine Emotion chronifiziert, d. h. häufig und intensiv auftritt und über lange Zeit persistiert, obwohl sie möglicherweise ihre evolutionäre Bedeutung verloren hat" (Schwenkmezger 1992, S. 6). Spezifische Theorien beziehen sich dagegen auf einzelne Erkrankungen.

- Die *psychosozialen Modelle* werden in direkte, indirekte und interaktive Modelle eingeteilt:
  „Bei den direkten Modellen wird davon ausgegangen, daß Emotionen ursächlich psychologische und physiologische Veränderungen des Organismus hervorrufen, die dann direkt zu einer Erkrankung führen, sei es, daß das Immunsystem beeinträchtigt oder die physiologische Reaktivität chronisch erhöht ist. Ein indirekter Weg liegt vor, wenn nach emotionaler Erregung Verhaltensweisen folgen, die ihrerseits Risikofaktoren darstellen (Rauchen, Drogenkonsum, unangemessenes Eßverhalten usw.) oder Emotionen das Vorsorgeverhalten oder die Compliance (Befolgung ärztlicher Anweisungen) beeinträchtigen (...). Bei interaktiven Modellen werden emotionale Dispositionen oder Prozesse postuliert, die Personen in die Konfrontation mit bedrohlichen Situationen einbringen und sie für Krankheiten anfälliger machen (Vulnerabilitätsaspekt). Emotionen können zu einer unangemessenen Krankheitsverarbeitung führen, welche die Genesung oder Rehabilitation beeinträchtigt. Es ist aber auch denkbar, daß emotionale Prozesse oder Dispositionen eine krankheitsprotektive Funktion haben und entweder direkt oder kompensierend das Krankheitsrisiko reduzieren bzw. präventives Verhalten fördern" (Schwenkmezger 1992, S. 9).

Exkurs: Das Stress-Modell

Im Mittelpunkt der (sozio)psychobiologischen Modelle steht das Stresskonzept. Das Stresskonzept geht zurück auf die in den 30er-Jahren erfolgten bahnbrechenden Erkenntnisse von Selye über das „allgemeine Adaptationssyndrom" (Selye 1953). So beschrieb Selye das immer gleiche Reaktionsschema des Organismus auf unterschiedliche äußere Belastungen (Stressoren wie Kälte, Hitze, Schock etc.). Selye beobachtete folgende *Reaktionsschritte (Stressreaktionen)* des Organismus:

- Alarmstadium,
- Abwehrreaktion,
- Erschöpfungsstadium.

Während es sich bei den beiden ersten Stadien um sinnvolle Reaktionen zur Mobilisierung von körperlichen Abwehrkräften handelt, richten sich – bei anhaltender Belastungssituation – diese körpereigenen Prozesse schließlich gegen den Organismus selber (Erschöpfungsstadium). Die Steuerung der Abwehrreaktionen erfolgt durch körpereigene hormonähnliche Stoffe, und zwar u. a. durch die Katecholamine (aus dem Nebennierenmark) und die Corticoide (aus der Nebennierenrinde).

Wenden sich diese Stoffe dauerhaft gegen den eigenen Körper, so können Katecholamine zu Schädigungen des Herz-Kreislauf-Systems und zu psychischen Störungen (insbesondere Depressionen), Corticoide zur Erschöpfung des Insulinhaushalts (Diabetes), zur Schwächung des Immunsystems (Infektanfälligkeit, möglicherweise auch Krebs) und zur Entstehung so genannter Autoimmunerkrankungen beitragen. Somit ist *„Stress" als unspezifischer Kofaktor* bei der Entstehung zahlreicher Erkrankungen beteiligt.

Das Modell der Stressreaktionen lässt sich mit ganz unterschiedlichen Stressoren verknüpfen. Während Selye primär an der Wirkung physikalischer und mechanischer Stressoren interessiert war, wandte Wolff (1950) das Stresskonzept auf soziale Stressoren, Engel (1962) auf psychische Stressoren an. Somit ist das Stresskonzept von unterschiedlichen Wissenschaften weiterentwickelt worden.

Die Stressforschung hat zu einer großen Zahl von Erkenntnissen über Belastungsfaktoren geführt, die sich in drei Kategorien zusammenfassen lassen. So unterscheidet Pearlin, einer der bekanntesten Stressforscher:

- *kritische Lebensereignisse*, z. B. der unerwartete Verlust einer wichtigen Bezugsperson, Trennung oder Scheidung, das plötzliche Eintreten einer schweren Krankheit, Arbeitsplatzwechsel oder Verlust des Arbeitsplatzes,
- *chronische Belastungen*, z. B. Doppelbelastungen durch Arbeit und Haushalt, körperliche und psychische Belastungen in der Arbeitswelt, langandauernde Arbeitsüberlastungen, enttäuschte Karriereerwartungen, andauernde Konflikte mit dem (Ehe-)Partner, emotionale Spannungen mit den Kindern, langandauernde Krankheiten,
- *schwierige Übergänge (Transitionen)* im Lebenszyklus, z. B. von der Kindheit ins Erwachsenenalter, von der Schule in die Arbeitswelt, von der Arbeitswelt in das Rentnerleben (Pearlin 1987, zitiert nach Hurrelmann 2000, S. 54f.).

Die Weiterentwicklung des Stresskonzepts erfolgte in zweifacher Weise: zum einen durch die Berücksichtigung der individuellen Bedeutung von Stressoren (so kann z. B. eine Scheidung je nach Gegebenheiten be- aber auch entlastend sein), zum anderen durch die Einbeziehung von Ressourcen und Bewältigungshandeln der von Belastungen betroffenen Menschen. Damit wurde die anfänglich eher mechanistische Auffassung von Stresswirkungen (vgl. z. B. die aus dieser Zeit stammende viel zitierte Belastungsskala von Holmes und Rahe 1967) durch die Berücksichtigung des individuellen Bedeutungsgehalts der Stressoren (vgl. z. B. Brown und Harris 1978) und ihrer individuellen und sozialen Bewältigungsmöglichkeiten aufgegeben bzw. „verfeinert".

Schwenkmezger betont, dass die oben genannten Modelle sich nicht gegenseitig ausschließen, sondern z. T. nur andere Akzentsetzungen vornehmen. Hinsichtlich der empirischen Evidenz dieser Modelle bezieht sich Schwenkmezger auf internationale Übersichtsarbeiten: Zur Annahme, dass emotionale Zustände (wie Depressivität, Ängstlichkeit, Ärger, Feindseligkeit etc.) allgemein eine Bedeutung in dem Entstehungsprozess von Krankheiten haben, zitiert er Autoren, die über signifikante Zusammenhänge zwischen entsprechenden Emotionen und koronaren Herz-Kreislauf-Erkrankungen, Asthma, Magen-Darm-Geschwüren, Arthritis und Kopfschmerzen berichten. Zur Beantwortung der Frage, ob es spezifische Emotionsdispositionen für die Entstehung spezifischer Erkrankungen gibt, verweist er auf die Literatur über den Zusammenhang von Ärger und Herz-Kreislauf-Erkrankungen, Bluthochdruck oder Schmerz. Auf die Literatur über die Bedeutung des so genannten Typ-A-Verhaltens in der Ätiologie des Herzinfarkts und des Typ-C-Verhaltens (C von Cancer = Krebs) bei der Krebsentstehung werden wir weiter unten eingehen.

3.2 Verhalten und Lebensweisen als Gesundheitsrisiken

Im 2. Kapitel haben wir ausgeführt, dass in der wissenschaftlichen Literatur insbesondere zwei Konzepte zur Analyse von gesundheitsbezogenen Verhaltensweisen – fördernden wie riskanten – diskutiert werden: das Gesundheitsverhaltenskonzept und das Lebensweisenkonzept. Risikoverhalten wurde dabei als „Spezialfall" des Gesundheitsverhaltens verstanden.

Im Übergangsbereich zwischen „*Risikopersönlichkeit*" und „*Risikoverhalten*" lassen sich die von Gesundheitspsychologen formulierten Konzepte des Typ-A, -B und -C-Verhaltens ansiedeln, die in Beziehung zu speziellen Erkrankungen gebracht worden sind.

Friedman und Rosenman (1975) haben die Typologie des A-Typs und des B-Typs entwickelt. Damit werden Persönlichkeits- und Verhaltenseigenschaften charakterisiert, die mit einem besonders hohen (beim A-Typ) bzw. einem besonders niedrigen (beim B-Typ) Herzinfarktrisiko einhergehen. Ein *Typ-A-Verhaltensmuster* umfasst Eigenschaften wie Ehrgeiz, Arbeitseifer, Unfähigkeit zur Entspannung, latente Feinseligkeit, Ungeduld etc., der *B-Typ* die entgegengesetzten Merkmale. Mit dem *Typ-C-Verhaltensmuster*, das mit einem erhöhten Krebsrisiko einhergehen soll, sind folgende Persönlichkeits- und Verhaltensmerkmale gemeint: ausgeprägte Freundlichkeit, übertriebene Herzlichkeit, Geselligkeit, soziales Angepasstsein, Autoritätsgläubigkeit, Unterwürfigkeit, Verantwortungsbewusstsein, Gewissenhaftigkeit, übermäßige Hilfsbereitschaft und Opferbereitschaft.

Während das Typ-A-Verhaltensmuster in der Herzinfarktforschung lange Zeit als unumstrittener Risikofaktor anerkannt war, bestehen hinsichtlich der Existenz eines unabhängigen krebsfördernden Typ-C-Verhaltensmusters eher Zweifel.

Schwarzer hat den Stand der Diskussion in verschiedenen Veröffentlichungen (vgl. insbesondere Schwarzer 1992) kommentiert. Danach ist von einem nur schwachen Zusammenhang zwischen dem Typ-A-Verhaltensmuster und dem Auftreten koronarer Herzkrankheiten auszugehen, wobei sich die Forschung heute auf den Persönlichkeitsmerkmalskomplex Ärger, Feindseligkeit und Aggression sowie auf das Merkmal Depression konzentriert. Neue Erkenntnisse bestehen auch hinsichtlich der Bedeutung des Typ-A-Verhaltens bei der Herzinfarktrehabilitation: Hier scheint sich das Typ-A-Verhalten eher positiv im Sinne einer persönlichen Ressource auf den Rehabilitationserfolg auszuwirken. Im Zusammenhang mit der Forschung über das so genannte Typ-C-Verhalten macht Schwarzer insbesondere auf die fast unüberwindbaren methodischen Schwierigkeiten aufmerksam, die u. a. darin bestehen, dass es sich bei der Tumorgenese um ein über viele Jahre laufendes Geschehen handelt, sodass man kaum zwischen Ursache und Wirkung unterscheiden kann. Angesichts dieser Schwierigkeiten regt er an, sich auf die gesundheitspsychologische Verlaufsforschung zu konzentrieren, die danach fragt, welche Aspekte der Persönlichkeit oder des Krankheitsverhaltens sich bei bereits Erkrankten auf das Krebswachstum auswirken können.

3.2.1 Risikoverhalten: theoretische Grundlagen

Franzkowiak und Wenzel haben sich aus gesundheitssoziologischer Sicht ausführlich mit dem Thema Risikoverhalten beschäftigt. Unter dem Titel „Kleine Freuden, kleine Fluchten – alltägliches Risikoverhalten und medizinische Gefährdungsideologie" (1986, S. 121ff.) erörtert Franzkowiak umfassend das Konzept des Risikoverhaltens, und zwar u. a. in seinen unterschiedlichen wissenschaftstheoretischen Bezügen:

Im *biomedizinisch-epidemiologischen Konzept* der Risikofaktoren werden als Risikoverhalten „Handlungsweisen von Individuen und/oder Gruppen bezeichnet, die je nach Intensität, Dauer und wechselseitiger Interaktion zur Ausprägung sogenannter Risikofaktoren beitragen (wie etwa Alkoholkonsum und Bewegungsmangel) oder selbst als solche angesehen werden (wie das Rauchen). Risikofaktoren gelten ihrerseits als Vorläufer und Wegbereiter der chronisch-degenerativen Erkrankungen" (ebenda, S. 124).

Handlungstheoretisch werden Risikoverhaltensweisen „als spezifische Bewältigungsformen innerhalb einer belastenden Konstellation von Lebenszusammenhängen interpretiert. Damit sind sie aber nicht mehr die Verhaltenssache des Individuums allein, sondern Störungsindikator und Bearbeitungsversuch zugleich: von Brüchen in der normativen Struktur seiner soziokulturellen Umgebung, von erlebten, die eigenen Leistungs- oder Verarbeitungsgrenzen überschreitenden Belastungen, von unzureichenden sozialen Beziehungsgeflechten- oder von allen diesen Lebensumständen zusammen" (ebenda, S. 161).

In *sozialwissenschaftlich-psychoanalytischer* Sicht wird Risikoverhalten „als subjektiv sinnhaftes Element zwischen Krankheit und (idealisierter) Gesundheit gedeutet, das im biographisch ausgeprägten Sinnzusammenhang sozialen Handelns eines Individuums zu interpretieren ist (...). Riskantes Handeln wird als eine Art selbstschädigender Anpassung betrachtet; es ist konventionelles und normativ integriertes Handeln. Risikoverhalten, so lautet die Hypothese, stellt ein sozial legitimiertes und akzeptiertes, mit individuellem Sinn ausgestattetes Konfliktlösungsmuster dar" (ebenda, S. 162f.).

Für Franzkowiak sind die vorhandenen theoretischen Ansätze zur Erklärung von Risikoverhalten unbefriedigend, da sie zu sehr der biomedizinischen bzw. soziologisch-funktionalistischen Denkweise verhaftet sind. Er schlägt deshalb vor, Risikoverhalten im Lebensweisenkonzept zu thematisieren, denn „erst mit dem Lebensweisenkonzept kann Risikoverhalten sowohl in seiner subjektiv-biographischen Sinnlogik, der handlungsorientierenden und belastungskompensierenden Funktionalität als auch in seiner kollektiven wie soziokulturellen Verankerung umfassend bestimmt werden" (ebenda, S. 165). Zum Lebensweisenkonzept verweisen wir auf unsere Ausführungen im 2. Kapitel.

3.2.2 Risikoverhalten: ausgewählte Beispiele

Nachdem wir die theoretischen Grundlagen von Risikoverhalten ausführlicher erörtert haben, wollen wir uns nun mit einigen ausgewählten Risikoverhaltensweisen näher beschäftigen:

Verhaltensweisen werden dann als „Risikoverhaltensweisen" eingestuft, wenn sie an der Entstehung wichtiger und häufiger Erkrankungen („Volkskrankheiten") beteiligt sind. Dies trifft insbesondere für die folgenden Verhaltensweisen zu:

- Rauchen,
- Alkoholmissbrauch,
- Fehl- und Überernährung,
- Bewegungsmangel.

Als weitere wichtige gesundheitsriskante Verhaltensweisen werden noch Drogenmissbrauch und – unter dem Eindruck von AIDS – riskantes Sexualverhalten (vgl. z. B. Schwarzer 1992, S. 186ff.) genannt.

In ihren „Einzelzielen für Gesundheit 2000" nennt die WHO in ihrem 17. Ziel „Gesundheitsschädigendes Verhalten verringern" darüber hinaus noch

- Gefährdendes Fahrverhalten,
- Gewalttätiges Sozialverhalten.

Hinsichtlich der Risikoverhaltensweise „Gefährdendes Fahrverhalten" verweist die WHO besonders auf die vielen durch das Fahren unter dem Einfluss von Alkohol und anderen Drogen verursachten Verkehrsunfälle mit einer hohen Todes- und Invaliditätsrate, aber auch auf solche Verkehrsunfälle, die durch achtloses Fahrverhalten, Schnellfahren oder die Nichtverwendung von Sicherheitsgurten verursacht werden.

Als „Gewalttätiges Sozialverhalten" werden folgende gesundheitsschädigende Verhaltensweisen bezeichnet: Kindesmisshandlung, Gewalt gegenüber der Ehefrau, Vergewaltigung, sexueller Missbrauch von Kindern. „Dies ist vielleicht der Bereich, der die Wechselwirkung zwischen gesundheitsschädigenden Verhaltensformen und ihrer komplexen Beziehung zur Lebenssituation am besten aufzeigt (...). Zu den Faktoren, die zur Mißhandlung von Kindern führen können, zählen die Überforderung durch die jeweilige Lebenssituation, die Unfähigkeit zur Streßbewältigung, zu hochgesteckte Erwartungen dem Kind gegenüber und eine niedrige Selbstachtung. Beim Kind kann die Mißhandlung zu verzögerter Entwicklung, Schulproblemen, niedrigem Selbstbewußtsein, Jugendkriminalität und Kindesmißhandlung seinerseits im Erwachsenenalter führen. Der sexuelle Mißbrauch von Kindern ist eine Art der Gewalttätigkeit, die mit vielen gravierenden Problemen verbunden ist (...). Sexuell mißbrauchte Kinder sind häufiger Opfer von Drogenabhängigkeit, Eßproblemen, Depressionen, Selbstverstümmelung und Selbstmord" (WHO 1985, S. 92).

In dem bereits mehrfach erwähnten Gesundheitsbericht für Deutschland (Statistisches Bundesamt 1998) finden sich eine Fülle von Daten über den Zusammenhang von Geschlecht, Alter, Beruf etc. und Aspekten des Gesundheitszustands einschließlich der hier im Vordergrund stehenden Risikoverhaltensweisen. Wir wollen hier den Schwerpunkt der Darstellung auf die *geschlechts- und altersspezifischen Unterschiede* legen. In einem späteren Abschnitt werden wir dann die *sozialschichtenspezifischen Zusammenhänge* betrachten.

Geschlechtsspezifische Risikokonstellationen

Die im Gesundheitsbericht referierten Ergebnisse bestätigen die auch aus anderen Untersuchungen bekannte Tatsache, dass Frauen stärker von Gesundheitsbeeinträchtigungen betroffen sind als Männer und auch häufiger medizinische Leistungen in Anspruch nehmen. Männer berichten dagegen häufiger über riskante Verhaltensweisen und belastende Arbeitsbedingungen. Außerdem haben sie eine um ca. sieben Jahre geringere Lebenserwartung.

Maschewsky-Schneider und Kolleginnen haben sich in mehreren empirischen Arbeiten intensiv mit diesen geschlechtsspezifischen Unterschieden beschäftigt. Zur Erklärung dieser Unterschiede haben sie folgende Hypothesen aufgestellt:

- „eine epidemiologische Hypothese: Frauen leben zwar länger als Männer, sind aber im Lebenslauf durch kleinere – oder auch größere – Leiden stärker gesundheitlich beeinträchtigt als Männer.
- eine methodische Hypothese: Meßinstrumente zur Erfassung von Beschwerden orientieren sich vor allem am weiblichen Krankheitsbild psychischer und psychosomatischer Störungen. Eher männliche Verhaltensmuster wie Aggression, Wut oder Ärger kommen als Beschwerden nicht ins Blickfeld.
- eine sozio-psychosomatische Hypothese: Frauen berichten und empfinden mehr Beschwerden, weil die Krankheits- und Leidensrolle dem weiblichen Rollenbild in unserer Gesellschaft entspricht. Sie sind Ausdruck typischer Konflikte von Frauen in unserer Gesellschaft und Teil der weiblichen Geschlechtsidentität.
- eine historische Hypothese: Die Krankheits- und Leidensrolle der Frau entsteht mit der bürgerlichen Gesellschaft und der Entwicklung der naturwissenschaftlichen Medizin im vergangenen Jahrhundert. Sie ist Sinnbild des Weiblichen schlechthin" (1991, S. 27).

Anhand vorliegender empirischer Untersuchungen und anhand einer eigenen größeren Studie über das Gesundheitshandeln sozial benachteiligter Frauen (Klesse u. a. 1992) stützen die Autorinnen die soziopsychosomatische und die historische Hypothese.

Vogt (1993) kommt zu ähnlichen Schlussfolgerungen aufgrund ihres entwicklungspsychologischen Vergleichs von Mädchen und Jungen bzw. Frauen und Männern in unterschiedlichen Phasen des Lebenslaufs. Während Mädchen bis zum 10. Lebensjahr gesundheitlich robuster sind als Jungen, stellen sich mit der Pubertät und z. T. auch deren Medikalisierung zunehmend psychosomatische Beschwerden ein, die sich im späteren Alter durch Schwangerschaftsverhütung oder Schwangerschaft verstärken können

Neben diesen eher biologischen Einflussfaktoren betont aber auch Vogt die Bedeutung der geschlechtsspezifischen Sozialisation auf Gesundheitsverhalten und Krankheitsbewältigung sowie die Wichtigkeit sozialer und ökonomischer Faktoren für die Krankheitsentstehung (vgl. auch Maschewsky-Schneider 1997; Kolip 2000; Hurrelmann und Kolip 2002).

Bei beiden Geschlechtern nimmt das Ausmaß von Gesundheitsbeeinträchtigungen erwartungsgemäß mit dem Alter zu. Demgegenüber sind gesundheitsriskante Verhaltensweisen häufiger in jüngeren und mittleren Jahren anzutreffen.

Altersspezifische Risikokonstellationen

Aus dem von Hurrelmann geleiteten Sonderforschungsbereich „Prävention und Intervention im Kindes- und Jugendalter" an der Universität Bielefeld sind eine Vielzahl von theoretischen und empirischen Arbeiten zum Thema Gesundheitsrisiken im Kindes- und Jugendalter erschienen. Die wichtigsten Ergebnisse über gesundheitsrelevante Risiken und Belastungen im Kindes- und Jugendalter werden von Hurrelmann folgendermaßen zusammengefasst: „Die zentrale Annahme der Ausführungen war, daß durch die Lebensbedingungen in Familie, Schule und Freizeit/Umwelt auch der persönliche Lebensstil von Kindern und Jugendlichen stark geprägt wird. Dieser persönliche Lebensstil kann seinerseits als ein Risiko für die gesunde Persönlichkeitsentwicklung gewertet werden – dann nämlich, wenn z. B. Fehlernährung, Überernährung, Bewegungsmangel, gefährliches Verkehrsverhalten, übermäßiger Alkoholkonsum, Drogenkonsum, Zigarettenrauchen, Arzneimittelmißbrauch, ungeschütztes Sexualverhalten und hektische Tagesorganisation (um einige der wichtigsten verhaltensbedingten Risiken zu nennen) zu einem festen, gewohnheitsmäßigen Stil der alltäglichen Lebensführung und/ oder zu den eingeschliffenen Mustern der Bewältigung von Anforderungen des Alltagslebens in Familie, Schule und Freizeit geworden sind" (1990, S. 181; vgl. auch die Ergebnisse des Jugendgesundheitssurveys [Hurrelmann u. a. 2003]).

Die Tatsache, dass sich gesundheitsriskante Verhaltensweisen bei der Bewältigung von Anforderungen des Alltagslebens herausbilden, war von Engel und Hurrelmann (1988) bereits in ihrer Jugendstudie folgendermaßen beschrieben worden:

1. Verhaltensauffälligkeiten und Gesundheitsbeeinträchtigungen sind vor allem bei der Gruppe von Jugendlichen anzutreffen, die sich in schwierigen schulischen Leistungssituationen bei hohem Erwartungsdruck der Eltern befinden.
2. Die Symptome von Gesundheitsbeeinträchtigung und Verhaltensauffälligkeit hängen mit dem familiären Sozialklima zusammen: Die Belastung und Beanspruchung von Jugendlichen ist dann besonders hoch, wenn emotionale Spannungen mit den Eltern mit Konflikten über die langfristigen Perspektiven zum Aufbau eines eigenen Lebensstils zusammentreffen.
3. Gesundheitsbeeinträchtigung und Verhaltensauffälligkeit sind Begleiterscheinungen schwieriger Integrationsprozesse in die Gleichaltrigengruppe. Gelingt es Jugendlichen nicht, in angemessener Weise von der Gleichaltrigengruppe akzeptiert zu werden, können sich daraus deutliche Verhaltensschwierigkeiten und Gesundheitsprobleme ergeben.

In den Gesundheitswissenschaften sind insbesondere die *Übergänge im Lebenslauf* in ihrer gesundheitlichen Belastung zum Thema geworden. Umgangssprachlich ist in diesem Zusammenhang z. B. vom „Pensionstod" die Rede. So hat die

Stressforschung diese Übergänge als besonders kritische Lebensereignisse, die erheblichen Anpassungsleistungen an die jeweils neuen Rollen und Aufgaben erfordern, erkannt und untersucht:

„Die Strukturprinzipien der Organisation moderner Industriegesellschaften haben zu einer Entstrukturierung von Lebensphasen und biographischen Übergangsprozessen geführt. Die Transition von einer Lebensphase in eine andere ist nicht immer deutlich identifizierbar, die Ausgangs- und Endpunkte des Prozesses des Überganges sind nicht eindeutig bestimmbar. Die verschiedenen Merkmale z. B. des Übergangs von der Kindheit in das Jugendalter, vom Jugendalter in den Erwachsenenstatus, vom Erwachsenenstatus in den Altersstatus, verschieben sich nicht nur zeitlich, sondern sie verändern sich auch in ihrer Bedeutungsstruktur für das einzelne Individuum. Die Übergänge werden nur teilweise nach gesellschaftlichen Vorgaben gestaltet; sie verlangen ihre Koordination und Synthese durch das Individuum. Auch in diesen Bereichen sind die Freiheitsgrade des Verhaltens ebenso gestiegen wie die Anforderungen an die Steuerungsfähigkeit des einzelnen gewachsen sind (...)" (Hurrelmann 1991, S. 14).

Exkurs: Rauchen als Risikoverhalten

Wir wollen uns nun exemplarisch und etwas ausführlicher mit dem Rauchen als einem gesundheitswissenschaftlich besonders relevanten Risikoverhalten befassen. Dieses Thema hat sowohl alters- wie geschlechtsspezifische Aspekte und auch eine besondere Relevanz hinsichtlich der oben angesprochenen Bewältigung von Übergängen im Lebenslauf. Die folgenden Ausführungen basieren im Wesentlichen auf den Arbeiten von Eberle (1990) und Schwarzer (1997) sowie den epidemiologischen Daten des Statistischen Bundesamts (2005).

Einige *epidemiologischen Daten zu den Rauchgewohnheiten* in Deutschland zeigt die folgende Abbildung (Abb. 3.3). Insgesamt rauchen in Deutschland 27,4 % der Bevölkerung, davon 24,3 % regelmäßig und 3,2 % gelegentlich. Männern rauchen zu 33,2 %, Frauen zu 22,1 %. Gesundheitlich besonders gefährdet sind die so genannten „starken" Raucher, die mehr als 20 Zigaretten pro Tag konsumieren. Starke Raucher sind rund 6 % der Männer und 2 % der Frauen. Untersuchungen zur Sozialschichtenabhängigkeit des Rauchens zeigen, dass Angehörige der unteren Sozialschichten besonders häufig rauchen. Arbeiter weisen mit 48 % die höchste Raucherquote auf, gefolgt von Angestellten mit 32 % und Beamten mit 27 %. Schülerinnen und Schüler rauchen zwischen 12 und 17 %, gleichaltrige Lehrlinge bereits zu 39 %.

Teil A: Grundlagen der Gesundheitswissenschaft

Alter von ... bis unter ... Jahren	Bevölkerung		Auskunfts-quote	Anteil an der Bevölkerung mit Angaben über die Rauchgewohnheiten		
	insgesamt	mit Angaben über die Rauchgewohnheiten		insgesamt	gelegentlich	regelmäßig
	in 1 000			in Prozent[1]		
männlich						
15–20	2 356	1 960	83,2	27,3	5,1	22,2
20–25	2 389	2 011	84,2	45,6	5,4	40,2
25–30	2 264	1 888	83,4	43,5	4,6	38,9
30–35	2 907	2 440	83,9	43,0	3,8	39,2
35–40	3 490	2 927	83,9	42,1	3,8	38,2
40–45	3 411	2 856	83,7	42,5	3,5	39,0
45–50	2 961	2 502	84,5	40,4	3,2	37,2
50–55	2 758	2 348	85,2	35,4	3,4	32,0
55–60	2 341	2 012	85,9	30,5	3,0	27,5
60–65	2 972	2 614	88,0	23,4	2,5	20,9
65–70	2 424	2 168	89,4	17,5	2,0	15,4
70–75	1 703	1 530	89,9	15,7	1,8	13,9
75 und mehr	2 108	1 849	87,7	11,1	1,6	9,5
Zusammen	34 084	29 105	85,4	33,2	3,4	29,8
weiblich						
15–20	2 254	1 905	84,5	23,2	4,7	18,4
20–25	2 278	1 917	84,1	35,4	5,1	30,3
25–30	2 192	1 853	84,5	31,0	4,6	26,4
30–35	2 753	2 331	84,7	31,6	4,3	27,4
35–40	3 381	2 828	83,7	32,6	4,1	28,6
40–45	3 237	2 722	84,1	33,4	3,9	29,5
45–50	2 938	2 503	85,2	30,9	3,7	27,2
50–55	2 840	2 433	85,7	25,0	2,9	22,1
55–60	2 326	2 024	87,0	19,3	2,4	16,9
60–65	3 026	2 685	88,7	12,9	1,8	11,1
65–70	2 652	2 374	89,5	8,5	1,1	7,4
70–75	2 079	1 851	89,0	6,5	0,9	5,6
75 und mehr	4 325	3 634	84,0	4,0	0,8	3,2
Zusammen	36 280	31 059	85,6	22,1	3,0	19,1
Insgesamt						
15–20	4 609	3 864	83,8	25,3	4,9	20,3
20–25	4 667	3 928	84,2	40,6	5,2	35,4
25–30	4 456	3 741	83,9	37,3	4,6	32,7
30–35	5 660	4 771	84,3	37,5	4,0	33,4
35–40	6 871	5 756	83,8	37,4	4,0	33,5
40–45	6 649	5 578	83,9	38,1	3,7	34,3
45–50	5 899	5 005	84,8	35,7	3,4	32,2
50–55	5 598	4 782	85,4	30,1	3,2	26,9
55–60	4 667	4 036	86,5	24,9	2,7	22,2
60–65	5 998	5 299	88,4	18,1	2,1	16,0
65–70	5 075	4 541	89,5	12,8	1,6	11,2
70–75	3 782	3 381	89,4	10,6	1,3	9,3
75 und mehr	6 433	5 483	85,2	6,4	1,1	5,3
Zusammen	70 363	60 164	85,5	27,4	3,2	24,3

[1] Bezogen auf die Bevölkerung mit Angaben über die Rauchgewohnheiten.

Die gesundheitlichen Folgen des Rauchens sind seit langem gut erforscht und unumstritten: Ca. ein Drittel aller Krebserkrankungen wird auf das Rauchen zurückgeführt. Dabei sind insbesondere folgende Organe betroffen: Mundhöhle, Lunge, Kehlkopf, Speiseröhre, Harnblase, Niere, Bauchspeicheldrüse, Magen. Rauchen erhöht das Risiko für einen Herzinfarkt und eine koronare Herzerkrankung um 80 %, auch der überwiegende Teil der Erkrankungen an chronischer Bronchitis und an peripheren Durchblutungsstörungen – um nur die häufigsten zu nennen – wird auf das Rauchen zurückgeführt. Die Gesundheitsschäden durch Passivrauchen sind erst neuerdings ins Blickfeld der Wissenschaft und der Öffentlichkeit geraten. Dass auch das Passivrauchen die Krankheitsgefährdung erhöht, gilt inzwischen ebenfalls als unbestritten.

Die gesundheitswissenschaftlichen Erkenntnisse zu der Frage *„Warum rauchen Menschen?"* sind weit gefächert. Es wird in der Literatur zwischen der Eingangsphase, dem Experimentierstadium und der Gewöhnungsphase unterschieden.

Die Eingangsphase liegt fast ausschließlich im Jugendalter. Die Wahrscheinlichkeit, noch jenseits des 18. oder 20. Lebensjahres mit dem Rauchen zu beginnen, ist sehr gering.

Welche Funktionen das Rauchen für die Jugendlichen haben kann, hat Schwarzer so zusammengefasst: „Für die Entwicklung im Jugendalter ragen vor allem drei Funktionen des Rauchens heraus, nämlich

1) einen alterstypischen Lebensstil zu demonstrieren, um an den Aktivitäten bestimmter Gruppen teilhaben zu dürfen,
2) eine Entwicklungsaufgabe zu bewältigen, also zu unterstreichen, wie erwachsen man schon ist, und
3) um entwicklungsbedingte Streßsituationen im Sinn einer Notfallreaktion besser bewältigen zu können (...). Die Auseinandersetzung mit Risikoverhaltensweisen bildet einen Bestandteil der Sozialisation im Jugendalter. Unter erschwerten Entwicklungsbedingungen muß mit einer erhöhten Inzidenzrate auch des Rauchens gerechnet werden. Zu solchen Bedingungen gehören ein eingeschränktes soziales Milieu, kritische Lebensereignisse, Alltagsstreß, schlechte Schulleistungen und überhaupt eine mangelhafte subjektive Befindlichkeit" (Schwarzer 1992, S. 266 und 271).

Der Übergang von der Eingangsphase zur Experimentierphase ist im Wesentlichen durch soziale Mechanismen, insbesondere durch den Konformitätsdruck in Bezugsgruppen bedingt, der Übergang von der Experimentierphase zur Gewöh-

◄ **Abb. 3.3:** Rauchverhalten nach Altersgruppen: Ergebnisse der Mikrozensus-Befragung im Mai 2003 (modifiziert nach Statistisches Bundesamt: Ergebnisse der Mikrozensus-Befragung im Mai 2003; www.destatis.de/basis/d/gesu/gesutab7.php).

nungsphase ist dagegen stärker mit Erwartungen an die Wirkungen des Rauchens auf die Gefühlsregulierung verknüpft. Die Bedeutung der Abhängigkeit vom Nikotin wird dabei unterschiedlich beurteilt: Während einige Untersucher – im Sinne eines medizinischen Modells des Rauchens – die Nikotinabhängigkeit stark in den Vordergrund stellen, sehen andere Autoren sie – im Rahmen eines „multiplen Regulationsmodells" – als einen Faktor unter mehreren, wie z. B.:

- sensorische Motivationen,
- Spannungsabfuhr,
- Anregung,
- soziale Funktionen,
- Wirkungen auf das vegetative System (vgl. Eberle 1990, S. 206f.).

Badura hat das Thema Risikoverhalten mit dem Konzept der „Lebensgewohnheiten" verbunden. Auch für ihn als Soziologen ist Risikoverhalten – wie alles menschliche Verhalten – kein von Sozialstruktur und unmittelbarer sozialer Umwelt ablösbares Phänomen: „Bewältigung von Entfremdungs- und Unlustgefühlen sowie Streben nach Lustbefriedigung scheinen vor allem entscheidend für den Konsum von Zigaretten und Alkohol, von Drogen und Medikamenten. Zum Verständnis dieser gesamten Problematik müssen zum einen die Produktionsstrukturen und das Marktverhalten der Anbieter, zum anderen die Ursachen des Nachfrageverhaltens sehr viel genauer erforscht werden, als dies der Fall ist" (1993b, S. 74).

Der von Badura angeregte Perspektivenwechsel hin zu den *sozioökonomischen Bedingungen bzw. Hintergründen von Risikoverhaltensweisen* ist von besonderer Relevanz. Es kann davon ausgegangen werden, dass es zu allen Risikoverhaltensweisen wichtige sozioökonomische Hintergrundfaktoren gibt. In einem sozioökonomischen Kontext werden Zigaretten, Alkohol, Lebensmittel etc. als Waren thematisiert, die es mit zumeist großem Werbeaufwand und geringen staatlichen Reglementierungen „zu verkaufen" gilt.

Zu diesem Problemzusammenhang spricht auch die WHO „Klartext": „Obwohl die Gesellschaft auf Dauer einen hohen sozialen und finanziellen Preis bezahlen muß, ergibt sich durch die Besteuerung des Tabakverkaufs in vielen Fällen für den Staat ein kurzfristiger finanzieller Nutzen. Diese Tatsache und die einflußreichen geschäftlichen Interessen blocken oft direkt oder indirekt die Bemühungen des Gesundheitssektors zur Einschränkung des Rauchens ab. Selbst in Ländern, in denen ein staatliches Tabakmonopol besteht, hat man sich noch wenig mit Programmen beschäftigt, den Tabakanbau durch andere Produkte zu ersetzen, oder sich mit der ethischen Frage der Herstellung einer erwiesenermaßen pathogenen Substanz auseinandergesetzt. Diese Probleme werden noch verschärft durch die landesweite Werbung und Verbreitung von Tabak und anderen die Gesundheit beeinflussenden Produkten" (WHO 1985, S. 85f.). Von der WHO wurde inzwischen eine internationale Rahmenvereinbarung zur Tabakkontrolle ausgehandelt, die 2003 von der Weltgesundheitsversammlung angenommen und 2005 in Kraft getreten ist. Bislang haben 89 Staaten diese Vereinbarung unterschrieben (www.who.int/tobacco).

Hierzulande hat das Deutsche Krebszentrum in Heidelberg „Handlungsempfehlungen für eine wirksame Tabakkontrollpolitik in Deutschland" vorgelegt (2002). Diese Handlungsempfehlungen wurden mit über 30 Wissenschaftlern, Ärzten, Suchttherapeuten und Fachleuten in der Prävention und Gesundheitsförderung erarbeitet: „Verhältnisorientierte Tabakkontrollmaßnahmen stellen dabei die Basis für eine erfolgreiche Absenkung des Rauchverhaltens in allen Bevölkerungsgruppen, insbesondere bei Kindern und Jugendlichen dar. Hierzu gehören unter anderem deutliche Tabaksteuererhöhungen, die Bekämpfung des Tabakschmuggels, ein umfassendes Tabakwerbeverbot, die Abschaffung der Zigarettenautomaten, die Durchsetzung des Nichtraucherschutzes und die Schaffung rauchfreier Zonen, die Produktregulation von Tabakwaren, umfassende Verbraucherinformation, große Warnhinweise auf Zigarettenpackungen und Verkaufsbeschränkungen mit entsprechenden Kontrollen" (DKFZ-Pressemitteilung vom 28.8.2002).

Wir werden im folgenden Abschnitt auch auf die sozioökonomische Einbettung von Risikoverhaltensweisen näher eingehen.

3.3 Lebensbedingungen als Gesundheitsrisiken

3.3.1 Soziale Risiken für Gesundheit

Jeder Lebensbereich ist mit Ressourcen und Risiken für die Gesundheit verbunden. Zum Thema Gesundheitsrisiken durch Lebensbedingungen liegt eine kaum noch überschaubare Zahl von Untersuchungen vor. Um uns einen Überblick über die wichtigsten Gesundheitsrisiken zu verschaffen, werden wir uns im Folgenden mit den zentralen gesellschaftlichen Bereichen Arbeit, Wohnung und soziale Benachteiligung beschäftigen.

Arbeit und Gesundheit

Wegen der Bedeutung der Arbeit für die Gesundheit der Bevölkerung (als Gesundheitsressource wie als Gesundheitsrisiko) wollen wir an dieser Stelle noch einige Ausführungen über die mit der Bedeutung, den Bedingungen und der Organisation von Arbeit zusammenhängenden Gesundheitsrisiken machen. Die nach wie vor große gesellschaftliche Bedeutung von Arbeit hat Hurrelmann treffend charakterisiert (vgl. auch unsere Ausführungen im 2. Kapitel): „Im Zentrum der Lebensbedingungen moderner Industriegesellschaften stehen nach wie vor die Arbeitsbedingungen, also die Formen der Verwertung menschlicher Leistungsfähigkeit in gesellschaftlichen Arbeitsorganisationen. Auch wenn die Erwerbstätigkeit an quantitativer Bedeutung im Lebenslauf verliert, auch wenn nur knapp die Hälfte der Bevölkerung in Industriegesellschaften in formalisierte Arbeitsorganisationen einbezogen ist, wird von hier aus doch diktiert, welche Maßstäbe und Regeln gesamtgesellschaftlich gültig und wirksam sind. Insbesondere werden die Standards festgelegt, nach denen die menschliche Gesundheit und das menschliche Wohlbefinden definiert werden. Belastungen und Konflikte in Arbeitsbereichen und zunehmend auch den ihnen vorgelagerten Bildungs- und Ausbildungsbereichen gehören (...) zu den wesentlichen Quellen für gesundheitliche Beeinträchtigungen" (Hurrelmann 1991, S. 12).

Im Rahmen der Stressforschung wurde eine Vielzahl von Untersuchungen zur gesundheitlichen Belastung am Arbeitsplatz durchgeführt. Dabei standen sozialpsychologische Faktoren im Vordergrund des Interesses: Arbeitsaufgaben (z. B. Überforderung, Unterforderung), Arbeitsorganisation (z. B. Arbeitszeit, Handlungs- und Entscheidungsspielräume) und soziale Beziehungen am Arbeitsplatz (z. B. Konflikte mit Vorgesetzten, Kollegen etc.) (vgl. Badura 1993a, Siegrist 1994, Hurrelmann 2000).

Besondere gesundheitliche Belastungen sind darüber hinaus verbunden mit
- Lärmwirkungen,
- Schadstoffen,
- körperlichen Belastungen,
- Hitze, Kälte, Nässe und Zugluft sowie
- Nacht- und Schichtarbeit (vgl. Statistisches Bundesamt, 1998 S. 143ff.).

Eine in Nordrhein-Westfalen seit 1994 zum dritten Mal in Folge (1994, 1999, 2004) durchgeführte repräsentative Befragung zu aktuellen Belastungen am Arbeitsplatz kam zu folgenden Ergebnissen:

- Jeder zweite Beschäftigte klagt über psychische Belastungen wie hohe Verantwortung, hohen Zeitdruck und die Angst vor dem Verlust des Arbeitsplatzes.
- Bei den körperlichen Belastungen werden vor allem Zwangshaltungen, Lärm und klimatische Bedingungen am Arbeitsplatz als belastend empfunden.
- Männer fühlen sich tendenziell stärker belastet als Frauen.
- Während die Beschäftigten des Dienstleistungssektors sich relativ hohen psychischen Belastungen ausgesetzt fühlen, leiden die ArbeitnehmerInnen im Produktionssektor eher unter körperlichen Belastungen.

- Fast zwei Drittel der Befragten nannten als gesundheitliche Beschwerden Rücken- oder Gelenkschmerzen.
- Nach einem leichten Absinken im Zeitraum zwischen 1994 und 1999 zeigen die jüngsten Erhebungen einen deutlichen Anstieg vieler arbeitsbedingter körperlicher und psychischer Beanspruchungsfolgen (Bundesarbeitsgemeinschaft für Sicherheit und Gesundheit bei der Arbeit 2005).

Der Umfang gesundheitlicher Beeinträchtigungen und Schäden aufgrund von Arbeitsbedingungen lässt sich – allerdings nur unzulänglich – aus den Zahlen über Berufskrankheiten, Arbeitsunfälle, Frühberentungen und dem Krankenstand ablesen.

Als *Berufskrankheiten* werden ausschließlich diejenigen Erkrankungen angesehen, die zweifelsfrei auf berufliche Einwirkungen zurückzuführen und als solche durch die Gesetzgebung als entschädigungspflichtig anerkannt sind. Sie sind in der Berufskrankheitenverordnung aufgeführt. Psychische und psychosomatische Erkrankungen, die z. B. aufgrund vielfältiger physischer wie psychosozialer Arbeitsbelastungen wie Stress, Hetze, Konkurrenzdruck, Mobbing, Über- oder Unterforderung entstehen können, werden als Berufskrankheiten nicht anerkannt. Es ist davon auszugehen, dass mit der Einführung neuer Technologien gerade ihr Anteil zunehmen wird. 2003 wurden 64 856 neue Verdachtsfälle von *Berufskrankheiten* angezeigt, davon wurden 17 425 als Berufskrankheiten anerkannt (diese und die folgenden Daten aus: Europäische Agentur für Sicherheit und Gesundheitsschutz am Arbeitsplatz, http://de.osha.eu.int/statistics). Die häufigsten *angezeigten* Berufskrankheiten waren: Hauterkrankungen, Lärmschwerhörigkeit, Erkrankungen der Lendenwirbelsäule, Asbestose, allergische Atemwegserkrankungen, Lungen- /Kehlkopfkrebs und Asbest, Infektionserkrankungen, Meniskusschäden, andere Atemwegserkrankungen. Die häufigsten *anerkannten* Berufskrankheiten waren: Lärmschwerhörigkeit, Asbestose, Hauterkrankungen, Silikose, Mesotheliom/Asbest, Lungen-/Kehlkopfkrebs/Asbest, allergische Atemwegserkrankungen, Infektionserkrankungen, Bronchitis/Emphysem der Bergleute.

Die Zahl der meldepflichtigen *Arbeitsunfälle* betrug 2003 1 142 Millionen, davon verliefen 1 029 Unfälle tödlich. Die Zahl der meldepflichtigen Wegeunfälle betrug 202 745, davon verliefen 695 Wegeunfälle tödlich. Die Statistiken zeigen seit 1965 und bis zur Wiedervereinigung eine stetige Abnahme der tödlichen Arbeits- und Wegeunfälle. Nach der Wiedervereinigung kamen dann die Unfallzahlen aus dem Osten hinzu. Ab 1994 werden dann wieder weniger tödliche Unfälle registriert.

Die rechtlichen Rahmenbedingungen der *Frühberentungen* haben sich seit 2001 geändert: Statt der bisherigen Renten wegen Berufs- und Erwerbsunfähigkeit gibt es seitdem eine für alle Versicherten gleichermaßen geltende Rente wegen teilweiser oder voller Erwerbsminderung. Voll erwerbsgemindert ist derjenige, der weniger als drei Stunden auf dem allgemeinen Arbeitsmarkt tätig sein kann. Teilweise erwerbsgemindert ist, wer zwischen drei und weniger als sechs Stunden arbeiten kann. 2003 wurden 73 837 Frauen und 100 339 Männer wegen verminderter Erwerbsfähigkeit berentet. Als Berentungsursachen standen bei Frauen und Männern psychische Erkrankungen an erster Stelle, gefolgt von Erkrankungen von Skelett/Muskeln/Bindegewebe, an dritter Stelle wurden bei Frauen Neubildungen und bei Männern Herz-Kreislauf-Erkrankungen genannt.

Der *Gesamtkrankenstand* lag im Jahresdurchschnitt 2003 bei 3,61 % und erreichte damit den seit Jahrzehnten niedrigsten Wert, ein Phänomen, das aus Zeiten mit vergleichbar hoher Arbeitslosigkeit bekannt ist (Badura u. a. 2005). Der Krankenstand ist eine Stichtagserhebung, die zu jedem Ersten eines Monats erfolgt. Die Krankenkasse ermittelt im Rahmen ihrer Mitgliedsstatistik die zu diesem Zeitpunkt arbeitsunfähigen kranken Pflichtmitglieder. Informationsquelle für eine bestehende Arbeitsunfähigkeit bildet die Arbeitsunfähigkeitsbescheinigung des behandelnden Arztes. Im Gesundheitsreport 2005 der Deutschen Angestellten Krankenkasse (iges@iges.de) ist eine detaillierte Analyse des Krankenstandes der DAK-Versicherten vorgenommen worden: Erkrankungen des Muskel-Skelett-Systems liegen mit einem Anteil von 22,6 % am Krankenstand an der Spitze aller Krankheitsarten, gefolgt von Erkrankungen des Atmungssystems mit 15,5 %. Auf Verletzungen sind 14,4% des Krankenstands zurückzuführen. Psychische Erkrankungen waren mit 9,8 % am Krankenstand die Krankheitsart mit der größten Zunahme.

Wohnen und Gesundheit

Auch in Ländern mit einem höheren Lebensstandard gibt es noch ernsthafte Wohnprobleme. Diese beziehen sich u. a. auf die mangelnde Ausstattung mit Heizungen und sanitären Anlagen oder auf die Überbelegung. Wohnprobleme gibt es insbesondere in Neubausiedlungen am Rande der Städte ohne ausreichende Infrastruktur und Verkehrsanbindung. Weiterhin stehen nicht genügend Wohnungen zu einem vernünftigen Mietpreis zur Verfügung. Das führt zu dem zunehmenden Problem der Obdachlosigkeit (s. u.). Die Wohnumgebung kann durch Lärm, Luftverschmutzung, gefährliches Verkehrsaufkommen, mangelnde Abfallbeseitigung und Fehlen von Grünanlagen oder Spielplätzen belastet sein. Die psychisch belastenden Effekte einer unbefriedigenden Wohnsituation sind nur schwer zu quantifizieren, spielen aber gleichwohl eine wichtige Rolle wie z. B. Wanner ausführt: „Dazu kommen eine Reihe von Faktoren, die in unterschiedlicher Weise das psychische Wohlbefinden beeinträchtigen, wie zum Beispiel wenig Sonne und wenig Tageslicht in der eigenen Wohnung, lange und mühsame Wege zum Arbeitsplatz und zum Einkaufen, oder zu wenig Grünanlagen zum Erholen und Entspannen. Den Kindern fehlen oft in der Nähe ihres Wohnortes geeignete Spielplätze, auf denen sie sich frei entfalten können, und

Sporttreibende müssen lange Anfahrtswege zu den Sportplätzen in Kauf nehmen. Einen negativen Einfluß auf das psychische Befinden können auch die funktionelle Bauweise der Wohnbauten, Straßen und Plätze haben, wie wir sie in modernen städtischen Quartieren häufig antreffen. Deren Eintönigkeit vermag keine Anregungen und auch keine Abwechslungen zu geben; die oft phantasielose Gestaltung der Wohnquartiere oder der dominierende Straßenverkehr erschwert auch den Kontakt zu den Mitmenschen" (1991, S. 202; vgl. auch Stumm und Trojan 1994; Maschewsky 2001; Mielck 2002; Bolte und Mielck 2004 sowie Kap. 3.3.2 zu den ökologischen Risiken für Gesundheit).

Soziale Benachteiligung und Gesundheit

Die größten Unterschiede im Gesundheitszustand der Bevölkerung gehen einher mit dem Grad der sozialen und ökonomischen Benachteiligung. Dieser Befund zeigt sich beim Vergleich zwischen Ländern mit unterschiedlichem Wohlstand (vgl. z. B. den Word Health Report 2004 der WHO) sowie beim Vergleich zwischen Angehörigen unterschiedlicher Sozialschichten (vgl. z. B. Mielck 1994, 2000 und 2005; Helmert u. a. 2000; Helmert 2003). Durch welche Faktoren die Unterschiede im Einzelnen bedingt sind, ist empirisch schwierig zu erfassen, da eine Vielzahl von Merkmalen in die Betrachtung der Unterschiede eingeht: Werden soziale Unterschiede anhand des Schichtindikators gemessen, so werden zumeist die Merkmale Ausbildung, Beruf und Einkommen kombiniert. Kommt – wie häufig – das Merkmal Wohngegend (s. o.) noch hinzu, vergrößert sich das Einflussspektrum u. a. um ökologische Wirkmechanismen. Mit anderen Worten: Es bleibt häufig unklar, ob die gefundenen Unterschiede im Gesundheitszustand von Bevölkerungsgruppen durch den Bildungsstand, die Art der Arbeit, die Höhe des Einkommens, die ökologischen Bedingungen des Wohnens oder – und dies ist am wahrscheinlichsten – durch Addition aller dieser Merkmale bedingt sind.

Wir wollen im Folgenden zuerst einen *Überblick über einige Untersuchungen zur Sozialschichtenabhängigkeit von Gesundheitsrisiken* geben, um dann noch einmal auf die Frage der Wirkmechanismen sozialer Benachteiligung zurückzukommen.

Die umfassendste Arbeit über den Zusammenhang von sozialer Benachteiligung und Gesundheit wurde von einer Arbeitsgruppe vorgelegt, die vom britischen Ministerium für Gesundheit und Soziales eingerichtet und von Douglas Black geleitet worden war. Der 1980 abgeschlossene und 1982 als Buch veröffentlichte Ergebnisbericht über „Inequalities in Health" wird deshalb auch „Black-Report" (Townsend und Davidson 1982) genannt.

Der Bericht enthält eine Fülle von Informationen über den Zusammenhang von Sozialschicht, Alter, Geschlecht, Region etc. und Krankheitsarten, Todesursachen sowie über die Gesundheitsversorgung in Großbritannien und im internationalen

Vergleich. Die wichtigsten Ergebnisse des Berichts lassen sich folgendermaßen zusammenfassen:

- Die unteren Sozialschichten sind – in allen Altersklassen – gesundheitlich benachteiligt (das gilt für fast alle wichtigen Erkrankungen).
- Während die Lebenserwartung in den oberen Sozialschichten zugenommen hat, ist sie in den unteren Sozialschichten gleich geblieben oder hat sich sogar verringert (so haben Männer und Frauen der untersten Sozialschicht im Vergleich zur höchsten Sozialschicht ein zweieinhalbmal größeres Risiko, vor dem 65. Lebensjahr zu sterben).
- Angehörige unterer Sozialschichten nutzen die Gesundheitsdienste im Verhältnis zu ihren größeren Gesundheitsproblemen seltener.

Einige Fragestellungen der Studie sind acht Jahre später erneut untersucht worden. Das Hauptergebnis dieser von Whitehead (1987) veröffentlichten Arbeit mit dem bezeichnenden Titel „The Health Divide" ist, dass sich die Schere zwischen armen und reichen Bevölkerungsgruppen hinsichtlich ihrer Gesundheitschancen noch weiter geöffnet hatte. In der Tradition dieser Untersuchungen erschien 1999 das von Marmot und Wilkinson herausgegebene Buch „Social determinants of health", in dem die o. g. Zusammenhänge sowie die weiter unten aufgeführten Erklärungen aufgrund neuester Literatur bestätigt und weiter ausgeführt werden.

Das Problem der gesundheitlichen Benachteiligung ist auch in anderen europäischen Ländern thematisiert worden, Mackenbach und Bakker (2002) haben hierzu eine Übersichtsarbeit vorgelegt. Ziglio u. a. (2003) haben sich anhand von zwölf Initiativen aus zehn europäischen Ländern mit der Frage befasst, wie Gesundheitssysteme zur Linderung der Armutsproblematik beitragen können.

Auch in Deutschland gibt es erste Untersuchungen zu diesem Thema (vgl. insbesondere die Übersichtsarbeiten von Mielck 1994, 2000 und 2005; Helmert u. a. 2000; Helmert 2003 sowie die Expertise des Robert-Koch-Instituts von 2005. Auch der Sachverständigenrat hat sich in seinem Gutachten „Koordination und Qualität im Gesundheitswesen" von 2005 ausführlich diesem Thema gewidmet). Diese Untersuchungen bestätigen die britischen Ergebnisse, dass Personen aus unteren sozialen Schichten früher sterben, häufiger einen schlechten Gesundheitszustand angeben, häufiger über gesundheitsriskante Lebensbedingungen und Verhaltensweisen berichten, häufiger an Krankheiten und Behinderungen leiden und – im Unterschied zur britischen Untersuchung – auch häufiger das Gesundheitswesen in Anspruch nehmen (vgl. Abb. 3.4).

3 Gesundheitsrisiken

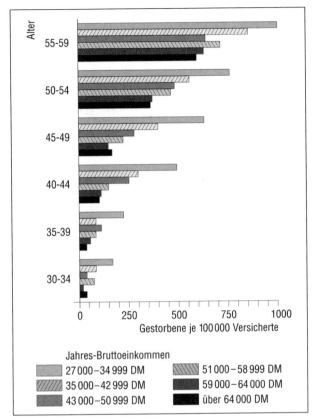

Abb. 3.4: Sterblichkeit und Einkommen
(Quelle: Statistisches Bundesamt 1998, S. 105)

Wie lassen sich nun diese auffälligen Unterschiede zwischen den sozialen Schichten erklären?

Die Autoren des Black-Reports (1982) haben drei verschiedene Erklärungshypothesen aufgestellt und überprüft:

1. Die Unterschiede entstehen aufgrund von biologischen oder sozialen Selektionsprozessen.
2. Die Unterschiede entstehen durch unterschiedliches gesundheitsbezogenes Verhalten der Individuen.
3. Die Unterschiede entstehen aufgrund sozioökonomischer Verursachungsprozesse.

Die Diskussion um *Selektionsprozesse* zur Erklärung von Unterschieden im Gesundheitszustand hat – insbesondere in der Sozialpsychiatrie – eine lange Tradition. Soziale Schicht wird hier also nicht als unabhängige – verursachende –, sondern als abhängige Variable verstanden: Konstitutionelle Schwächen, Krankheitsanfälligkeiten und insbesondere chronische Krankheiten haben zur Folge, dass die davon betroffenen Menschen auch soziale Benachteiligungen in der Ausbildung, im Beruf und hinsichtlich ihres Einkommens erfahren und somit in die unteren sozialen Schichten der Gesellschaft „abdriften". Diese Vorstellung von sozialen Selektionsprozessen ist deshalb in der sozialpsychiatrischen Forschung auch treffend als „drift-Hypothese" oder „non-starter-Hyothese" beschrieben worden.

McQueen und MitarbeiterInnen haben sowohl die biologische als auch die soziale Selektionshypothese anhand vieler empirischer Untersuchungen geprüft und kommen zu dem Schluss, dass soziale Selektionsprozesse zwar nachweisbar, aber nicht imstande seien, die großen Gesundheitsunterschiede zwischen den Schichten zu erklären. Hinsichtlich der Bedeutung biologischer Selektionsprozesse machen sie auf die Hypothese des „cycle of deprivation" aufmerksam: Diese geht von der Annahme aus, dass bei Menschen unter ökonomisch, sozial und ökologisch benachteiligten Lebensbedingungen während der Schwangerschaft und bei der Geburt konstitutionelle und genetische Prädispositionen stärker zum „Ausbruch" kommen und somit zu benachteiligten Startbedingungen von Kindern in unteren sozialen Schichten führen können, was dann – zusammen mit sozialen Handicaps – wiederum in benachteiligte Ausbildungs- und Berufspositionen und damit in den „Kreislauf der Benachteilung" einmündet (McQueen 1989, S. 92).

Zur These, dass die Unterschiede im Gesundheitszustand auf *schichtspezifisch unterschiedliches Gesundheitsverhalten* zurückzuführen seien, fanden die Autoren des Black-Reports (1982) einen deutlichen direkten Zusammenhang zwischen Rauchen und der Position in der sozialen Schichtung (so rauchten nur 21 % der Frauen und Männer in der obersten gegenüber 41 % der Frauen und 57 % der Männer in der untersten Sozialschicht). Die Zusammenhänge zwischen sozialer Schicht und Ernährungsgewohnheiten oder sportlichen Aktivitäten waren dagegen weniger deutlich. Weitere Zusammenhänge zwischen Sozialschicht und Verhaltensmerkmalen wie Alkoholkonsum, Beteiligung an Impfmaßnahmen oder Früherkennungsuntersuchungen in der Schwangerschaft oder Angeboten der Familienplanung wurden nicht untersucht. Welche Zusammenhänge zu diesem Themenkomplex in Deutschland erhoben wurden, zeigt die Abbildung 3.5 aus dem Gesundheitsbericht für Deutschland (1998, S. 110).

3 Gesundheitsrisiken

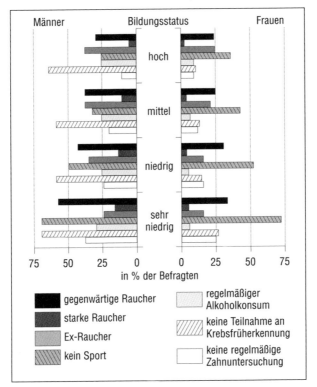

Abb. 3.5: Bildung und Gesundheitsverhalten
(Quelle: Statistisches Bundesamt 1998, S.110)

Die Autoren des Black-Reports (1982) halten die dritte These über die *sozioökonomische Verursachung* für die wichtigste Hypothese zur Erklärung der Unterschiede im Gesundheitszustand zwischen den Sozialschichten. Auch McQueen und MitarbeiterInnen weisen darauf hin, dass es darauf ankomme, die Gesamtheit der Benachteiligungen über alle Lebensbereiche zu erfassen. Sie nennen dabei besonders: schlechte Wohnungen, schlechte Wohnumgebung, Geldsorgen, Sorgen mit der Arbeit, Familie, Gesundheit, Ärger mit Institutionen, ungesunde Kleidung, ungesundes Essen, und dies alles tagtäglich und ohne die Aussicht auf Änderung und ohne die „Puffer", die sonst Ausbildung, Einkommen, soziales Ansehen und sozialer Einfluss bereithalten (McQueen 1989, S. 107).

In der folgenden Grafik haben Elkeles und Mielck (1997, S. 140) ein Modell zur Erklärung gesundheitlicher Ungleichheit unter Einbeziehung der genannten Merkmale entworfen.

Teil A: Grundlagen der Gesundheitswissenschaft

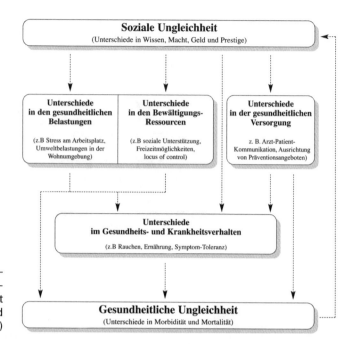

Abb. 3.6: Zur Erklärung gesundheitlicher Ungleichheit (Quelle: Elkeles und Mielck 1997, S. 140)

Auf die Konzentration von Gesundheitsrisiken in den Arbeits- und Lebensbedingungen sozial benachteiligter Bevölkerungsgruppen weist auch Beck hin. In seinem Buch „Risikogesellschaft" geht er ausführlich auf den komplexen Zusammenhang zwischen „Klassengesellschaft und Risikogesellschaft" ein: „Die Geschichte der Risikoverteilung zeigt, daß diese sich wie Reichtümer an das Klassenschema halten – nur umgekehrt: Reichtümer sammeln sich oben, Risiken unten (...). Dieses ‚Gesetz' der klassenspezifischen Verteilung von Risiken und damit der Verschärfung der Klassengegensätze durch die Konzentration der Risiken bei den Armen und Schwachen galt lange Zeit und gilt auch heute noch für einige zentrale Risikodimensionen: Das Risiko, arbeitslos zu werden, ist gegenwärtig für Ungelernte erheblich höher als für Hochqualifizierte. Belastungs-, Bestrahlungs- und Vergiftungsrisiken, die an den Arbeitsvollzug in den entsprechenden Industriebetrieben gebunden sind, sind berufsspezifisch ungleich verteilt. Es sind Bevölkerungsgruppen in der Nähe der industriellen Produktionszentren, die durch verschiedene Schadstoffe in Luft, Wasser und Boden dauerbelastet sind (...). Auch die Möglichkeiten und Fähigkeiten, mit Risikolagen umzugehen, ihnen auszuweichen, sie zu kompensieren, dürften für verschiedene Einkommens- und Bildungsschichten ungleich verteilt sein" (1986, S. 46).

In folgenden Ausdrucksformen besonderer gesellschaftlicher Benachteiligung haben sich die Gesundheitsrisiken weiter „verdichtet". Wir können im Rahmen dieser Einführung nur kurz auf einige Problemfelder eingehen (über die Gesundheit Alleinerziehender und ihrer Kinder vgl. Deneke u. a. 2003 und Robert-Koch-Institut 2003. Über die Auswirkungen von Armut bei Kindern und Jugendlichen auf ihre Gesundheit vgl. Robert-Koch-Institut 2001; Richter u. a. 2004 sowie Jungbauer-Gans und Kriwy 2004).

Arbeitslosigkeit

Seit ca. einem Jahrzehnt gibt es in Deutschland eine hohe Arbeitslosigkeit: ca. 10 % der Bevölkerung sind arbeitslos, von ihnen über ein Drittel länger als ein Jahr. Schon in der klassischen soziologischen Untersuchung von Jahoda u. a. (1975) aus dem Jahre 1933 über die Arbeitslosen von Marienthal wurden u. a. die gesundheitlichen Auswirkungen von Arbeitslosigkeit auf die Arbeitslosen und ihre Familien thematisiert. Seit den 60er-Jahren nahm die Zahl der – insbesondere im Rahmen des Stresskonzepts durchgeführten – Untersuchungen zu. Es wurde u. a. auch herausgefunden, dass nicht nur die Arbeitslosigkeit, sondern bereits die Ankündigung von Werkschließungen bei den Beschäftigten sowie ihren Angehörigen zu massiven Gesundheitsstörungen führen können. In den 70er-Jahren erschien dann die große – vom amerikanischen Kongress in Auftrag gegebene – Untersuchung von Brenner (1979). Sie kam zu dem Ergebnis, dass eine Steigerung der Arbeitslosenrate von 1 % mit einem „time-lag" von fünf Jahren zu einer Zunahme der Sterblichkeit bei Herz-Kreislauf-Krankheiten und Leberzirrhose, einer Zunahme von Selbsttötungen und Morden sowie von Einweisungen in Gefängnisse und psychiatrische Kliniken führt. Die Ergebnisse aus dem Gesundheitssurvey (vgl. Abb. 3.7) bestätigen den Zusammenhang zwischen Gesundheitsproblemen und Arbeitslosigkeit. Allerdings muss dabei berücksichtigt werden, dass Gesundheitsstörungen umgekehrt auch zu Arbeitslosigkeit führen und die Arbeitssuche erheblich beeinträchtigen können („Selektionshypothese" vgl. z. B. Elkeles 1993). Eine aktuelle Expertise zum Thema „Arbeitslosigkeit und Gesundheit" hat das Robert-Koch-Institut (2003) vorgelegt.

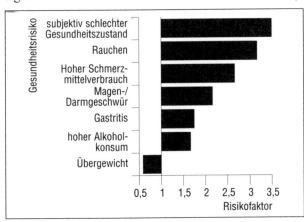

Abb. 3.7: Relatives Gesundheitsrisiko für arbeitslose Männer (Das relative Gesundheitsrisiko für erwerbstätige Männer beträgt 1,0. Quelle: Statistisches Bundesamt 1998, S. 118)

Wohnungslosigkeit

Nach Angaben der Bundesarbeitsgemeinschaft Wohnungslosenhilfe e. V. waren im Jahr 2002 rund 410 000 Menschen wohnungslos. 20 000 lebten ohne jegliche Unterkunft auf der Straße. Die gesundheitlichen Auswirkungen der Obdachlosigkeit wurden in den vergangenen Jahren auch in Deutschland zum Thema empirischer Untersuchungen gemacht (vgl. insbesondere Trabert 2000). Obdachlosigkeit ist häufig mit anderen gravierenden und die Gesundheit ebenfalls beeinträchtigenden sozialen Problemen vergesellschaftet, wie z. B. Arbeitslosigkeit, Scheidung, Migration. Darüber hinaus können auch schwere Erkrankungen zu Obdachlosigkeit führen, wie z. B. Schizophrenie oder Alkoholismus. Andere Erkrankungen, wie z. B. Tuberkulose oder Hautkrankheiten, sind eindeutig die Folge von Obdachlosigkeit bzw. der mit Obdachlosigkeit verbundenen Lebenssituation einschließlich der Unterbringung in Asylen. Schließlich kann Obdachlosigkeit vorbestehende Erkrankungen verschlimmern.

Zu den wenigen Untersuchungen zu diesem Problemfeld gehört auch das von Fisher und Collins (1993) herausgegebene Buch, das sich sowohl mit den gesundheitlichen Folgen von Obdachlosigkeit als auch mit der Gesundheitsversorgung dieser Bevölkerungsgruppe beschäftigt. In einem Vergleich von Patienten aus einer speziellen allgemeinmedizinischen Versorgungseinrichtung für Obdachlose in Ost-London mit den Daten von nicht obdachlosen Patienten in der Allgemeinmedizin wurden einige Besonderheiten der Gesundheitssituation obdachloser Menschen deutlich: Obdachlose haben insgesamt mehr Gesundheitsprobleme als Nicht-Obdachlose, im Vordergrund stehen psychische Erkrankungen, mit Alkohol- und Drogenabhängigkeit verbundene Gesundheitsstörungen, Hauterkrankungen, rheumatische Erkrankungen, Tuberkulose und Zahnerkrankungen.

Mit den speziellen gesundheitlichen Problemen von so genannten Straßenkindern (man geht in Deutschland von 6 000 bis 7 000 Betroffenen aus) sowie den möglichen Hilfen befasst sich eine Untersuchung von Hartwig und Waller (2005). Bei den „Straßenkindern" standen folgende Gesundheitsprobleme im Vordergrund: Infektionskrankheiten der Atemwege, Hauterkrankungen, parasitäre Erkrankungen, Hepatitis, Drogenkonsum und assoziierte Erkrankungen, sexuell übertragbare Krankheiten, Verletzungen (auch durch Vergewaltigung und körperliche Misshandlung).

Heimatlosigkeit

Mehr als 12 % der in Deutschland lebenden Menschen sind ausländischer Herkunft. Die gesundheitlichen Auswirkungen von Migration und die Lebensbedingungen der MigrantInnen sind in den vergangenen Jahren häufiger zum Gegenstand gesundheitswissenschaftlicher Untersuchungen geworden. Verschiedene

Studien über in Deutschland lebende AusländerInnen zeigen eine erhöhte Prävalenz folgender Gesundheitsprobleme (vgl. u. a. Berg 1998):

- der Säuglingssterblichkeit,
- der Unfallrate bei Kindern und Erwachsenen,
- von Behinderungen bei Kindern,
- von Tuberkuloseerkrankungen bei Kindern und Erwachsenen,
- von funktionellen und psychosomatischen Erkrankungen,
- des Krankenstands,
- der Abortrate sowie der Rate geburtshilflicher Komplikationen.

Diese epidemiologischen Befunde werden als Ergebnisse unterschiedlicher Einflussfaktoren erklärt: Die soziale Lage vieler Ausländer wird soziologisch als „Unterschichtung" gekennzeichnet, d. h., ihre Lebensbedingungen sind noch benachteiligter als diejenigen der Unterschicht-Angehörigen. Hinzu kommen die spezifischen Folgen der Migration, wie Entwurzelung, Kulturgespaltenheit, Sprachbarrieren, fehlende Kenntnisse über und mangelhafte Unterstützung durch das Gesundheits- und Sozialsystem, Angst vor Ausweisung sowie Angst vor der Gewalt ausländerfeindlicher Gruppierungen (vgl. Krämer und Prüfer-Krämer 2004; Razum u. a. 2004).

Ein besonders gravierendes Problem stellen die Gesundheitsprobleme und deren Versorgung von Menschen ohne legalen Aufenthaltsstatus dar (vgl. Groß 2005). Wie viele Menschen ohne legalen Aufenthaltsstatus in Deutschland leben, kann nur geschätzt werden. Wohlfahrtsverbände gehen von 500 000 bis zu einer Million Personen aus, davon allein ca. 100 000 in Berlin. „Die Grenze vom legalen zum ‚illegalen' Aufenthalt ist fließend: Menschen mit abgelaufenem Touristenvisum; Asylsuchende, deren Antrag abgelehnt wurde und die der Abschiebung entgehen wollen; Studenten, deren Visum mit Beendigung des Studiums abläuft; Ehen mit einem/einer Deutschen, die nicht lange genug halten, um eine unbefristete Aufenthaltsgenehmigung zu bekommen ... Das Leben in der Illegalität bedeutet nicht nur den Ausschluss vom Zugang zu medizinischer Grundversorgung, sondern geht mit weiteren Schwierigkeiten einher. So sind auch der reguläre Schulbesuch, Wohnungs- und Arbeitssuche sowie die Inanspruchnahme sozialer Beratungsstellen oft nur eingeschränkt oder gar nicht möglich. Jeder Kontakt mit öffentlichen Stellen könnte zu einer Entdeckung und damit zu einer Abschiebung führen. Diese physisch und psychisch belastenden Alltagssituationen des Lebens in der Illegalität führen zu einer zusätzlichen gesundheitlichen Belastung, was die Betroffenen oft in einen Teufelskreis bringt" (Bauer u. a. 2005, S. 24f.).

Der Infodienst „Migration und öffentliche Gesundheit" der Bundeszentrale für gesundheitliche Aufklärung informiert regelmäßig über neue Veröffentlichungen, Fortbildungen und Praxisprojekte zum Thema (www.infodienst.bzga.de).

3.3.2 Ökologische Risiken für Gesundheit

Schon im 2. Kapitel haben wir auf die neuen internationalen Programme zur Verbesserung der Umweltsituation hingewiesen (z. B. die Agenda 21), die den Zusammenhang zwischen Umwelt und Gesundheit zwar thematisieren, aber überwiegend aus „Risikosicht". Doch auch für die ökologischen Gesundheitsrisiken gilt, dass das Wissen über Umfang, Art und Wirkung der Risiken noch sehr lückenhaft ist.

Einige der bekannten und weitgehend nachgewiesenen ökologischen Probleme werden im Folgenden von einer Arbeitsgruppe der Bundesvereinigung für Gesundheitserziehung (1991) unter Beteiligung des Autors näher beschrieben (vgl. auch die Ausführungen im Gesundheitsbericht für Deutschland, Statistisches Bundesamt, 1998, S. 128ff.):

- *Zerstörung der Ozonschicht in der Stratosphäre durch freigesetzte Spurengase* (v. a. chlorhaltige Substanzen wie FCKW)
  Die Ozonschicht der Stratosphäre umgibt die Erde als Schutzschild vor biologisch schädlicher ultravioletter Strahlung. Der anthropogene Abbau dieser schützenden Ozonschicht wird zu gravierenden Auswirkungen auf Menschen, Tiere und Pflanzen führen. Als direkte Auswirkungen auf den Menschen sind z. B. ein deutlicher Anstieg von Hautkrebs und schweren Augenerkrankungen durch die Zunahme der UV-B-Strahlung zu erwarten. Indirekte Folgen würden z. B. durch starke Ertragsminderungen bei Kulturpflanzen sowie durch Nahrungsengpässe für weite Bereiche der Tierwelt bis hin zum Menschen am Ende der Nahrungskette entstehen.
- *Treibhauseffekt durch Spurengase* (z. B. Kohlendioxid, Methan, FCKW, Ozon)
  Die Klimatologen erwarten durch den Anstieg der atmosphärischen Konzentration klimawirksamer Spurengase einen Temperaturanstieg von 6 (+/–3) Grad Celsius im Verlauf des nächsten Jahrhunderts. Bereits bei einer Temperaturerhöhung von ca. 2 Grad Celsius sind gravierende Auswirkungen auf die Menschheit und ihre Ernährungssituation sowie auf die Ökosysteme zu erwarten, wie insbesondere das Schmelzen des Polareises und der Anstieg der Meeresspiegel, die Zunahme der Trockenheit in vielen Gegenden, Überschwemmungen von Küstenregionen, die globale Zunahme der Niederschlagssummen, Hungersnöte und zunehmende Völkerwanderungen mit ihren sozialen Problemen.
- *Zerstörung der tropischen Regenwälder durch Brandrodungen und Abholzungen*
  Die Rodung der tropischen Wälder führt zu einer erheblichen Veränderung des lokalen und regionalen Klimas, darüber hinaus wird auch das globale Klima beeinflusst. Brandrodungen tragen ferner entscheidend zum Anstieg des CO_2-Gehaltes der Atmosphäre und dadurch zum Treibhauseffekt bei.
- *Zunahme der Weltbevölkerung und damit steigender Verbrauch an Energie*
  Seit dem frühen 19. Jahrhundert steigen die Bevölkerungszahlen ständig an.

Die Weltbevölkerung wuchs von zwei Milliarden auf fünf Milliarden. Schon heute leben 800 Millionen Menschen unter der Armutsgrenze. Die überwiegende Mehrheit der Menschen verfügt über keine angemessenen Wohnungen, Wasserleitungen, Möglichkeiten zur Müllbeseitigung oder der Gesundheitsfürsorge, sie leiden an Nahrungsmangel, übertragbaren Krankheiten, aber auch an ernster häuslicher Luftverschmutzung (z. B. durch das Brennmaterial). Ursächlich sind mit der Zunahme der Weltbevölkerung beispielsweise verbunden: ein Anstieg des globalen Energieverbrauchs, vermehrte Rodung der tropischen Regenwälder, ein zunehmender Bedarf an Nahrungsmitteln.

- *Verschmutzung des Wassers durch Industriechemikalien, Pflanzenschutzmittel, Überdüngung, Ab- und Sickerwässer, Haushaltschemikalien etc.*
Jeder Mensch nimmt täglich ca. zwei Liter Wasser zu sich. Wasser macht den weitaus größten Anteil der Körperzellen aus. Toxische Substanzen im Wasser haben dadurch schnell Gelegenheit, bis in die letzte Zelle einzudringen und biologische Vorgänge empfindlich zu stören. Über die unmittelbaren Gefahren für die Gesundheit durch Fremdstoffe im Trinkwasser hinaus spielen die Verschmutzungen des gesamten „Ökosystems Wasser" (Grund- und Oberflächenwasser) eine wesentliche ökologische Rolle. Beispielsweise können bereits geringe Wasserbelastungen zu massiven Schäden bei den Endgliedern von Nahrungsketten führen. Überhöhte Nährstoffgehalte sowie weitere Schadstoffeinleitungen reduzieren die Lebensräume für Tiere und Pflanzen in Flüssen, im Wattenmeer oder in den Schilfgebieten.
- *Verschmutzung der Luft durch Kraft- und Fernheizwerke, industrielle Emissionen, Verkehr, private Haushalte etc.*
Die Atmosphäre ist eine der tragenden Säulen des globalen Lebenserhaltungssystems der Erde, innerhalb dessen alle Organismen in Abhängigkeit zueinander stehen. Sie ist eingebunden in Kreisläufe der Energie aus der Sonne und der Nährstoffe aus Wasser, Luft und Boden. Schädigende Auswirkungen von Luftbelastungen werden z. B. an den Waldschäden ersichtlich. Schwefeldioxid und Stickstoffoxid als wesentliche Verursacher des „sauren Regens" sowie Kohlenmonoxid werden bei Verbrennungsprozessen freigesetzt, Staubemissionen entweichen vorwiegend aus industriellen Produktionsbereichen, organische Verbindungen emittieren hauptsächlich im Verkehrsbereich und bei handwerklicher Verarbeitung (z. B. bei lösemittelhaltigen Produkten). Die schädlichen Einwirkungsmöglichkeiten durch Schadstoffe aus der Luft auf die Umwelt und damit den Menschen sind vielfältiger Art: Hierzu gehören z. B. Störungen der Blutbildung, krebserzeugende Wirkung durch hohe Benzolkonzentration (v. a. durch Autoabgase), Störungen des vegetativen Nervensystems durch Perchloräthylen aus chemischen Reinigungen oder hohe Ozonwerte an der Erdoberfläche, welche die Atemwege und Augen des Menschen reizen und zur Verringerung der Leistungsfähigkeit führen können.

- *Belastung der Böden durch Schwermetalle, organische Chemikalien, Säuren und Säurebildner, Überdüngung, Pflanzenschutzmittel etc.*
Böden bilden die Basis des Lebensraumes von Pflanzen, Tieren und Menschen. Sie stellen die Grundlage für die Produktion von Nahrungs- und Futtermitteln sowie Rohstoffen der verschiedensten Art dar, sie bilden einen Speicherraum für die von Pflanzen benötigten Nährstoffe und das Niederschlagswasser. Darüber hinaus haben intakte Böden eine wirkungsvolle Filter- und Puffereigenschaft und tragen damit wesentlich zur Reinerhaltung des Grundwassers bei. Stoffbelastungen von Böden und deren ökologische Konsequenzen werden in der Regel erst mit beträchtlicher zeitlicher Verzögerung deutlich, da Böden auch für Schadstoffe als Puffersysteme wirken. Mit zunehmender Erschöpfung der bodeneigenen Puffersysteme findet häufig ein exponentieller Anstieg der schädigenden Wirkung statt. Erhöhte Einträge exponentiell toxischer Schwermetalle sowie von Säuren und Säurebildnern können beispielsweise zusammen mit natürlichen Vorgängen der Bodendegradierung zu veränderten Stoffkreisläufen und zum Abnehmen der Bodenfruchtbarkeit führen. In besonders belasteten Gebieten können erhöhte Gehalte (z. B. Kadmium, Zink, Blei) in der Trockensubstanz der Ernteproduktion auftreten, die unter Umständen Mensch und Tier schädigen können. Im Vordergrund stehen deshalb Erkrankungen (wie Allergien und Krebskrankheiten), die durch das Eindringen der Schadstoffe in die Nahrungskette verursacht werden.

Unsere zusammenfassenden Ausführungen beinhalteten – wie eingangs erwähnt wurde – nur einige Beispiele für umweltbedingte Gesundheitsrisiken, die hinsichtlich ihrer Wirkmechanismen recht gut erforscht sind. Dagegen wird z. B. die Frage der Gesundheitsgefahren durch Kernenergie – besonders aktuell angesichts der Häufung von Leukämieerkrankungen in der Nähe von Atomkraftwerken – weiterhin kontrovers diskutiert.

Neben der oben beschriebenen „klassenspezifischen Verteilung von Risiken" ist für Becks Konzeption der Risikogesellschaft zentral, dass sich die Risiken mehr und mehr „globalisieren": „Mit der Ausdehnung von Modernisierungsrisiken – mit der Gefährdung der Natur, der Gesundheit, der Ernährung etc. – relativieren sich die sozialen Unterschiede und Grenzen (...). Modernisierungsrisiken besitzen eine immanente Tendenz zur Globalisierung. Mit der Industrieproduktion geht ein Universalismus der Gefährdungen einher, unabhängig von den Orten ihrer Herstellung: Nahrungsmittelketten verbinden praktisch jeden mit jedem auf der Erde. Sie tauchen unter Grenzen durch (...). Auch in Kanada sind die Seen säurehaltig, auch in den Nordspitzen Skandinaviens sterben die Wälder" (ebenda, S. 48).

Die von Beck skizzierten Zusammenhänge werden heute unter dem Begriff der „Umweltgerechtigkeit" diskutiert. Dabei geht es im Kern um die Frage der Verteilung von Umweltbelastungen auf soziale Gruppen und Regionen, denn

- viele Umweltbelastungen sind sehr ungleich verteilt,
- von hohen Umweltbelastungen betroffene Gruppen sind auch ökonomisch, politisch und sozial benachteiligt,
- neue Umweltbelastungen werden so verteilt, dass sie bestehende Umweltungleichheit eher verstärken (Maschewsky 2001; Bolte und Mielck 2004).

4 Gesundheitssysteme

Die in den Kapiteln 6 bis 8 erörterten Strategien und Methoden der angewandten Gesundheitswissenschaft benötigen einen gesellschaftlichen Ort, eine politische Legitimation und eine ökonomische und professionelle Basis, um wirksam zu werden. Diese Rahmenbedingungen darzustellen ist Thema des folgenden Abschnitts.

Wir werden uns dabei ausschließlich mit Gesundheitssystemen im „wörtlichen" Sinne beschäftigen, d. h. mit den strukturellen, ökonomischen und politischen Aspekten derjenigen gesellschaftlichen Systeme, die die Erhaltung und Förderung von Gesundheit zum Ziel haben, und nur am Rande mit den Systemen der Krankheits- oder Krankenversorgung (vgl. dazu Lehrbücher der Sozialmedizin – z. B. Waller 2002 – und Public Health – z. B. Schwartz 1998).

Wir gehen von der *Unterscheidung in informelle und formelle Gesundheitssysteme* aus: Informelle Gesundheitssysteme umfassen die Familie, den Freundeskreis, die Nachbarschaft, Selbsthilfegruppen und Initiativen, also die so genannten primären und sekundären Netzwerke (s. u.), formelle Systeme die beruflichen Handlungsfelder für Gesunderhaltung und Gesundheitsförderung im Rahmen des Gesundheits-, Sozial- und Bildungssystems und weiterer gesellschaftlicher Systeme. Diese Einteilung mag ungewöhnlich sein, sie ist aber für die Frage, wo Gesundheit „entsteht" und wo Gesundheit erhalten, geschützt und gefördert werden kann, überaus bedeutsam, wollen wir nicht ganze Lebensbereiche (und damit auch Chancen für Interventionen) ausblenden.

4.1 Informelle Gesundheitssysteme

Nach Trojan und Hildebrandt (1989, S. 97ff.) lassen sich folgende Netzwerke unterscheiden:

- primäre Netzwerke,
- sekundäre Netzwerke,
- tertiäre Netzwerke.

Während es sich bei den *tertiären Netzwerken* um Einrichtungen berufsmäßiger gesundheitlicher Betreuung handelt (die auch als „formelle Hilfssysteme" bezeichnet werden), handelt es sich bei den primären und sekundären Netzwerken um informelle oder Laiensysteme der Gesundheitsversorgung. Zu den *primären Netzwerken* werden gerechnet: Familien, Verwandte, Freunde und Bekannte in Nachbarschaft, Schule und Betrieb sowie informelle Kleingruppen wie Selbsthilfegruppen, Nachbarschaftsgruppen, Laienhilfegruppen, Telefonketten, Freizeitgruppen, Betriebsgruppen etc.

Zu den *sekundären Netzwerken* zählen: freie Einrichtungen und Initiativen, wie z. B. Vereine und Organisationen mit sozialpädagogischem Bezug, Vereinigungen der Erwachsenenbildung, Vereinigungen für Kultur und Freizeit und andere lokale Bürgervereinigungen und Einrichtungen. Weiterhin gehören zu den sekundären Netzwerken: selbstorganisierte oder kirchliche Beratungsstellen, Einrichtungen der Wohlfahrtsverbände, der Gewerkschaften, der Umweltschutzverbände etc.

Hinsichtlich der Frage, wie umfangreich das Selbsthilfepotenzial bei der Bewältigung von Gesundheitsproblemen einzuschätzen ist, gibt eine amerikanischen Untersuchung aus dem Jahre 2001, die von Matzat (2005) zitiert wird, Hinweise. Danach hatten von 1 000 Personen 200 Personen keine Beschwerden, 800 berichteten über Symptome. Nur 340 von ihnen erwogen, medizinische Hilfe zu suchen: 217 kamen in eine Arztpraxis, 65 suchten komplementär- oder alternativmedizinische Hilfe auf, 21 kamen als ambulante Patienten in eine Poliklinik, 14 erhielten häusliche Krankenhilfe, 13 wandten sich an eine Notfallaufnahme, 9 wurden stationär aufgenommen, davon einer in einem Universitätskrankenhaus.

Es ist häufig eingewendet worden, dass es sich bei den ohne professionelle medizinische Hilfe bewältigten Beschwerden um unbedeutende Störungen des Wohlbefindens handle und nicht um ernsthafte Symptome behandlungsbedürftiger Erkrankungen. Dieser Einwand ist sicherlich z. T. richtig. Auf der anderen Seite ist bekannt, dass auch bei gravierenden Symptomen nicht zwangsläufig professionelle Hilfe aufgesucht wird (vgl. Waller 2002, S. 98), sodass insgesamt davon ausgegangen werden kann, dass ein Großteil aller Gesundheitsprobleme im Kontext primärer und sekundärer Netzwerke – also in Gesundheitsselbsthilfe – bewältigt wird.

Gesundheitsselbsthilfe lässt sich in individuelle und soziale Selbsthilfe einteilen, wobei individuelle Selbsthilfe für sich ohne Bezug auf andere geschieht und damit thematisch mit dem individuellen Gesundheitsverhalten übereinstimmt und von uns auch in diesem Zusammenhang – im 2. Kapitel – behandelt worden ist. Soziale Selbsthilfe beinhaltet dagegen die im Alltag zur Gesunderhaltung und zur Krankheitsbewältigung erbrachte gegenseitige Hilfestellung in primären und sekundären Netzwerken. Soziale Selbsthilfe lässt sich noch weiter in familien- bzw. haushaltsinterne und haushaltsexterne Selbsthilfe differenzieren.

Haushaltsinterne Selbsthilfe ist weit verbreitet, sie erfolgt in erster Linie durch den Austausch von Ratschlägen und Informationen, die dann in individueller Selbsthilfe umgesetzt werden. Die Durchführung praktischer Hilfen ist in ca. 50 % der Haushalte vorhanden, sie werden in erster Linie von Ehefrauen, Müttern oder Töchtern realisiert. Haushaltsexterne Selbsthilfe ist weniger selbstverständlich. Ca. 39 % der befragten Haushalte gaben eine Unterstützung durch Verwandte, Freunde oder Bekannte an. Geringere Bedeutung kam mit 10,5 % den Nachbarn zu, noch geringere den Arbeitskollegen (7,7 %). Unter den Anlässen für haushaltsexterne Unterstützung standen mit 33,5 % Krankheiten an erster Stelle (zit. nach Faltermaier 1994, S. 149ff.).

Zu den primären Netzwerken gehören auch die *Gesundheitsselbsthilfegruppen*, die sich durch folgende Merkmale definieren lassen (Trojan 1986; vgl. auch Borgetto 2004):

- Betroffenheit durch ein gemeinsames Problem,
- keine oder geringe Mitwirkung professioneller Helfer,
- keine Gewinnorientierung,
- Gemeinsames Ziel: Selbst- und/oder soziale Veränderung,
- Arbeitsweise: Betonung gleichberechtigter Zusammenarbeit und gegenseitiger Hilfe.

Dabei wird der Begriff „Selbsthilfezusammenschlüsse" als Oberbegriff für Selbsthilfegruppen (vor Ort aktive Gruppen wie z. B. die Anonymen Alkoholiker) und Selbsthilfeorganisationen (überregionale Zusammenschlüsse wie z. B. die Rheuma-Liga) vorgeschlagen. Als weiteres Strukturelement kommen noch die Selbsthilfekontaktstellen hinzu (vgl. Abb. 4.1).

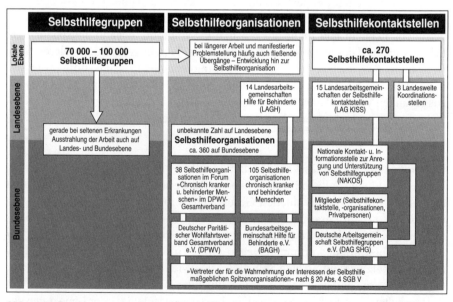

Abb. 4.1: Strukturen der Selbsthilfe in Deutschland (August 2004; modifiziert nach Robert-Koch-Institut [Hg.]: Selbsthilfe im Gesundheitsbereich. Gesundheitsberichterstattung des Bundes 23 [2004], S. 11).

Das *Spektrum der Selbsthilfezusammenschlüsse* lässt sich folgendermaßen beschreiben (Trojan 1986):

- krankheitsbezogene Selbsthilfegruppen, in denen gemeinsam eine chronische Krankheit oder Behinderung bzw. deren Folgen bewältigt werden sollen (wie z. B. Frauenselbsthilfe nach Krebs, Anonyme Alkoholiker),
- lebensproblembezogene Zusammenschlüsse zur Bewältigung von psychischen und sozialen Lebensproblemen (z. B. Frauengruppen, Männergruppen, Gruppen von Arbeitslosen),
- versorgungsbezogene Zusammenschlüsse zur Veränderung der Gesundheitsversorgung (z. B. Bürgerinitiativen für oder gegen bestimmte Versorgungseinrichtungen, Patientenschutzverbände),
- Umweltschutz-Zusammenschlüsse, die sich für eine gesündere Umwelt einsetzen (z. B. gegen gesundheitsgefährdende Industrieanlagen, Mülldeponien, Kernkraftwerke),
- Gegenkultur-Zusammenschlüsse, die sich ein gesünderes Leben zum Ziel gesetzt haben (z. B. Wohngemeinschaften, Landkommunen).

Hinsichtlich der Zahl von Gesundheitsselbsthilfegruppen kommt eine Expertise des Robert-Koch-Instituts zu folgenden Ergebnissen: „Auf der Grundlage von Hochrechnungen geht man heute davon aus, dass es in Deutschland ca. 70 000 – 100 000 Selbsthilfegruppen gibt, in denen rund 3 Millionen Menschen mitwirken. Demnach sind rund 5 % der 18- bis 80jährigen Bevölkerung in Selbsthilfegruppen engagiert. Dieser Anteil lag vor 15 Jahren noch bei rund 1 %, so dass er sich damit annähernd verfünffacht hat. Dieser beachtliche Anstieg lässt sich auf verschiedene Faktoren zurückführen, z. B. die Zunahme von chronischen und psychischen Erkrankungen, Veränderungen der familiären Bindungen und Strukturen sowie nicht zuletzt auf die Zunahme der Anzahl von Angehörigengruppen" (2004, S. 12). Im Telefon-Gesundheitssurvey des Robert-Koch-Instituts aus dem Jahr 2003 gaben insgesamt 9 % der 83 000 Befragten (im Alter von 18 bis 79 Jahren) an, schon einmal wegen ihrer eigenen – oder der Gesundheit von anderen – an einer Selbsthilfegruppe teilgenommen zu haben (ebenda, S. 12).

Ähnlich wie bei anderen „Systemen" für Gesundheit, werden insbesondere sozial benachteiligte Bevölkerungsgruppen durch die Gesundheitsselbsthilfe nur schwer erreicht. Wie diese Situation verändert werden kann, ist Gegenstand des Forschungs- und Interventionsprojekts „Aktivierung von Selbsthilfepotenzialen", das von Trojan mit Förderung des Bundesverbands der Betriebskrankenkassen durchgeführt wird (BKK-News Gesundheitsförderung aktuell, Sonderausgabe zum 4. BKK-Selbsthilfetag 2005).

Wir werden uns in Kapitel 8.4 noch ausführlicher mit der Bedeutung der Gesundheitsselbsthilfe für die Gesundheitsförderung befassen.

Worin liegt nun *die Bedeutung des informellen Gesundheitssystems,* und wo liegen die Ursachen und Motive ihrer Entstehung sowie die Schwerpunkte ihrer Aktivitäten? Zu diesen Fragen hat insbesondere eine Arbeitsgruppe um von Ferber ausführliche Analysen geliefert (1989a, S. 61–69), die sich folgendermaßen zusammenfassen lassen: Gesundheitsbezogene Zusammenschlüsse entstehen als „soziale Erfindungen" im „Niemandsland" zwischen den überforderten primären Netzen (Ehepartner, Familien, Freundeskreise, Nachbarn) und den „Selbstbeschränkungen" professioneller Dienstleistungsangebote im Rahmen sozialstaatlicher Organisationen. Die Ursachen für die Überforderung der primären Netze in der Erbringung von Gesundheitshilfen sind vielfältig: Eine wesentliche Ursache wird in der Zunahme der Häufigkeit chronischer körperlicher und psychischer Erkrankungen und der Pflegebedürftigkeit gesehen, insbesondere verbunden mit der Erhöhung der Lebenserwartung. Diese Zunahme der Belastungen geht einher mit der Abnahme der Dichte und Belastbarkeit der primären Netze, u. a. durch die Veränderung der Haushaltsgröße zu mehr Einfamilien-Haushalten, den Anstieg von Scheidungen und die Zunahme der Berufstätigkeit von Frauen. Auf der anderen Seite wird die Größe des „Niemandslandes" durch die Beschränkung professioneller Dienstleistungen bestimmt. Diese Beschränkungen können entweder darin bestehen, dass die neuen psychosozialen Probleme außerhalb der Reichweite der professionellen Hilfen (bzw. der professionellen Definition von „Hilfsbedürftigkeit") liegen, oder aber darin, dass aufgrund von Einsparungen im Sozial- und Gesundheitsbereich quantitative Beschränkungen im professionellen Hilfesystem entstehen.

In dieses „Niemandsland der Hilfsbedürftigkeit" fallen insbesondere die psychosoziale Hilfsbedürftigkeit bei durch Krankheit und Krankheitsfolgen bedingten Lebensproblemen, aber auch die Abwehr von Gesundheitsgefahren: „Überall dort, wo nur der methodisch geschulte Zugriff der Experten die drohende Gefahr erkennen kann, ist daher die Domäne für eine professionell organisierte Prävention gegeben. Daneben aber gibt es ein weites Feld bekannter Gesundheitsrisiken, die, weil mit unbewaffnetem Auge erkennbar, den Bürger selbst herausfordern. Diese Gesundheitsrisiken liegen genau in dem hier ausgegrenzten Niemandsland zwischen primär-sozialen und professionellen Gesundheitshilfen" (von Ferber 1989a, S. 64).

Mit diesem Zitat wollen wir zu den professionellen Dienstleistungen überleiten und uns nun mit den formellen Gesundheitssystemen beschäftigen.

4.2 Formelle Gesundheitssysteme

Als Einführung in dieses Kapitel wollen wir die „Übersicht über die Träger und Anbieter präventiver Dienstleistungen im präventiven Versorgungssystem der BRD", die von Troschke (1991a, S. 89) erstellt hat, wiedergeben. Der Autor hat das breite Spektrum der Träger und Anbieter nach staatlichen Organisationen, medizinischen Organisationen, „freien" gemeinnützigen Organisationen, Selbsthilfegruppen und Bürgerinitiativen und öffentlichen Massen-Kommunikations-Medien unterteilt. Diese fünf Bereiche sind dann wiederum nach Bundes-, Länder- und Gemeindeebene differenziert, sodass sich eine „15-Felder-Tafel" der Träger und Anbieter präventiver Dienstleistungen ergibt. Die Auflistung ist noch um das „Feld" Betriebe zu ergänzen. Wir werden im Folgenden auf einige wichtige „Felder" auf der Gemeindeebene näher eingehen.

Auf der Gemeindeebene begegnet uns die ganze Vielfalt der Träger und Anbieter präventiver und gesundheitsfördernder Dienstleistungen. Diese lassen sich grob danach einteilen, ob sie *innerhalb oder außerhalb des Gesundheitswesens* zu verorten sind: Einrichtungen innerhalb des Gesundheitswesens mit präventiven und gesundheitsfördernden Aufgaben sind Gesundheitsämter, Krankenkassen, Arztpraxen, Apotheken, Krankenhäuser. Außerhalb des Gesundheitswesens sind – in staatlicher oder gemeinnütziger Trägerschaft – zu nennen: Kindergärten, Schulen, Einrichtungen der Erwachsenenbildung (wie Volkshochschulen, Familienbildungsstätten etc.), psychosoziale Beratungsstellen (wie z. B. Erziehungs-, Drogen- oder Eheberatungsstellen), Verbraucherberatungsstellen, Vereine (insbesondere Sportvereine) sowie die Medien (lokale Sender, Tageszeitungen etc.). Hinzu kommen – in staatlicher, gemeinnütziger oder privater „Hand" – die Betriebe (vgl. auch den Überblick in GesundheitsAkademie 2001).

4.2.1 Einrichtungen innerhalb des Gesundheitswesens

Der öffentliche Gesundheitsdienst (ÖGD) mit dem Gesundheitsamt als seiner kommunalen Institution gilt – neben der ambulanten Versorgung durch niedergelassene Ärzte und der stationären Versorgung – als eine der drei Säulen der Gesundheitsversorgung. Allerdings ist der ÖGD, bezogen auf die Zahl der hier beschäftigten Ärzte an der Gesamtzahl aller Ärzte (1,5 %) und bezogen auf den Anteil an den Gesamtaufwendungen für das Gesundheitswesen (1 %), die schwächste Säule. Auch ist der Aufgabenbereich des ÖGD in den vergangenen 50 Jahren ständig geschrumpft, da Aufgaben an die niedergelassenen Ärzte (wie z. B. Schutzimpfungen, Vorsorgeuntersuchungen) oder an andere Ämter (wie z. B. die Überwachung des Apotheken- und Arzneimittelwesens, Begutachtung von Impfschäden,

Teil A: Grundlagen der Gesundheitswissenschaft

Träger und Anbieter präventiver Dienstleistungen im präventiven Versorgungssystem in der BRD

	Staatliche Organisation	Medizinische Organisation	„Freie" gemeinnützige Organisation	Selbsthilfegruppen Bürgerinitiativen	Öffentliche Massen-Kommunikations-Medien
Bundesebene	BM für Gesundheit + Bundesgesundheitsamt + Bundeszentrale für gesundheitliche Aufklärung BM für Landwirtschaft + Auswertungs- und Informationsdienst + Deutsche Ges. für Ernährung BM für Arbeit und Soziales BM für Forschung und Technologie	Bundesorganisationen der – Ärzte – Apotheker – Krankenkassen – Pharmazeutischen Industrie	Bundesvereinigung für Gesundheit Deut. Hauptstelle gegen die Suchtgefahren Deut. Zentrale für Volksgesundheitspflege Kneippverein Wohlfahrtsverbände DPWV, DRK, AWO Caritas, Diakonie Bundesorganisation von Vereinen (Sport/Jugend/ Familie etc.)	Bundesverbände – Selbsthilfeorganis. – Bürgerinitiativen	öffentlich-rechtliches Fernsehen privates Fernsehen überregionale – Rundfunksender – Zeitschriften – Tageszeitungen Buchverlage
Länderebene	LM für Gesundheit und Soziales LM für Bildung und Wissenschaft + Landeszentralen für Gesundheitserziehung	Landesorganisation der – Ärzte – Apotheker – Krankenkassen	Landesverbände der Wohlfahrtsorganisationen von Vereinen (Sport/Jugend/Familie etc.)	Landesorganisationen – Selbsthilfeorganis. – Bürgerinitiativen	Landesprogramme – Fernsehen – Rundfunk
Kreise Kommunen (Gemeindeebene)	Gemeinderat/Verwaltung Kindergärten Schulen Volkshochschulen Gesundheitsamt Beratungsstellen z. B. Verbraucherberatung	(Kassen-)Arztpraxen Offizinapotheken Kassenärztliche Vereinigung (Geschäftsstellen)	Kindergärten Schulen Erw. Bildungs. Org. Beratungsstellen Sozialstationen Vereine (Sport/Jugend/ Familie etc.)	Selbsthilfeorganisationen und -gruppen Bürgerinitiativen	Lokale – Fernsehsender – Rundfunksender – Tageszeitungen

Abb. 4.2: Träger und Anbieter präventiver Dienstleistungen
(Quelle: von Troschke 1991a, S. 89)

Behindertenfürsorge) abgegeben werden mussten. Weitere „Schwächen" des ÖGD bestehen im Verbot der ärztlichen Behandlung (hier liegt das Monopol bei den niedergelassenen Ärzten) und der Tatsache, dass individuelle Fürsorge und staatliche Aufsicht miteinander verknüpft sind, was die Akzeptanz des ÖGD in der Bevölkerung nicht gerade stärkt.

Die Aufgabenbestimmung des ÖGD erfolgte bis in die 90er-Jahre im Rahmen des Gesetzes über die Vereinheitlichung des Gesundheitswesens von 1934 mit seinen Durchführungsbestimmungen. Erst spät haben die Bundesländer neuzeitliche Gesundheitsdienstgesetze verabschiedet. Die Gesundheitsämter sind heute – mit wenigen Ausnahmen – Teil der kommunalen Verwaltung und somit im Prinzip zuständig für die staatlichen Gesundheitsbelange auf lokaler Ebene. Dazu gehören im Wesentlichen folgende fünf Aufgabenbereiche (vgl. z. B. Gostomzyk 1998):

1. Medizinalaufsicht,
2. Gesundheitsschutz (Verhütung und Bekämpfung übertragbarer Erkrankungen und Lebensmittelüberwachung) und Umwelthygiene,
3. Gesundheitspflege (Gesundheitsförderung und -vorsorge, Gesundheitshilfen),
4. Begutachtung,
5. Epidemiologie und kommunale Gesundheitsberichterstattung.

Für unsere Betrachtung kommunaler Systeme für Gesundheit beinhaltet dieser Aufgabenkatalog zumindest drei wesentliche Dienstleistungen der Prävention und Gesundheitsförderung.
Gesundheitsschutz und Umwelthygiene sind wichtige Strategien für eine „öffentliche" Gesundheit. Der Schutz von Luft, Boden, Wasser, Nahrungsmitteln etc. ist – wie wir im 7. Kapitel noch ausführlich darstellen werden – von keiner anderen „Säule" des Gesundheitswesens zu leisten, geschweige denn von den einzelnen Bürgern selbst. Allerdings bleibt abzuwarten, ob der ÖGD personell und apparativ in der Lage sein wird, dieser großen Problem- und Aufgabenstellung gerecht zu werden. Möglicherweise wird sich hier eine Aufgabenverlagerung auf Umweltämter oder auf überregionale und mit größerem Know-how ausgestattete Einrichtungen, wie z. B. Landesgesundheitsämter, ergeben.
Auch die *Gesundheitspflege* (als Oberbegriff für Gesundheitsvorsorge und Gesundheitsförderung) beinhaltet aktuelle und wichtige Aufgaben für die „öffentliche" Gesundheit. Diese können zum einen von den Gesundheitsämtern selber wahrgenommen werden (wie z. B. im Rahmen ihrer jugendärztlichen, schulärztlichen, jugendzahnärztlichen sowie sozialpsychiatrischen und sozialpädiatrischen Dienste), zum anderen kann der ÖGD eine Koordinierungsfunktion für gesundheitspflegerische Aufgaben auf kommunaler Ebene übernehmen.

Schließlich sind auch die genannten Aufgaben der Gesundheitsämter in der *regionalen Epidemiologie und Gesundheitsberichterstattung* wichtige Voraussetzungen für eine effektive und effiziente Prävention, Gesundheitsförderung und nicht zuletzt Gesundheitsversorgung auf regionaler Ebene. Keine andere „Säule" im Gesundheitswesen wäre derzeit imstande, diese Aufgaben zu übernehmen.
Wie weit die Realität des ÖGD von den Möglichkeiten entfernt ist, hat u. a. das Programm zur Intensivierung der Gesundheitserziehung durch den ÖGD gezeigt, das von der Bundeszentrale für gesundheitliche Aufklärung (BZgA) durchgeführt wurde. Die Gesundheitsämter sollten damit in eine Schlüsselrolle hineinwachsen und die Weiterentwicklung der Gesundheitserziehung in der Gemeinde initiieren und entsprechende Maßnahmen koordinieren. Die BZgA sollte die Gesundheitsämter durch ein entsprechendes Programm unterstützen. Ziele des Programms im Einzelnen waren: Entwicklung eines modernen Konzepts der Gesundheitserziehung, Erhöhung der Effektivität der Gesundheitserziehung vor Ort, organisatorische Verankerung der Gesundheitserziehung im Gesundheitsamt, Zusammenarbeit des Gesundheitsamts mit Institutionen und Gruppen vor Ort und Kompetenzerweiterung bei den Mitarbeitern. An dem Modellprogramm waren im so genannten ersten Ring – d. h. dem zentralen Modellprogramm – acht Gesundheitsämter und im so genannten zweiten Ring 30 Gesundheitsämter beteiligt.

Die Ergebnisse des Modellprogramms lassen sich auf folgenden Nenner bringen (vgl. den Abschlussbericht von Lehman/Riemann 1990): Die Bereitschaft der am Programm beteiligten Gesundheitsämter zur Intensivierung der Gesundheitserziehung war groß, die personellen und sächlichen Möglichkeiten, dies zu realisieren, aber verschwindend klein. So waren nur 0,7 % der vorhandenen Planstellen der am Programm beteiligten Gesundheitsämter mit gesundheitspädagogischen Aufgaben befasst. Eine Umschichtung von Personal und Mitteln aus anderen Bereichen der Gesundheitsämter zugunsten der Gesundheitserziehung war offensichtlich nicht möglich (vgl. dazu auch die Studie „Der öffentliche Gesundheitsdienst im Modernisierungsproze߫ von Grunow/Grunow-Lutter 2000).

Prävention und Gesundheitsförderung im Rahmen der gesetzlichen Krankenversicherung
Der Gesetzgeber hat der Gesetzlichen Krankenversicherung (GKV) präventive Leistungen übertragen: Im Sozialgesetzbuch (SGB) V sind diese Aufgaben in folgenden Paragrafen geregelt:

§ 20 Prävention und Selbsthilfe,
§ 21 Verhütung von Zahnerkrankungen (Gruppenprophylaxe),
§ 22 Verhütung von Zahnerkrankungen (Individualprophylaxe),
§ 23 Medizinische Vorsorgeleistungen,
§ 24 Medizinische Vorsorge für Mütter,

§ 25 Gesundheitsuntersuchungen,
§ 26 Kinderuntersuchungen.

Die Rolle der Krankenkassen in der Gesundheitsförderung und Prävention war in den vergangenen Jahren einem „Wechselbad" unterworfen: Durch das Gesundheitsreformgesetz von 1989 waren die Krankenkassen im Rahmen des § 20 SGB V zur Gesundheitsförderung und Prävention verpflichtet worden – eine gesundheitspolitisch bemerkenswerte Initiative. Viele Krankenkassen hatten daraufhin eigene Abteilungen für Gesundheitsförderung eingerichtet und entsprechendes Fachpersonal für Gesundheitsförderung (ErnährungsberaterInnen, SportpädagogInnen, GesundheitsberaterInnen etc) eingestellt. Insbesondere die AOK hatte schon früh damit begonnen, ihr Leistungsspektrum durch Gesundheitsaufklärung und Gesundheitsberatung zu erweitern („AOK – die Gesundheitskasse"). So hatte die AOK Mettmann die „Aktion Gesundheit" entwickelt, die aus den Angeboten in so genannten Gesundheitszentren, den Angeboten für spezielle Zielgruppen und den Aktivitäten zur Zusammenarbeit auf örtlicher Ebene besteht.

1995 haben Kirschner u. a. eine Untersuchung zur Umsetzung der Gesundheitsförderung und Prävention im Rahmen des § 20 SGB V vorgelegt (vgl. auch Kahl u. a. 1999). Hinsichtlich der Frage der Inanspruchnahme kommen die Autoren zu folgenden Ergebnissen: „Die Inanspruchnahme der Maßnahmen ist epidemiologisch betrachtet zu gering. 1993 haben 8 % der Bevölkerung an derartigen Maßnahmen teilgenommen, darunter ca. die Hälfte bei Krankenkassen. Sie ist insbesondere bei Frauen nach höherer sozialer Schicht und hohem Gesundheitsbewusstsein stark selektiert. Das Interesse bisheriger Nichtteilnehmer ist relativ hoch" (ebenda, S. 7). Darüber hinaus benannten die Autoren folgende Probleme:

„• die fehlende Ziel-, Zielgruppen- und Bedarfsbestimmung,
• die vorwiegend nachfragedeterminierte, maßnahmenorientierte Angebotspolitik ohne wirklichen „Programmcharakter",
• die Verortung in der Dienstleistungs- bzw. Wettbewerbspolitik,
• die gering ausgeprägten Kooperationsformen und -interessen,
• die äußerst gering vorhandenen Evaluationsroutinen und die häufig gering ausgeprägten Evaluationsinteressen" (S. 7).

Mit dem Beitragsentlastungsgesetz von 1996 wurde der § 20 wieder geändert, die Leistungen wurden auf reine Präventionsmaßnahmen reduziert. Diese Einschränkung wurde vom damaligen Gesundheitsminister offiziell damit begründet, dass das Engagement der Krankenkassen in diesem Feld überwiegend der Imagepflege diene und vornehmlich als Marketingstrategie im Wettbewerb um neue Mitglieder eingesetzt werde. Diese Kritik traf sicherlich nur für einen kleinen Teil der Gesundheitsförderungsangebote zu. Hintergrund des „Missbrauchs" war, dass das

Gesundheitsstrukturgesetz ab 1996 die freie Kassenwahl vorsah, sodass einige Kassen Maßnahmen der Gesundheitsförderung für Werbezwecke genutzt hatten. Nach dem Regierungswechsel von 1998 wurden die Leistungen der Krankenkassen zur Gesundheitsförderung und Prävention nur teilweise wieder auf den Stand von 1989 gebracht (vgl. Walter u. a. 2002).

Der § 20 SGB V hat nunmehr folgenden Wortlaut:

Prävention und Selbsthilfe

(1) Die Krankenkasse soll in der Satzung Leistungen zur primären Prävention vorsehen, die die in den Sätzen 2 und 3 genannten Anforderungen erfüllen. Leistungen zur Primärprävention sollen den allgemeinen Gesundheitszustand verbessern und insbesondere einen Beitrag zur Verminderung sozial bedingter Ungleichheit von Gesundheitschancen erbringen. Die Spitzenverbände der Krankenkassen beschließen gemeinsam und einheitlich unter Einbeziehung unabhängigen Sachverstands prioritäre Handlungsfelder und Kriterien für Leistungen nach Satz 1, insbesondere hinsichtlich Bedarf, Zielgruppen, Zugangswegen, Inhalten und Methodik.

(2) Die Krankenkassen können den Arbeitsschutz ergänzende Maßnahmen der betrieblichen Gesundheitsförderung durchführen; Absatz 1 Satz 3 gilt entsprechend. Die Krankenkassen arbeiten bei der Verhütung arbeitsbedingter Gesundheitsgefahren mit den Trägern der gesetzlichen Unfallversicherung zusammen und unterrichten diese über die Erkenntnisse, die sie über den Zusammenhang zwischen Erkrankungen und Arbeitsbedingungen gewonnen haben. Ist anzunehmen, dass bei einem Versicherten eine berufsbedingte gesundheitliche Gefährdung oder eine Berufskrankheit vorliegt, hat die Krankenkasse dies unverzüglich den für den Arbeitsschutz zuständigen Stellen und dem Unfallversicherungsträger mitzuteilen.

(3) Die Ausgaben der Krankenkasse für die Wahrnehmung ihrer Aufgaben nach den Absätzen 1 und 2 sollen insgesamt im Jahr 2000 für jeden ihrer Versicherten einen Betrag von 2,56 € umfassen; sie sind in den Folgejahren entsprechend der prozentualen Veränderung der monatlichen Bezugsgröße nach § 18 Abs. 1 SGB IV anzupassen.

(4) Die Krankenkasse soll Selbsthilfegruppen, -organisationen und -kontaktstellen fördern, die sich die Prävention oder die Rehabilitation von Versicherten bei einer der im Verzeichnis nach Satz 2 aufgeführten Krankheiten zum Ziel gesetzt haben. Die Spitzenverbände der Krankenkassen beschließen gemeinsam und einheitlich ein Verzeichnis der Krankheitsbilder, bei deren Prävention oder Rehabilitation eine Förderung zulässig ist; sie haben die KBV und Vertreter der für die Wahrnehmung der Interessen der Selbsthilfe maßgeblichen Spitzenorganisationen zu beteiligen. Die Spitzenverbände der Krankenkassen beschließen gemeinsam und einheitlich Grundsätze zu den Inhalten der Förderung der Selbsthilfe; eine über die Projektförderung hinausgehende Förderung

der gesundheitsbezogenen Arbeit von Selbsthilfegruppen, -organisationen und -kontaktstellen durch Zuschüsse ist möglich. Die in Satz 2 genannten Vertreter der Selbsthilfe sind zu beteiligen. Die Ausgaben der Krankenkasse für die Wahrnehmung ihrer Aufgaben nach Satz 1 sollen insgesamt im Jahr 2000 für jeden ihrer Versicherten einen Beitrag von 0,51 € umfassen; sie sind in den Folgejahren entsprechend der prozentualen Veränderung der monatlichen Bezugsgröße nach § 18 Abs. 1 SGB IV anzupassen.

Die Arbeitsgemeinschaft der Spitzenverbände der Krankenkassen hat hinsichtlich der Umsetzung des § 20 Abs. 1 und 2 einen „GKV-Leitfaden Prävention" entwickelt. Dieser Leitfaden beschreibt die Inhalte und Qualitätsstandards, die die Gesetzliche Krankenversicherung (GKV) in der Prävention und Gesundheitsförderung einhalten muss. Zudem haben sich alle gesetzlichen Krankenkassen freiwillig dazu verpflichtet, ihre Präventionsmaßnahmen nach einheitlichen Kriterien zu erfassen und zu dokumentieren. Dabei werden Maßnahmen der individuellen Angebote und Maßnahmen im Setting (und hier noch gesondert im betrieblichen Setting) unterschieden. Schreiner-Kürten hat einige Ergebnisse aus der Dokumentation von 2002 zusammengefasst: „Nach dem Bericht haben im Jahr 2002 insgesamt 352 961 gesetzlich Krankenversicherte an den primärpräventiven Kursen (individueller Ansatz), die die Krankenkassen angeboten bzw. bezuschusst haben, teilgenommen. Dies entspricht einem Anteil von 0,5 % aller gesetzlich Krankenversicherten ... Drei Viertel der Kursteilnehmer waren Frauen, ein Viertel Männer. Junge Menschen bis etwa 20 Jahre nahmen primärpräventive Angebote vergleichsweise selten wahr, 40- bis 60-jährige Versicherte dagegen überproportional häufig. Hinsichtlich der thematischen Ausrichtung der Präventionsangebote lag das Schwergewicht mit 59,5 % auf dem Handlungsfeld Bewegung, gefolgt von gesunder Ernährung (24 %). Auf Platz drei liegen mit 16 % Kurse zum Stressmanagement und zur Entspannung. Im Vergleich dazu spielen Präventionsangebote zum Umgang mit Genuss- und Suchtmitteln (Alkohol, Tabak) mit 0,5 % in der Praxis kaum eine Rolle ... Im Jahr 2002 wurden GKV-weit 454 Projekte in nicht betrieblichen Settings dokumentiert. Die meisten Projekte fanden in Schulen statt, vor allem in Berufsschulen ... Mit den Setting-Projekten erreichten die Krankenkassen rund 529 000 Menschen ... Im Jahr 2002 sind Aktivitäten der betrieblichen Gesundheitsförderung in 2 358 Unternehmen dokumentiert ... Thematische Schwerpunkte der betrieblichen Gesundheitsförderung waren im Jahr 2002 insbesondere die Minderung von körperlichen Belastungen (62 %), gesundheitsgerechte Mitarbeiterführung (27 %), gesunde Gemeinschaftsverpflegung (19 %) und Stressmanagement (17 %). Insgesamt gaben die gesetzlichen Krankenkassen 2003 für Primärprävention und betriebliche Gesundheitsförderung 113,5 Millionen Euro aus, 25,3 Millionen Euro mehr als im Jahr zuvor." (2004, S. 14f.; der Präventionsbericht findet sich unter www.aok-bv.de/gesundheit/praevention).

Die rot-grüne Bundesregierung hatte sich darüber hinaus vorgenommen, ein Präventionsgesetz zu erarbeiten, um die Prävention – neben Behandlung, Rehabilitation und Pflege – zur „4. Säule" der Gesundheitsversorgung weiter zu entwickeln. Zur Finanzierung der Prävention sollten nicht nur die gesetzliche Krankenversicherung (mit 180 Millionen Euro), sondern auch die ebenfalls zur Prävention verpflichtete gesetzliche Rentenversicherung (mit 40 Millionen Euro), die gesetzliche Unfallversicherung (mit 20 Millionen Euro) sowie die soziale Pflegeversicherung (mit 10 Millionen Euro) herangezogen werden. Zur Durchführung, Koordination und Evaluation der Maßnahmen sollte auf Bundesebene eine Stiftung Prävention und Gesundheitsförderung errichtet werden. Vorbilder dafür waren die Stiftungen „Gesundes Österreich" und „Gesundheitsförderung Schweiz". Im Präventionsgesetz waren verschiedene Leistungen vorgesehen:

- Individuelle Leistungen zur Verhaltensänderung,
- Settingleistungen,
- Leistungen der betrieblichen Gesundheitsförderung,
- Kampagnen.

U. a. aufgrund der vorgezogenen Neuwahlen im Herbst 2005 wurde der Entwurf zum Präventionsgesetz erst einmal von der politischen Tagesordnung genommen.

Da niedergelassene Ärzte im Durchschnitt von 90 % der Bevölkerung mindestens einmal im Jahr aufgesucht werden, ist es nahe liegend, in den *Kassenpraxen* einen strategisch wichtigen Ort für Gesundheitsförderung und Prävention zu sehen. Der 107. Deutsche Ärztetag 2004 in Bremen hat – auch unter dem Eindruck des geplanten Präventionsgesetzes – erneut auf die besondere Bedeutung der Arztpraxis als Ort für Gesundheitsförderung und Prävention hingewiesen und in einer Entschließung u. a. betont: „Durchschnittlich hat jeder Bundesbürger 12 Arztkontakte pro Jahr. Schon allein dadurch ist die Arztpraxis ein geeigneter Ort, Versicherte in Fragen der Gesundheit und Prävention von Erkrankungen zu beraten. Hinzu kommt, dass der Arzt für den Bürger weiterhin der vertrauenswürdigste Ansprechpartner in gesundheitlichen Fragen ist ... Die Artpraxis besitzt somit das Potenzial, für den Einzelnen zu einer zentralen Informations- und Schaltstelle in Sachen Prävention zu werden, in der Gesundheitsberatung und Prävention stattfindet und über die an andere relevante Stellen weitergeleitet wird ... Studien haben ergeben, dass mit geringerer sozialer Schichtenzugehörigkeit gesundheitliche Risiken in fast allen Lebensbereichen zunehmen, präventive Angebote hingegen seltener genutzt werden. Da der Arzt gleichermaßen von Angehörigen aller sozialer Schichten aufgesucht wird, stellt die ärztliche Praxis ein geeignetes Setting dar, um sozialer Ungleichheit in der Gesundheitsförderung und Prävention entgegenzuwirken" (www.bundesaertzekammer.de/30/Praevention).

Ähnlich optimistisch lesen sich auch die Schlussfolgerungen eines europäischen

Projekts zum Thema „Gesundheitsförderung in der Primärversorgung: Allgemeinpraxis und öffentliche Apotheke" : „Sowohl Allgemeinpraxen als auch öffentliche Apotheken bieten gute Anschlussmöglichkeiten für die Gesundheitsförderung. In den meisten Mitgliedsstaaten sind sie der niederschwellige Zugang in das Gesundheitswesen, mit hohen Kontaktfrequenzen. AllgemeinpraktikerInnen und ApothekerInnen sehen große und auch sehr heterogene Teile der Bevölkerung, und das regelmäßig. Ihre PatientInnen/KundInnen umfassen gesunde Menschen bis hin zu chronisch Kranken und setzen sich aus Angehörigen aller gesellschaftlichen Schichten und ethnischen Gruppen zusammen. Die meisten AllgemeinpraktikerInnen und auch viele ApothekerInnen pflegen oft langjährige, persönliche Beziehungen zu ihren PatientInnen/KundInnen. Allgemeinpraxen bieten gute Voraussetzungen für eine starke Personen- und Kontextorientierung. Interventionen in Apotheken beinhalten in der Regel ebenfalls starke interaktive, kommunikative und beratende Aspekte, die als Ausgangspunkt für Gesundheitsförderungsinterventionen dienen können ... In Diskussionen mit beiden Professionen zeigte sich, dass Gesundheitsförderung umso attraktiver erscheint, je näher die konkreten Interventionsmöglichkeiten an den Kernaufgaben der Professionen ansetzen ... Das Projekt konnte eine Reihe von Modellen und Initiativen in unterschiedlichen Bereichen der Gesundheitsförderung sichtbar machen. Es förderte aber auch Defizite zu Tage: in den meisten Mitgliedsstaaten gibt es kaum systematisch erhobene Daten auf diesem Gebiet. Zusätzlich wurde deutlich, dass das Ausmaß, in dem einzelne AllgemeinpraktikerInnen und ApothekerInnen Ziele und Prinzipien der Gesundheitsförderung in der Ausrichtung ihrer täglichen Praxis verwenden, sowohl nach Ländern und Kulturen, aber auch individuell stark variiert" (Krajic u. a. 2001).

Die folgenden Daten über die Inanspruchnahme der Vorsorgeuntersuchungen im Rahmen der ärztlichen Praxis sind eher ernüchternd. Seit 1971 sind die Kassenarztpraxen mit den Früherkennungsmaßnahmen für Krebserkrankungen betraut (s. 7. Kapitel). Seit 1989 haben die Versicherten zusätzlich im Rahmen der „Gesundheitsuntersuchung" nach § 25 (1) SGB V jedes zweite Jahr Anspruch auf einen „Gesundheits-Check-up", der auch Maßnahmen der Diätberatung, Nikotinentwöhnung, Bewegungstraining und Entspannungsübungen beinhaltet. Der Einführung des § 25 waren mehrere Modellversuche zur Erprobung der ärztlichen Gesundheitsberatung vorausgegangen. Die Ergebnisse über die Akzeptanz dieser Angebote sind jedoch enttäuschend: nur ca. 20 % der Versicherten machten bisher von den empfohlenen Maßnahmen Gebrauch. Damit ist die Akzeptanz noch geringer als bei den Früherkennungsmaßnahmen von Krebserkrankungen (ca. 13 % bei den Männern und ca. 49 % bei den Frauen, vgl. Bundesministerium für Gesundheit 1999, S. 132). Abholz hat den Stellenwert der Prävention durch niedergelassene Ärzte dann auch realitätsnah zusammengefasst:

„1. Prävention in der Hand niedergelassener Ärzte ist ganz wesentlich auf Früherkennung und Impfungen konzentriert. Gesundheitsberatung ist ein spärlich entwickelter Bereich, der – wenn überhaupt – unsystematisch betrieben werden dürfte.
2. Die Beteiligungsquoten bei der Früherkennung – mit Ausnahme der bei Schwangeren und Kindern – sind bei weitem zu niedrig, um eine effektive gesundheitspolitische Maßnahme darzustellen. Nach dem, was an Datenmaterial vorliegt, ist zudem die Prozeßqualität im Bereich der Früherkennung unzureichend.
3. Ganz offensichtlich haben die Vorteile einer Prävention in der Hand des betreuendes Arztes nicht annähernd eine optimale Versorgungssituation schaffen können; die Nachteile eines solchen Versorgungssystems scheinen hier deutlich zu überwiegen ..." (Abholz 1991, S. 184f.; vgl. auch Rosenbrock 1998, S. 729ff.)

Die geringe präventive Orientierung der Ärzte ist sicherlich auch auf Ausbildungsdefizite in diesem Bereich zurückzuführen, die wiederum mit der mangelhaften Etablierung der Präventivmedizin an den medizinischen Fakultäten einhergehen. Die Diagnose einer mangelnden präventiven Orientierung der Kassenärzte wird auch durch die Erfahrungen aus der Deutschen Herz-Kreislauf-Präventionsstudie bestätigt, wenn von Troschke u. a. schreiben: „Eine eindeutige und engagierte Identifikation der lokalen Ärzteschaft mit dem Präventionskonzept wurde in keiner der Studiengemeinden erreicht (...). Die Bereitschaft der niedergelassenen Ärzte selber blieb über die Studiendauer hinweg eher gering und lag deutlich unter der der Offizinapotheker" (von Troschke u. a. 1991b, S. 287).

Auch der *Krankenhausbereich* hat sich nach und nach als Ort der Gesundheitsförderung entwickelt. Mit der Etablierung des WHO-Projekts „Gesundheitsförderndes Krankenhaus", an dem derzeit europaweit 300 Krankenhäuser und über 900 weitere interessierte Institutionen in 35 Ländern beteiligt sind, ist diese zentrale medizinische Institution auch in das Blickfeld der Prävention und Gesundheitsförderung gelangt. Die Ziele des Modellprojekts sind als Umsetzung der Ottawa-Charta zur Gesundheitsförderung in der Institution Krankenhaus zu verstehen (vgl. dazu auch unsere Ausführungen in Kap. 6.2) und in der so genannten Budapester Deklaration von 1991 ausgeführt (vgl. Pelikan und Krajic 1993). 1997 wurde das Projekt mit den „Wiener Empfehlungen" fortgesetzt. Darin werden folgende vier Strategien unterschieden:

„• Patientenorientierte Strategien:
Verstärkte Integration präventiver und rehabilitativer Programme in das Dienstleistungsspektrum der Krankenhäuser; Orientierung der Auswahl am zu erwartenden ‚Gesundheitsgewinn'; Weiterentwicklung der Qualität der medizinischen und pflegerischen Leistungen; stärkere Beachtung von Gesundungsprozessen

der Patienten sowie der Vernetzung des Krankenhauses mit den anderen lokalen Trägern der gesundheitlichen Versorgung.
- Mitarbeiterorientierte Strategien:
Entwicklung des Krankenhauses zu einer gesundheitsfördernden Arbeitswelt, die die Effekte der Leistungserbringung auf die Gesundheit der Beschäftigten systematisch berücksichtigt.
- Organisationsorientierte Stategien:
Integration gesundheitsfördernder Belange in die Organisation des Alltags eines Krankenhauses; Stärkung der Verpflichtung des Krankenhausmanagements hin zu einer am ‚Gesundheitsgewinn' orientierten Politik; Förderung einer aktiven Mitwirkung und Mitentscheidung der Patienten und Mitarbeiter in diesem Erneuerungsprozeß.
- Umweltorientierte Strategien:
Mitbeachtung ökologischer Auswirkungen; verstärkte Verantwortung für die Erhaltung der Gesundheit im Einzugsbereich des Krankenhauses; Entwicklung des Krankenhauses zum ‚Anwalt für Gesundheitsförderung' in der Region" (Pelikan/Conrad 1999, S. 17; vgl. auch Pelikan und Wolff 1999 sowie Groene und Garcia-Barbero 2005).

Auf die Rolle der *Apotheken in der Gesundheitsberatung* sind wir schon kurz eingegangen. Es gibt nur wenige Untersuchungen, die über Art und Umfang der Gesundheitsberatung in Apotheken Auskunft geben können (über die Erfahrungen aus der DHP vgl. Küpper und von Troschke 1992; eine britische Untersuchung „Health promotion and the community pharmacist" wurde von der Health Education Authority 1994 vorgelegt; das Forschungsprojekt im europäischen Rahmen von Krajic u. a. 2001 wurde bereits erwähnt). Angesichts der Zahl von ca. 20 000 Apotheken sind Apotheken schon quantitativ eine strategisch relevante Einrichtung der Gesundheitsberatung. Seit 1994 können ApothekerInnen in einer Weiterbildung die Zusatzbezeichnung „Gesundheitsberatung" erlangen.

4.2.2 Einrichtungen außerhalb des Gesundheitswesens

Im *Bildungs- und Sozialwesen* gibt es zahlreiche Einrichtungen und Projekte der Gesundheitsförderung und Prävention. Im Bildungswesen sind Gesundheitserziehung und Gesundheitsbildung (und zunehmend auch Gesundheitsförderung) traditionelle Angelegenheiten von Schulen, Einrichtungen der Erwachsenenbildung und neuerdings auch Hochschulen.

Die Bedeutung der *Schulen* für Gesundheitsförderung liegt insbesondere in der Tatsache, dass Schulen alle Heranwachsenden erreichen können. Im Unterschied zu anderen Ländern (z. B. den Niederlanden) gibt es an deutschen Schulen kein eigenes Fach Gesundheitserziehung. Gesundheitserziehung bleibt damit eine Querschnittsaufgabe für alle Fächer – mit einer Schwerpunktsetzung im Biologieunterricht. Die BZgA hat zu den wichtigsten Themen der Gesundheitserziehung Unterrichtsmaterialien zur Verfügung gestellt, die nach Prüfung durch die Kultusministerien der Länder im Unterricht eingesetzt werden können. Darüber hinaus haben die ländereigenen Einrichtungen der Lehrerfortbildung eigene Angebote, insbesondere zur Aus- und Fortbildung der LehrerInnen in Gesundheitserziehung, entwickelt. Der eigentliche „Durchbruch" hinsichtlich der Intensivierung der Gesundheitserziehung in Schulen kam allerdings erst mit dem Gesundheitsförderungskonzept. Im Rahmen dieses Konzepts waren auch andere „brennende" Probleme des Schulalltags thematisierbar wie z. B. Gewalt in der Schule, Vandalismus, zunehmende Gesundheitsprobleme der SchülerInnen, aber auch des Lehrpersonals („Burn-out"), was sicherlich mit zur Akzeptanz des Gesundheitsförderungskonzepts beigetragen hat.

Es lassen sich folgende vier Dimensionen, die für Maßnahmen der Gesundheitsförderung in der Schule von gleich großer Bedeutung sind, unterscheiden:

- die curriculare Dimension beinhaltet die unterrichtsgebundenen Gesundheitsinformationen;
- die soziale Dimension umfasst den „Arbeitsplatz Schule";
- die ökologische Dimension bezieht sich auf die räumlichen Gegebenheiten von Schule, Klassenraum, Schulhof etc.;
- die Gemeindedimension beinhaltet die Öffnung der Schule und ihre Verzahnung mit den Lebensbereichen der umgebenden Gemeinde.

Inzwischen hat die WHO zusammen mit der Europäischen Union und dem Europarat ein umfangreiches Projekt „Gesundheitsfördernde Schulen" aufgelegt, an dem über 30 Länder beteiligt sind. Deutschland ist mit 24 Schulen aus 12 Bundesländern vertreten. Eine Übersicht zu Erfahrungen anderer Länder zeigt, dass es vor allem die folgenden fünf Bereiche sind, in denen die gesundheitsfördernden Schulen erfolgreich Projekte realisiert haben (vgl. Paulus und Brückner 2000; Clift und Jensen 2005):

- Verbesserung der baulichen Substanz der Schule und des schulischen Umfeldes,
- Programme zur gezielten Bearbeitung verschiedener Themen: Ernährung, Umwelt und Gesundheit, Drogen und Alkohol, multikulturelle Gesellschaft und Gesundheit, Sexualerziehung, AIDS-Prävention etc.,
- Aufbau demokratischer Strukturen an Schulen,
- Fortbildung der Lehrkräfte,
- Entwicklung der Schulorganisation und Schulkultur.

Gesundheitsförderung in *Hochschulen* verfolgt ähnliche Ziele (vgl. Sonntag u. a. 2000). Der vom Autor mit gegründete Arbeitskreis „Gesundheitsfördernde Hochschule" verfolgt das Ziel, an den Hochschulen gesundheitsfördernde Lebens- und Arbeitsbedingungen zu initiieren und zu unterstützen. Bestehende Projekte werden miteinander vernetzt. Wichtige Zielsetzung ist die Beteiligung aller Gruppen, die in der Hochschule arbeiten, lernen und lehren. Am salutogenen Paradigma ausgerichtet, beschäftigt sich der Arbeitskreis mit folgenden zentralen Fragestellungen:

- Welches sind die gesundheitsrelevanten Bedingungen an der Hochschule?
- Wie wird Gesundheit im Setting Hochschule hergestellt und aufrechterhalten?

Unter diesem Blickwinkel werden Veranstaltungen organisiert, um gesundheitsförderliche Entwicklungen an einzelnen Hochschulen und beteiligten Institutionen zu initiieren und zu unterstützen. Dabei sollen Impulse entstehen, die dazu geeignet sind, eine strukturelle, aber auch individuelle Förderung von Gesundheit im Lebensraum Hochschule zu ermöglichen. Ähnlich wie im Setting Schule lassen sich folgende Interventionsebenen unterscheiden (vgl. O'Donnell und Gray 1993):

- die institutionelle Ebene,
- die curriculare Ebene,
- die Mitarbeiterebene,
- die Umweltebene,
- die Beziehungsebene DozentIn-StudentIn.

Inhaltlich sind u. a. folgende Themen relevant:

- gesunde Ernährung,
- körperliche Fitness und Sport,
- Stressbewältigung,
- Rauchen, Alkohol und Drogen,
- HIV und Sexualität.

In der *Erwachsenenbildung* hat das Thema „Gesundheit" schon länger Konjunktur. Insbesondere an Volkshochschulen gehören Angebote der Gesundheitsbildung inzwischen zu den bestbesuchten Veranstaltungen. In ähnlichem Maße gilt dies für die Erwachsenenbildungseinrichtungen der Kirchen (Familienbildungsstätten), weniger ausgeprägt für die gewerkschaftlichen Einrichtungen.

Mit einem „Rahmenplan Gesundheitsbildung an Volkshochschulen" wurde eine umfassende Konzeption der Gesundheitsbildung erarbeitet, die folgende Themenbereiche umfasst:

- Gesunde Ernährung,
- Entspannung,
- Bewegung und Körpererfahrung,
- Abhängigkeitsprobleme,
- Psychische Stabilität und soziale Kompetenz,
- Gesellschaft und Umwelt (Arbeit, Umwelt etc.),
- Gesundheitspolitik und Gesundheitswesen,
- Gesundheitspflege (Körperpflege, Erste Hilfe etc.),
- Erkrankungen und Heilmethoden (einschließlich Naturheilkunde, Heilkräuter etc).

Eine 1998 durchgeführte Analyse der Teilnehmerschaft in der Gesundheitsbildung ergab folgendes Bild: „Das Stammpublikum umfaßt deutsche erwerbstätige und nichterwerbstätige Frauen im Alter von 35 bis 60 Jahren mit mittlerem bis höherem Bildungsabschluß. Als unterrepräsentierte Gruppen wurden weitgehend genannt: Männer, MigrantInnen, junge Leute unter 25 Jahren, SeniorInnen sowie sozial Benachteiligte" (Wohlfahrt 1999, S. 8). Ziel der Weiterentwicklung der Gesundheitsbildung in Einrichtungen der Erwachsenenbildung ist es deshalb u. a. auch, die o. g. unterrepräsentierten Bevölkerungsgruppen zu erreichen (Wohlfahrt 2001).

Im *Sozialwesen* haben sich zahlreiche Ansätze und Initiativen der Gesundheitsförderung und Prävention herausgebildet, die auch als „Gesundheitsarbeit" bezeichnet werden (vgl. z. B. Brieskorn-Zinke und Köhler-Offierski 1997; Sting und Zurhorst 2000; Ortmann und Waller 2005).

Soziale Dienste haben gerade wegen ihrer Nähe zu den durch traditionelle Einrichtungen der Gesundheitsförderung und Prävention (wie Krankenkassen, Volkshochschulen) schwer zu erreichenden Angehörigen benachteiligter Bevölkerungsgruppen eine große Bedeutung bekommen. Gesundheitsarbeit ist prinzipiell in allen Sozialen Diensten möglich. Besonders erfolgreiche Projekte gibt es bislang im Rahmen der Jugendhilfe (vgl. hierzu z. B. die Expertise von Neubauer und Wilser für den Landesjugendbericht Baden-Württemberg 2004), der MigrantInnenarbeit, der Drogen- und AIDS-Beratung, der Wohnungslosenbetreuung sowie der Gemeinwesenarbeit (vgl. Waller 2001; Ortmann und Waller 2005). In Kapitel 8.3 werden wir uns etwas ausführlicher mit der Gesundheitsarbeit als neuer bedeutsamer Methode der Gesundheitsförderung und Prävention beschäftigen.

Kindertagesstätten (Kinderkrippen, Kindergärten, Horte etc.) sind Einrichtungen der Jugendhilfe und befinden sich im Überschneidungsbereich von Erziehungs-, Bildungs- und Sozialarbeit. Gesundheitserziehung im Kindergarten bezieht sich traditionell auf folgende Themenbereiche:

- Zahngesundheit,
- gesunde Ernährung,
- Bewegung und Bewegungserziehung,
- Medienerziehung,
- Hygiene,
- Umgang mit Kranksein und Krankheit,
- Früherkennung von Störungen der Entwicklung, der Sprachentwicklung sowie Verhaltensauffälligkeiten.

Im Auftrag der Bundeszentrale für gesundheitliche Aufklärung (BZgA) erstellte eine Arbeitsgruppe eine neue Konzeption der Gesundheitsförderung für den Kindergartenbereich. Der Bericht enthält darüber hinaus eine Fülle von Ideenskizzen und Praxisbeispielen zur Gesundheitsförderung im Kindergarten (Lehner u. a. 1991; vgl. auch die Dokumentation der Tagung „Gesundheitsförderung im Kindergarten", BZgA 2000). In den letzten Jahren sind Kindertagesstätten auch als Orte der Gesundheitsförderung für sozial benachteiligte Kinder in den Mittelpunkt des Interesses gerückt. So haben Richter u. a. (2004) eine größere Studie zur Förderung von Gesundheitspotenzialen bei benachteiligten Kindern im Elementarbereich vorgelegt. Hinsichtlich der Bedeutung der Kindertagesstätten als Setting der Gesundheitsförderung führt Altgeld aus: „Die Gesundheitszieldefinition auf Bundesebene ... hat die Kindertagesstätte als eines von drei Settings (neben Familie/Freizeit und Schule) zur Umsetzung der Gesundheitsziele für Kinder und Jugendliche definiert. Damit sind erste Schritte für eine Bearbeitung und Aufwertung des Settings Kindertagesstätten gegangen worden. Es fehlen noch die flächendeckenden Maßnahmen, von denen die bundesweit 48 203 Kindertagesstätten direkt profitieren und die notwendige Investitionsbereitschaft in dieses Setting" (Altgeld 2002, S. 84).

Gesundheitsarbeit durch *Gemeinwesenarbeit* trägt dazu bei, gesundheitliche Probleme in der Gemeinde sichtbar zu machen, die Bürgerinnen und Bürger zu motivieren und zu aktivieren, ihre eigenen Ressourcen für Gesundheit in der Gemeinde besser zu nutzen und ihre Lebensbedingungen zu verändern sowie neue Formen sozialer Unterstützung zu initiieren und zu fördern (vgl. z. B. Minkler 1997; Homfeldt 2005). Hierbei gibt es vielfältige Verbindungen zu dem „Gesunde-Städte-Programm" (vgl. Kapitel 6.2) und dem Bund-Länder-Programm „Soziale Stadt" (s. u.).

Mit der gesundheitsbezogenen Gemeinwesenarbeit eng verbunden sind solche Aktivitäten, die versuchen, Gesundheitsförderungsmaßnahmen in *Stadtentwicklungsprojekte* zu integrieren. Ein in Deutschland besonders interessantes Beispiel dafür ist das Bund-Länder-Programm „Stadtteile mit besonderem Entwicklungsbedarf – die soziale Stadt". Das Programm „Soziale Stadt" wurde 1999 gestartet, um der zunehmenden sozialen und räumlichen Spaltung in den Städten entgegenzuwirken. 330 Programmgebiete in 230 deutschen Städten und Gemeinden sind beteiligt.

„Ziele des Programms sind
- die physischen Wohn- und Lebensbedingungen sowie die wirtschaftliche Basis in den Stadtteilen zu stabilisieren und zu verbessern,
- die Lebenschancen durch Vermittlung von Fähigkeiten, Fertigkeiten und Wissen zu erhöhen,
- Gebietsimage, Stadtteilöffentlichkeit und die Identifikation mit den Quartieren zu stärken" (www.sozialestadt.de/programm/).

Wie die Befragung in den Programmgebieten durch das Deutsche Institut für Urbanistik, das das Programm koordiniert, zeigt, wurden Gesundheitsprobleme bislang eher als nachrangig eingeschätzt (vgl. Abb. 4.3)

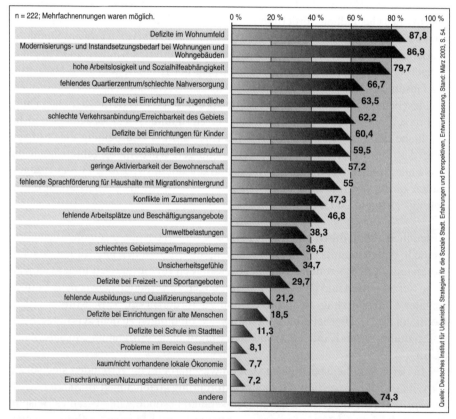

Abb. 4.3: Probleme in den Programmgebieten – Befragung (modifiziert nach Böhme, C., U.-K. Schuleri-Hartje: Gesundheitsförderung – Schlüsselthema integrierter Stadtteilentwicklung. Soziale Stadt info 11 [2003], S. 7).

„Gesundheitsförderung wird – obwohl sie ein Schlüsselbereich integrierter Stadtteilentwicklungspolitik ist – in der bisherigen Programmumsetzung Soziale Stadt eher vernachlässigt, auch wenn in einigen Programmgebieten bereits erfolgversprechende Ansätze für eine stadtteilbezogene Gesundheitsförderung festzustellen sind. Es erscheint daher nötig, dieses Handlungsfeld im Rahmen integrierter Stadtentwicklung zu stärken. Denn Gesundheitsförderung und Prävention sind wesentliche Voraussetzungen, um der Benachteiligung der Bewohnerinnen und Bewohner in benachteiligten Stadtteilen entgegenzuwirken" (Böhme und Schuleri-Hartje 2003, S. 7).

Ein weiteres Programm (des Bundesministeriums für Familie, Senioren, Frauen und Jugend) befasst sich mit „Entwicklung und Chancen junger Menschen in sozialen Brennpunkten" (www.eundc.de). Altgeld (2004) hat im Rahmen dieses Programms eine Expertise über gesundheitsfördernde Settingansätze vorgelegt.

Die Bekämpfung gesundheitlicher Ungleichheit auf Stadtteilebene wird als besonders Erfolg versprechend eingeschätzt, sei es im Rahmen der Gemeinwesenarbeit, der Stadtteilentwicklung, des „Gesunde-Städte-Programmes" der WHO oder ähnlicher Initiativen. Gerade zu diesem Thema sind in den vergangenen Jahren umfangreiche Veröffentlichungen zu konzeptionellen Fragen oder als Sammlung von „Models of good practice" – also von nachahmenswerten Praxisbeispielen – erschienen (vgl. insbesondere Bär u. a. 2004; Geene und Rosenbrock 2004; Homfeldt 2005).

Ein relativ neues Setting für Gesundheitsförderung stellen *Gefängnisse* dar. So heißt es in der Einladung zur „2. Europäischen Konferenz zur Gesundheitsförderung in Haft": „In den Haftanstalten Europas finden wir eine überproportional starke Verbreitung von gesundheitlichen Belastungen und Erkrankungen wie Drogen- und Alkoholabhängigkeit, Infektionskrankheiten (HIV/Hepatitis), psychische Störungen, Einschränkungen der Intimsphäre und Hygieneprobleme, Überbelegungen, Bewegungseinschränkungen und alle Formen von Gewalt. Gleichzeitig sind die Möglichkeiten zur Bewältigung dieser gesundheitlichen Belastungen aus vielen Gründen stark eingeschränkt (geringe personelle Ressourcen, eingeschränkte Handlungsmöglichkeiten, inadäquate Problemwahrnehmung). Prävention und Intervention im Vollzug sind darüber hinaus erschwert aufgrund überwiegender Belegung mit Menschen aus unteren sozialen Schichten mit geringem Bildungs- und Ausbildungsniveau und einem hohen Anteil ethnischer Minoritäten, die erhebliche Sprachschwierigkeiten aufweisen. Gefängnisse sind einerseits Orte mit besonderen gesundheitlichen Belastungen und andererseits auch solche, an denen medizinische Hilfe und weitere Unterstützungen von vielen Gefangenen erstmalig in Anspruch genommen werden und zum Teil zu einer erheblichen Verbesserung ihres Gesundheitszustandes führen ... Aktive Gesundheitsförderung in Vollzugsanstalten kann einen erheblichen Beitrag zum Erfolg nationaler Strategien, z. B.

zur Bekämpfung von Infektionskrankheiten und Suchtproblemen, leisten" (zu den Ergebnissen der 1. Europäischen Tagung vgl. www.wiad.de).

Schließlich sind noch die *Betriebe* zu nennen. Neben den im 7. Kapitel näher dargestellten präventiven Maßnahmen des Arbeitsschutzes finden sich hier zunehmend Beispiele für Maßnahmen der Gesundheitsförderung. Das „Setting Betrieb" gehört heute – neben dem „Setting Schule" – zu den erfolgreichsten Orten der Gesundheitsförderung (vgl. z. B. Slesina u. a. 1998; Pfaff und Slesina 2002). Die Entwicklung einer gesundheitsorientierten Unternehmenskultur bedeutet „gesundheitsbewußte Planung von Technik, Arbeitsorganisation und Personaleinsatz, Qualifizierung der Beschäftigten und ihre aktive und entscheidungsbeeinflussende Einbeziehung in betriebliche Umgestaltungs- und Arbeitsprozesse, Arbeitszeitregelungen, die die Vereinbarkeit familiärer und beruflicher Anforderungen erleichtern sowie humane Schichtplangestaltung, gesundheitsbewußte Angebote des Betriebssports und der betrieblichen Gemeinschaftsverpflegung" (Pelikan u. a. 1993, S. 15).

Ein Grund für die erfolgreiche Implementierung der betrieblichen Gesundheitsförderung ist sicherlich u. a. in der Tatsache zu sehen, dass diese Maßnahmen nachweisbar den Krankenstand senken und sich deshalb „rechnen". Wird z. B. der krankheitsbedingte Ausfall eines Arbeitnehmers pro Tag mit 100,– Euro veranschlagt, so führt dies bei einem Unternehmen mit 1 000 Beschäftigten selbst bei einem niedrigen Krankenstand von derzeit 3,6 % zu Kosten von monatlich ca. 100 000,– Euro. Pelletier hat bereits 1991 aufgrund einer Analyse von 28 Programmen der betrieblichen Gesundheitsförderung in den USA (wie Rückenschulen, Stressmanagement, Raucherentwöhnung) errechnet, dass die Einsparungen für den Betrieb mindestens das Dreifache der Programmkosten betragen. Deshalb ist es verständlich, dass sich zunehmend auch Krankenkassen in der betrieblichen Gesundheitsförderung engagieren (vgl. z. B. die Schriftenreihe „Produktionsfaktor Gesundheit" des Bundesverbandes der AOK und die Ergebnisse aus dem GKV-Präventionsbericht von Schreiner-Kürten 2004).

Maßnahmen der betrieblichen Gesundheitsförderung lassen sich – insbesondere gegenüber den klassischen Maßnahmen des Arbeits- und Gesundheitsschutzes – folgendermaßen charakterisieren (Friczewski 1997, S. 103f.):

- Sie sind weniger expertenorientiert, weniger „geräteorientiert" und weniger kontrollierend,
- sie nutzen das Wissen und die Erfahrung der Beschäftigten,
- sie binden die Beschäftigten aktiv und verantwortlich in die Förderung von Gesundheit mit ein,
- sie interessieren sich insbesondere auch für die schlecht oder gar nicht messbaren (z. B. psychischen) Belastungen und Beanspruchungen,

- sie nehmen die subjektiven Befindlichkeitsstörungen der Beschäftigten als eine Art Frühwarnsystem für die Vorbeugung von gesundheitlichen Schäden am Arbeitsplatz ernst,
- sie fragen weniger danach, wie spezifische Krankheiten oder Schädigungen zu verhindern sind (pathogene Orientierung), als vielmehr danach, wie die sozialen, organisatorischen, psychischen und körperlichen Ressourcen, aus denen heraus Gesundheit entsteht, zu fördern sind (salutogene Orientierung).

„Eine wesentliche Voraussetzung für den Erfolg betrieblichen Gesundheitsmanagements besteht darin, dass Gesundheit als Führungsaufgabe auf der Basis einer entsprechenden Unternehmenspolitik wahrgenommen wird und (wo vorhanden) in bestehende Managementsysteme integriert wird. Kernbereiche für die Umsetzung sind dabei die betriebliche Personalpolitik und die Arbeitsgestaltung.

Die professionellen Gesundheitsdisziplinen am Arbeitsplatz, zu denen mittlerweile die betriebliche Gesundheitsförderung neben Arbeits- und Gesundheitsschutz und betrieblichem Umweltschutz gehört, ordnen sich in einem solchen ganzheitlichen und systemischen Verständnis von Gesundheit am Arbeitsplatz ein und erbringen gewissermaßen spezifische Dienstleistungen, mit deren Hilfe Gesundheit und Wohlbefinden systematisch geplant und gesteuert werden können. Ein derartiges Verständnis ist nur möglich auf der Basis einer partnerschaftlichen Unternehmenskultur, die sich an gesundheitsgerechten Werten und Handlungsmaximen zeigt und im Betriebsalltag sichtbar gelebt wird" (Breucker und Bellwinkel 2001, S. 135; vgl. auch Brandenburg u. a. 2000).

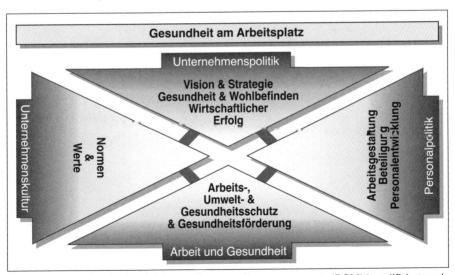

Abb. 4.4: Eckpunkte des betrieblichen Gesundheitsmanagements (BGM) (modifiziert nach Breucker, G., M. Bellwinkel: Betriebliche Gesundheitsförderung. In: GesundheitsAkademie [Hg.]: Gesundheit gemeinsam gestalten. Mabuse, Frankfurt/M. 2001, S. 134).

Mit Bezug insbesondere zu Lenhardt (2003) hat Faltermaier den derzeitigen Stand der betrieblichen Gesundheitsförderung in Deutschland zusammengefasst: „In Deutschland verfügen heute nur etwa 15 % aller mittleren und größeren Betriebe über Erfahrungen in der Gesundheitsförderung. Zudem zeigen sich immer noch Defizite in der Qualität der durchgeführten Maßnahmen ... Der Großteil der umgesetzten Maßnahmen kann dem Bereich der Verhaltensprävention zugeordnet werden, sie umfassen also Angebote zur Bewegung, Ernährung und Entspannung, Programme zur individuellen Stressbewältigung, Rückenschulkurse sowie Aktivitäten zur Suchtvorbeugung (Raucherentwöhnung, Alkoholkontrolle). Bemühungen um eine langfristig wirksame Reduktion von Belastungen durch die Veränderung von organisatorischen Strukturen sind demgegenüber selten. Was weitere Qualitätskriterien der betrieblichen Gesundheitsförderung betrifft, so ist die Partizipation der betroffenen Mitarbeiter/innen immer noch wenig realisiert (nur etwa bei einem Viertel der Maßnahmen werden ‚einfache' Mitarbeiter beteiligt), die Evaluation von Aktivitäten zeigt deutliche Defizite (sie wird nur in etwa 40 % und häufig relativ oberflächlich durchgeführt), und Projekte werden zu wenig in ein dauerhaftes System des betrieblichen Gesundheitsmanagements überführt. Trotz dieser Schwächen zeigen empirische Studien aber auch, dass bei einer systematisch angelegten Gesundheitsförderung im Setting Betrieb gute Erfolge zu erzielen sind, insbesondere in der Reduktion von gesundheitlichen Belastungen und Beschwerden, in der Verringerung von krankheitsbedingten Fehlzeiten und in der Verbesserung des Betriebsklimas und der Mitarbeiterzufriedenheit" (2005, S. 314).

Teil B: Praxis der Gesundheitswissenschaft

5 Gesundheitssystemgestaltung

Der Begriff „Gesundheitssystemgestaltung" geht auf Badura und Feuerstein (1994) zurück und schließt direkt an die oben gemachten Ausführungen zu den Grundlagen von Gesundheitssystemen an. Der Begriff ist besonders gut geeignet, die Aktivitäten von Gesundheitspolitik und Gesundheitsmanagement zu „überschreiben". Diese gesundheitswissenschaftlichen Praxisfelder sind eng miteinander verbunden: Man könnte sagen, dass *Gesundheitspolitik* als Systemgestaltung „im Großen" und *Gesundheitsmanagement* als Systemgestaltung „im Kleinen" – d. h. auf institutioneller Ebene – zu verstehen sind.

5.1 Systemgestaltung durch Politik

Wie schon an anderen Stellen dieses Kapitels werden wir uns auch bei der Darstellung gesundheitspolitischer Themen auf die gesundheitswissenschaftlichen Aspekte im engeren Sinne konzentrieren, d. h. auf die Frage, wie mit den Mitteln der Politik Gesundheit geschützt, erhalten und gefördert werden kann und welche gesellschaftlichen Einflüsse dieses Ziel unterstützen bzw. behindern können. Aspekte der Krankenversorgung werden nur am Rande mitbehandelt.

Ein ganz entscheidender Beitrag der Gesundheitswissenschaft besteht in der Erkenntnis, dass Gesundheit primär im Alltag – und nicht im Gesundheitswesen – „hergestellt" wird. Für die Systemgestaltung bedeutet dies, dass Politikfelder, die in unseren Alltag hineinreichen (wie Verkehrs-, Umwelt-, Arbeits-, Sozial-, Kommunalpolitik etc.), für Fragen der Gesunderhaltung und der Gesundheitsförderung weitaus wichtigere Einflussbereiche sind als das Gesundheitswesen. Der Sachverständigenrat hat sich in seinem Gutachten zur Bedarfsgerechtigkeit und Wirtschaftlichkeit (2000/2001) mit dieser Frage beschäftigt und dazu ausgeführt: „Ein zentrales Problem bei der Bewertung der Leistungsfähigkeit von Gesundheitssystemen mit Hilfe von Outcomeindikatoren bildet der empirisch gesicherte Befund, daß auf die gesundheitlichen Outcomes zahlreiche relevante Determinanten einwirken, die außerhalb des Gesundheitswesens im engeren Sinne und damit auch außerhalb der Kompetenzen seiner Entscheidungsträger liegen. Diese exogenen bzw. transsektoralen Einflußgrößen gesundheitlicher Zielindikatoren wurzeln z. B. im Arbeitsmarkt und der Einkommens- und Vermögensverteilung, im Bildungs- und Verkehrswesen, in der Umweltqualität, den Arbeitsbedingungen und den Wohnverhältnissen sowie auch im Lebensstil der Bürger. Der Erklärungsanteil des Gesundheitswesens im engeren Sinne an der Veränderung der Lebenserwartung bzw. Mortalität liegt nach zahlreichen nationalen und auch international vergleichenden Studien zwischen 10 % und 40 %. Daraus folgt, daß eine effiziente und effektive Einwirkung auf die gesundheitlichen Outcomes im Sinne einer Gesundheitspolitik im weiteren Sinne eine Kooperation mit anderen Politikbereichen bzw. Ministerien erfordert, was z. B. über entsprechende interministerielle Ausschüsse initiiert werden könnte" (S. 24; vgl. dazu die Abb. 5.1).

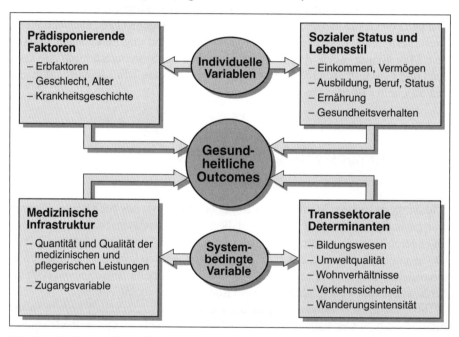

Abb. 5.1: Einflussgrößen gesundheitlicher Outcomes (modifiziert nach Sachverständigenrat für die konzertierte Aktion im Gesundheitswesen: Bedarfsgerechtigkeit und Wirtschaftlichkeit. Gutachten [Kurzfassung] 2000/2001, S. 24).

Mit Blick auf die unterschiedlichen Politikfelder lässt sich die traditionelle *„Gesundheitspolitik"* von einer umfassenderen *„Politik für Gesundheit"* differenzieren. In der angloamerikanischen Literatur wird entsprechend zwischen „health policy" und „healthy public policy" unterschieden. Rosenbrock spricht von „expliziter" und „impliziter" Gesundheitspolitik und meint mit impliziter Gesundheitspolitik die Tatsache, dass Gesundheit ein (impliziter und somit häufig kaum wahrgenommener) Querschnittsaspekt nahezu aller Politikbereiche ist (1998, S. 709). Ähnlich argumentiert auch Kaufmann (1990, S. 240ff.). Er unterscheidet Politikbereiche innerhalb und außerhalb des Gesundheitswesens. Innerhalb des Gesundheitswesens sind es primär die Politikbereiche ambulante und stationäre Versorgung sowie das öffentliche Gesundheitswesen, weiterhin – mit „starkem gesundheitspolitischem Einschlag" – Arbeitsschutz, Gewerbehygiene, Unfallversicherung und das Rehabilitationswesen. Umweltpolitik, Wohnungspolitik, Renten-, Frauen-, Familien- und Jugendpolitik, die Sozialhilfe und die Stadtplanung sind für Gesundheit wichtige Politikbereiche außerhalb des Gesundheitswesens.

Wir werden uns zunächst mit einige Aspekten einer Politik für Gesundheit und danach mit ausgewählten Problemen der Gesundheitspolitik beschäftigen.

5.1.1 Politik für Gesundheit

Diese Neuorientierung in der Gesundheitspolitik wurde ganz wesentlich von der WHO eingeleitet. Sie wurde insbesondere befruchtet durch die gesundheitspolitischen Ideen des Lalonde-Reports über die Gesundheit der Kanadier aus dem Jahre 1974, durch die Gesundheitsplanungstheorie von Blum (1974), durch die Arbeiten von McKeown über die „Bedeutung der Medizin" (1982) sowie von Kickbusch über die „Gesundheitsgesellschaft" (2005).

Dem Lalonde-Report (Lalonde war seinerzeit Gesundheitsminister in Kanada) liegt das so genannte *„health-field-concept"* zugrunde, das eine frappierend simple wie einleuchtende Konzeption über die Determinanten menschlicher Gesundheit beinhaltet: Danach lassen sich folgende vier auf die Gesundheit der Bevölkerung einwirkende Bereiche unterscheiden (vgl. auch das Mandala-Gesundheitsmodell im 1. Kapitel):

- die Biologie der Menschen,
- die Lebensweisen der Menschen,
- die Umwelt der Menschen,
- die Gesundheitsversorgung der Menschen.

Anhand dieses Schemas machte der Lalonde-Report deutlich, dass sich die bisherige Gesundheitspolitik überwiegend auf Maßnahmen der Gesundheitsversorgung konzentriert hatte. Zukünftig gelte es, mit Priorität die anderen Felder zu berücksichtigen, die die Gesundheit der Bevölkerung determinieren, um Verbesserungen in der Gesundheit der Bevölkerung zu erreichen.

Dieser *Paradigmenwechsel in der Gesundheitspolitik* durch die WHO wurde in dem 1977 verabschiedeten Konzept „Gesundheit für alle bis zum Jahr 2000" deutlich sichtbar. Die Europäische Region verabschiedete 1980 das auf Europa bezogene Handlungsprogramm „Gesundheit 2000", das 1984 in 38 Einzelzielen konkretisiert wurde (WHO 1985). Diese Einzelziele wurden 1991 unter der Überschrift

„Ziele zur ‚Gesundheit für alle' – Die Gesundheitspolitik für Europa" (WHO 1992) aktualisiert und mit jeweils spezifischen Indikatoren zur Beurteilung ihrer Umsetzung versehen. 1999 erschien dann die Publikation „Gesundheit 21" (WHO 1999), in der folgende *21 Ziele für das 21. Jahrhundert* formuliert wurden:

Ziel 1: Solidarität für die Gesundheit in der Europäischen Region,
Ziel 2: Gesundheitliche Chancengleichheit,
Ziel 3: Ein gesunder Lebensanfang,
Ziel 4: Gesundheit junger Menschen,
Ziel 5: Altern in Gesundheit,
Ziel 6: Verbesserung der psychischen Gesundheit,
Ziel 7: Verringerung übertragbarer Krankheiten,
Ziel 8: Verringerung nichtübertragbarer Krankheiten,
Ziel 9: Verringerung von auf Gewalteinwirkung und Unfälle zurückzuführenden Verletzungen,
Ziel 10: Eine gesunde und sichere natürliche Umwelt,
Ziel 11: Gesünder leben,
Ziel 12: Verringerung der durch Alkohol, Drogen und Tabak verursachten Schäden,
Ziel 13: Settings zur Förderung der Gesundheit,
Ziel 14: Multisektorale Verantwortung für die Gesundheit,
Ziel 15: Ein integrierter Gesundheitssektor,
Ziel 16: Qualitätsbewußtes Management der Versorgung,
Ziel 17: Finanzierung des Gesundheitswesens und Ressourcenzuweisung,
Ziel 18: Qualifizierung von Fachkräften für gesundheitliche Aufgaben,
Ziel 19: Forschung und Wissen zur Förderung der Gesundheit,
Ziel 20: Mobilisierung von Partnern für gesundheitliche Belange,
Ziel 21: Konzepte und Strategien zur „Gesundheit für alle".

Die Orientierung der Gesundheitspolitik an *Gesundheitszielen* steht in Deutschland erst am Anfang, einige Bundesländer haben – überwiegend an den o. g. WHO-Gesundheitszielen orientierte – Gesundheitszielprogramme entwickelt (vgl. z. B. die „Zehn vorrangigen Gesundheitsziele für Nordrhein-Westfalen" [www.loegd.nrw.de]). Wismar hat 16 nationale bzw. regionale Gesundheitszielprogramme analysiert. Im Mittelpunkt der Untersuchung standen u. a. die politischen Strategien zur Definition und Implementation. Ein Ergebnis der Studie belegt, „daß die Initiativen – mit wenigen Ausnahmen – unzureichend die Akteure vor Ort einbinden. Zudem lassen sich weder schlüssige Anreizsysteme noch Sanktionsmechanismen nachweisen. Außerdem sind die Ressourcen nicht den Zielen zugeordnet" (Wismar 2000, S. 2; vgl. auch Geene/Luber 2000).

Im Jahr 2000 hat das Bundesministerium für Gesundheit und Soziale Sicherung die Gesellschaft für Versicherungswissenschaft und -gestaltung e. V. (GVG) mit der Entwicklung von nationalen Gesundheitszielen beauftragt (www.gesundheitsziele.de). Unter dem Dach der GVG sind mehr als 70 Organisationen an diesem Zielentwicklungsprojekt beteiligt (Verantwortliche aus Politik in Bund, Ländern und Gemeinden, aus den Selbstverwaltungsorganisationen von Kostenträgern und Leistungserbringern, der Privaten Krankenversicherung, Vertreter der Patienten- und Selbsthilfeorganisationen und Wissenschaftler). Folgende fünf Gesundheitsziele sind in der Entwicklung:

- Diabetes mellitus Typ 2 – Erkrankungsrisiko senken, Erkrankte früh erkennen und behandeln,
- Brustkrebs – Mortalität vermindern, Lebensqualität erhöhen,
- Tabakkonsum reduzieren,
- Gesund aufwachsen: Ernährung, Bewegung, Stressbewältigung,
- Gesundheitliche Kompetenzen erhöhen, Patientensouveränität stärken.

An dieser Stelle wollen wir noch einmal auf das *Mandala-Modell der Gesundheit* zurückkommen, das wir als viertes Gesundheitsmodell im 1. Kapitel vorgestellt hatten. Wir hatten gesagt, dass dieses Modell von Gesundheit die direktesten Bezüge zu einer Politik für Gesundheit habe. Die Autoren des Modells unterscheiden folgende drei Politikebenen:

- Gesundheitspolitik für das Individuum,
- Gesundheitspolitik für die Gemeinde,
- Gesundheitspolitik für die Gesellschaft.

Gesundheitspolitik für das Individuum muss der Erkenntnis Rechnung tragen, dass Gesundheitsprobleme nicht durch einfache Maßnahmen (wie z. B. durch auf reine Verhaltensänderung abzielende Gesundheitserziehung) gelöst werden können, da diese die Komplexität des ökologischen Modells menschlicher Gesundheit ignorieren. Unter Bezug auf Antonovskys Vorstellung von der besonderen Bedeutung des Kohärenzsinns für die menschliche Gesundheit muss Gesundheitspolitik sich fragen, wie sie dazu beitragen kann, dass Menschen Gefühle von Selbstwert und Selbstbewusstsein entwickeln sowie Gefühle, gebraucht und geliebt zu werden, wie sie die Fähigkeit erlangen, Einfluss auf ihre Lebensbedingungen zu gewinnen und ihre eigenen Probleme selbst zu meistern. Selbstwertgefühl muss über Schulen, Arbeitsplätze und soziale Institutionen vermittelt werden. Unterstützungssysteme müssen dazu beitragen, dass Menschen mehr Einfluss auf die Gestaltung ihrer Lebensumstände gewinnen.

Gesundheitspolitik für die Gemeinde muss für saubere Luft und sauberes Wasser sorgen, für angemessene Nahrungsmittel und Wohnbedingungen, ausreichendes Einkommen, für die Sicherheit am Arbeitsplatz, die Qualität von Arbeit, von Ausbildung, von Unterstützungssystemen sowie für die Angemessenheit und Qualität der medizinischen und sozialen Dienste. Besonders bedeutsam ist darüber hinaus, dass die Gemeinde als Organisationseinheit selber „gesund" ist. Dazu tragen wesentlich die Familien, Kirchen, gemeinnützigen Organisationen, Nachbarschaftsgruppen bei, die zwischen den Individuen und den gesellschaftlichen Institutionen vermitteln.

Gesundheitspolitik für die Gesellschaft geht von der Einsicht aus, dass das Gesundheitssystem im engeren Sinne nur von begrenzter Bedeutung für die Gesundheit der Bevölkerung ist. Energiepolitik, Verkehrspolitik, Finanzpolitik oder Landwirtschaftspolitik sind Politikbereiche, die die Gesundheit der Bevölkerung in weitaus größerem Maße bestimmen. Darüber hinaus sind Armut und soziale Ungleichheit vor Krankheit und Tod bedeutsame Probleme einer Gesundheitspolitik für die Gesellschaft.

5.1.2 Gesundheitspolitik

In diesem Abschnitt werden einzelne gesundheitspolitische Aspekte behandelt, die sich auf das Gesundheitswesen im engeren Sinne beziehen.

Rosenbrock bezeichnet Gesundheitspolitik als „bevölkerungsbezogenes Risikomanagement": „Das Ziel von Gesundheitspolitik ist die Verbesserung der gesundheitlichen Lage der Bevölkerung durch die Minimierung krankheitsbedingter Einschränkungen der Lebensqualität und des vorzeitigen Todes. Dies schließt die Senkung von Erkrankungswahrscheinlichkeiten (Prävention) durch Minderung (pathogener) Belastungen und die Förderung (salutogener) Ressourcen ebenso ein wie die Gestaltung und Steuerung der Krankenversorgung und der Rehabilitation" (Rosenbrock 1998, S. 707).

Wir haben weiter oben bei der Darstellung der einzelnen Elemente von Gesundheitssystemen gesagt, dass es Aufgabe der Gesundheitspolitik sei, die verschiedenen Elemente und Interessen eines Gesundheitssystems so zu steuern, dass die Ziele von Gesundheitssystemen – nämlich die Gesundheit der Bevölkerung zu erhalten und die Krankheiten zu behandeln – effektiv und effizient erreicht werden.

Die dabei zwangsläufig auftretenden „Steuerungsprobleme" hat Rosenbrock unter drei Leitfragen zusammengefasst:

„1. Sind die Institutionen, Qualifikationen und Anreizsysteme so beschaffen, daß möglichst jeder Mensch mit Gesundheitsproblemen zum richtigen Zeitpunkt in das richtige (Teil-)System gelangt? *(Steuerziel: Zugangsrationalität)*
2. Gewährleisten Institutionen, Qualifikationen und Anreizsysteme in der Krankenversorgung, daß möglichst jeder Mensch eine kontinuierliche, integrierte, auf seine Individualität und auf seine soziale Lage zugeschnittene Versorgung seiner Gesundheitsprobleme erfährt? *(Steuerungsziele: Systemqualität; Effektivität; Versorgungsqualität)*

3. Werden die als notwendig erachteten Leistungen der Krankenversorgung mit möglichst wenig professioneller Intervention und möglichst kostengünstig erbracht? *(Steuerungsziele: Effizienz; Finanzierbarkeit)"* (Rosenbrock 1998, S. 733).

Aufgrund der komplexen Systembedingungen ist die gesundheitspolitische Steuerung des Gesundheitswesens zwangläufig und in vielfältiger Hinsicht „störanfällig". Als *Hauptprobleme unseres Gesundheitswesens* sind zu nennen (vgl. auch Rosenbrock und Gerlinger 2004):

- geringer Stellenwert von Gesundheitsförderung und Prävention gegenüber der kurativen Versorgung,
- mangelnde Integration zwischen ambulanter und stationärer Versorgung und dem öffentlichen Gesundheitsdienst,
- mangelnde Kooperation zwischen medizinischen und sozialen Diensten,
- mangelnde Integration der Dienstleistungen nicht-ärztlicher Gesundheitsberufe,
- mangelnde Effizienz der Gesundheitsversorgung,
- Probleme der Über-, Unter- und Fehlversorgung,
- Vordringen von Wettbewerbs- und Marktideologien und damit einhergehend von Leistungsabbau und Entsolidarisierung,
- geringer Stellenwert der Qualitätssicherung medizinischer Dienstleistungen.

Wir wollen uns hier mit einigen der oben genannten Problemaspekte noch etwas näher befassen. Die *Untergewichtung von Gesundheitsförderung und Prävention* in unserem Gesundheitswesen lässt sich aus den weiter oben genannten Strukturmerkmalen ableiten: Durch die Monopolstellung der niedergelassenen Ärzte unter den Anbietern von Gesundheitsleistungen dominiert ein überwiegend biomedizinisch geprägtes Verständnis von Gesundheit und Krankheit. Die im Verständnis und im Handlungskreis niedergelassener Ärzte möglichen präventiven Maßnahmen konzentrieren sich somit zwangsläufig auf Maßnahmen der Krankheitsfrüherkennung. Neben diesen Strukturmerkmalen sehen Kühn und Rosenbrock in der Dominanz der Ökonomie das wichtigste Hemmnis für eine bessere Etablierung der Prävention: Solange Gesundheit und Ökonomie im Gegensatz zueinander stehen, dominiert das ökonomische Moment, wie die Autoren anhand folgender Beispiele aus der Gesundheitspolitik herausgearbeitet haben: „Auf Versuchen, gegen Automobil- und Benzinhersteller risikobezogene Umwelt- und damit Gesundheitspolitik zu betreiben, können kaum politische Karrieren begründet werden. Selbst über eine empirisch durchaus kalkulierbare Risikosenkung durch Tempolimits entscheiden bislang ausschließlich Macht und Interesse. Auch die Bindungswirkung existierender staatlicher Schutznormen ist – das zeigen nicht nur täglich bekannt werdende Skandale, sondern nahezu durchgängig Untersuchungen zum Arbeits- und zum Umweltschutz – in der Konfliktzone zwischen ökonomischer Verfügungsmacht und Gesundheit oft überraschend schwach. Die Beweislast für drohende oder eingetretene Schäden wird dabei zudem meist dem Schwächeren aufgebürdet" (1994, S. 43).

Dominanz der Medizin in den Steuerungsprozessen des Gesundheitswesens und Dominanz der Ökonomie in den gesamtgesellschaftlichen Steuerungsprozessen sind für Kühn und Rosenbrock zusammenhängende Phänomene: Zur gesellschaftlichen Funktion der Medizin gehöre auch, sozial verursachte Gesundheitsprobleme in individuelle zu transformieren und sie für vermarktungsfähige Gesundheitswaren und -dienstleistungen zugänglich zu machen (ebenda, S. 46f.).

Interessanterweise sind einige der früher als Defizite der „Gesundheitspolitik" verstandenen Probleme heute als Defizite der „Politik für Gesundheit" erkannt. Dazu gehört in erster Linie *das Problem der gesundheitlichen Benachteiligung sozial schwacher Bevölkerungsgruppen*. Wir sind auf dieses gravierende gesundheitspolitische Problem ausführlich unter dem Thema „Gesundheitsrisiken" im 3. Kapitel eingegangen. Dieses sich offensichtlich noch verstärkende Public-Health-Problem wurde früher z. T. als „schichtenspezifisches Versorgungsproblem" verstanden. Auch wenn es nach wie vor gewisse sozial vermittelte Zugangsprobleme zum Gesundheitswesen und Barrieren in der Arzt-Patienten-Interaktion gibt, sind die Hauptunterschiede im Gesundheitszustand von Menschen aus unterschiedlichen sozialen Schichten doch eindeutig und primär Ausdruck ihrer sozialen Lage. Das bedeutet auch, dass ein wie auch immer organisiertes Gesundheitswesen gar nicht imstande wäre, gesundheitliche Unterschiede völlig auszugleichen, wenngleich es natürlich Aktivitäten in diese Richtung – z. B. über eine Verzahnung medizinischer und sozialer Dienste – entwickeln kann. Die besonderen Gesundheitsbelastungen benachteiligter Bevölkerungsgruppen können grundlegend aber nur im Rahmen einer Politik für Gesundheit – und zwar insbesondere als Umverteilungspolitik von Arbeit und Einkommen – bekämpft werden.

Allerdings – und darauf hat Rosenbrock eindringlich hingewiesen – „nimmt gegenwärtig eine Sichtweise zu, in der tendenziell jeder seines Glückes Schmied und also auch verantwortlich für sein Unglück ist. Solche Ideologien (...) sind kaum förderlich für Konzepte der kollektiven Artikulation von gesellschaftlich bedingten Gesundheitsproblemen und der politischen Mobilisierung zur Durchsetzung von Veränderungsstrategien, die auf eine Verminderung der sozialen Ungleichheit vor Krankheit und Tod abzielen" (1998, S. 748f.).

Als gegenläufiger Prozess zu dieser als „Individualisierung" bezeichneten gesellschaftlichen Veränderungstendenz ist die *Gesundheitsbewegung* zu nennen. Die Gesundheitsbewegung ist zugleich ein Beispiel für eine über das Gesundheitswesen hinausgehende politische Kraft, die wesentlich von der Erkenntnis über die soziale Bedingtheit von Gesundheit und Krankheit gespeist wird. Auch wenn die Gesundheitsbewegung ihren Höhepunkt offensichtlich überschritten hat, so sind in vielen sozialen und insbesondere ökologischen Bewegungen Gesundheitsthemen von besonderer Relevanz (von Kardorff 1996). Ein wichtiger Slogan der Gesundheitsbewegung lautete: „Think global, act local!" Damit ist in der Gesundheitsbewegung früh erkannt worden, dass sich gesundheitspolitische Veränderungen zunehmend auf die lokale Ebene verlagern müssen, um wirksam zu sein und – und damit wird ein zweites wichtiges Ziel der Gesundheitsbewegung angesprochen – um die Partizipationsmöglichkeiten der Bevölkerung für Gesundheitsbelange zu stärken. Mit diesen beiden Strategien – Kommunalisierung der Gesundheitsversorgung und Partizipation der BürgerInnen – wollen wir uns abschließend noch etwas näher beschäftigen.

Mit der *Kommunalisierung der Gesundheitsversorgung* ist das gesundheitspolitische Ziel gemeint, die gesundheitliche Verantwortung von der Bundes- und insbesondere Landesebene auf die Kommunalebene zu verlagern, also dorthin, wo auch die meisten Gesundheitsprobleme entstehen und deshalb am wirkungsvollsten angegangen werden können. Zur Kommunalisierung der Gesundheitsversorgung würde auch die Verlagerung bzw. Neugestaltung der Steuermechanismen für die Gesundheitsversorgung gehören. Nach einem Vorschlag von Neuhaus und Schräder (1989) sollte die Steuerung der kommunalen Belange der Gesundheitsversorgung einer „regionalen Gesundheitskonferenz" übertragen werden. Einen ähnlichen Vorschlag hatte bereits 1975 die Enquête-Kommission für die Neugestaltung der psychiatrischen Versorgung durch „Standardversorgungsgebiete" gemacht. Diese Regionalisierung könnte sich auch auf die Finanzierung von Gesundheitsleistungen beziehen. Da diese Reformvorstellungen erhebliche Veränderungen der Machtverhältnisse zur Folge hätten – was insbesondere den Sicherstellungsauftrag der Kassenärzte tangiert –, ist es nicht weiter verwunderlich, dass sie – von einigen Modellvorhaben abgesehen – zumeist in den Anfängen stecken geblieben sind. Allerdings ist – wie von Ferber dargelegt hat – die Kommunalisierung der Gesundheitsversorgung auch ein Prozess, der durch Rationalisierungen im Gesundheitswesen gefördert wird: „Die Sozialversicherung wird heute von ihrer eigenen, nicht mehr beherrschbaren Dynamik zum Um- und Abbau ihrer Strukturen gezwungen und entläßt ihre Versicherten auf die örtliche Ebene, auf der alle Hilfen letztlich organisiert werden. In dieser Situation erscheint bürgernahe Gesundheitspolitik als ein Weg, für diese Hilfen eine neue soziale Infrastruktur zielbewußt zu schaffen" (1994, S. 7).

Unser zweites Thema *Partizipation der BürgerInnen* hängt eng mit dem eben Gesagten zusammen. Eine Verlagerung der Gesundheitsaufgaben auf die örtliche Ebene macht es erforderlich – worauf von Ferber ebenfalls hingewiesen hat –, dass sich die BürgerInnen verstärkt um ihre Gesundheitsbelange kümmern: „Bürgernahe Gesundheitspolitik ist in dem Sinne bürgerorientiert, daß sie den BürgerInnen die Chance gibt, ihre Bedürfnisse wirksam anzumelden, ihre Rechte unverkürzt wahrzunehmen, an der Zielfindung und Prioritätensetzung im Sozialleistungssystem teilzunehmen. Davon kann in unserem Gesundheitswesen nur in einem sehr eingeschränkten Sinne die Rede sein (...). Bürgernahe Gesundheitspolitik ist aber auch – und das ist ein Aspekt, der zunehmend an Bedeutung gewinnt – Mobilisierung der Bürger für gesundheitsbezogene Fragen ihres Lebensalltags in der Gemeinde, in den Betrieben, in den Schulen, im Straßenverkehr, in der Ernährung und in den Familien. Denn Gesundheitspolitik spielt im System der Politiken eine Querschnittsrolle; sie ist in nahezu allen Politikbereichen gegenwärtig (...)" (1994, S. 3).

Zur Stärkung der BürgerInnen-Partizipation haben sich verschiedene Strukturen herausgebildet (vgl. Hölling und Petersen 1995; Gesundheitsakademie 1996; BZgA 2000): Zu unterscheiden sind Strukturen, in denen sich die BürgerInnen ein eigenes Forum schaffen (wie z. B. Gesundheitszentren), Strukturen, in denen die Leistungserbringer „unter sich sind" (wie die bereits erwähnten „Gesundheitskonferenzen" oder auch die im Rahmen der Deutschen Herzkreislauf-Präventionsstudie eingerichteten „Arbeitsgemeinschaften Gesundheitsvorsorge"), sowie Strukturen, in denen sich BürgerInnen und Leistungserbringer „gemeinsam an einen Tisch setzen", wie z. B. Arbeitskreise Gesundheit (vgl. z. B. die Dokumentation des Landesvereins für Gesundheitspflege e. V. Niedersachsen o. J.) und Gesundheitszirkel in Betrieben (vgl. z. B. Slesina u. a. 1998). Wie die bislang vorliegenden Erfahrungen zeigen (vgl. z. B. Stark 1997), ist Kooperation häufig leichter gefordert als getan. Konfliktquellen sind insbesondere ökonomische Interessengegensätze, Konkurrenz um Einflusssphären und politisch-ideologische Differenzen.

Badura u. a. haben die Diskussion um Bürgerorientierung des Gesundheitswesens in einem Gutachten für das Ministerium für Arbeit, Gesundheit und Soziales des Landes Nordrhein-Westfalen fortgesetzt:

„Zentrale These des Gutachtens ... ist, daß durch eine erweiterte Selbstbestimmung, erhöhte Qualität und rechtlichen Schutz sowie eine verbesserte Beteiligung von Bürgern, Versicherten und Patienten das sich wandelnde deutsche Gesundheitswesen notwendige Impulse zur Neuorientierung und Weiterentwicklung erhalten kann. Eine bürgerorientierte Weiterentwicklung des deutschen Gesundheitswesens begründet sich vor allem mit Zweifeln an der Bedarfsgerechtigkeit des Systems, mit Integrationsmängeln bei Trägern, Einrichtungen und Leistungen, mit Kritik am mangelhaften Patientenschutz, unzureichenden Partizipations- und Mitgestaltungsmöglichkeiten sowie mit Wirksamkeitsmängeln der Angebote insbesondere dort, wo es auf die Aktivierung der Bürger, Versicherten oder Patienten zur Erreichung von Gesundheitszielen ankommt" (Badura und Schellschmidt 1998, S. 15).

Ein Spezialfall der „Bürgerorientierung des Gesundheitswesens" stellt die Frage der *Patientenorientierung des Gesundheitswesens* dar. In dieser Hinsicht ist Deutschland ein „Entwicklungsland" (Kranich 1999, S. 6f.). Andere Länder Europas sind hier wesentlich weiter – wie ein Überblick von Kranich und Bröcken (1997) zeigt: So haben beispielsweise die Niederlande die Vertragsbeziehungen zwischen Patienten und Behandlern im Zivilgesetzbuch, das sie um einen neuen

Abschnitt zur medizinischen Versorgung ergänzten, geregelt. Zur gleichen Zeit trat dort auch das Gesetz zum Beschwerderecht im Gesundheitswesen in Kraft. Auch das Spektrum der Einrichtungen, die Patienten helfen, ihre Rechte durchzusetzen, ist in anderen Ländern weitaus breiter: So gibt es Patientenanwaltschaften in Österreich und Beschwerdebeauftragte und Patientenverbände in den Niederlanden. In Deutschland gibt es dagegen nur freiwillige Einrichtungen wie Patientenstellen oder Abteilungen von Verbraucherzentralen. Allerdings hat sich das novellierte SGB V auch die Stärkung von Patientenrechten „auf die Fahnen geschrieben". Dort heißt es im neuen § 65b zur Förderung von Einrichtungen zur Verbraucher- und Patientenberatung: „Die Spitzenverbände der Krankenkassen fördern mit jährlich insgesamt 5 113 000 € je Kalenderjahr im Rahmen von Modellvorhaben gemeinsam und einheitlich Einrichtungen zur Verbraucher- oder Patientenberatung, die sich die gesundheitliche Information, Beratung und Aufklärung von Versicherten zum Ziel gesetzt haben ..." (zu den bisherigen Ergebnissen der Modellvorhaben vgl. Schaeffer u. a. 2005; vgl. auch Jahrbuch für kritische Medizin 2005).

5.2 Systemgestaltung durch Gesundheitsmanagement

Unter dieser Überschrift wollen wir uns mit grundlegenden Aspekten der Organisationsentwicklung, Planung, Evaluation und Qualitätssicherung beschäftigen. Dies sind die – neben vielen anderen – wichtigsten Managementaufgaben zur Förderung von Gesundheit.

5.2.1 Organisationsentwicklung und Projektmanagement

Sievers (1993) skizziert die *Grundlagen der Organisationsentwicklung* anhand folgender Thesen:

- Organisationsentwicklung ist mehr als bloße Organisationsveränderung, Umorganisation oder Rationalisierung.
- Organisationsentwicklung als Prozess beruht auf dem Lernen aller Betroffenen durch direkte Mitwirkung und praktische Erfahrung.
- Organisationsentwicklung ist nur dann langfristig und erfolgreich durchzuführen, wenn sowohl die Organisation als auch die darin tätigen Menschen davon „profitieren".

Die zuletzt genannte These ist besonders eindrucksvoll von Grossmann und Scala belegt worden, indem sie auf die „Schubkraft" des Gesundheitsmotivs zur Lösung von anderen Organisationsproblemen hinweisen: „Somit wird es zu einem Kernproblem in der Umsetzung von Gesundheitsförderung, sich zu den jeweiligen Organisationszielen in Beziehung zu setzen und Anknüpfungspunkte für Gesundheitsförderung ausfindig zu machen. Pointiert ausgedrückt heißt das, daß Gesundheitsförderung der jeweiligen Organisation dabei helfen muß, genuine Probleme zu lösen. Gesundheitsförderung im Betrieb kann sich etablieren, wenn sie dazu beiträgt, Fluktuationsraten zu senken, Versicherungskosten zu reduzieren oder Motivationsprobleme zu bearbeiten. Gesundheitsförderung in der Schule wird erfolgreich sein, wenn sie eine Antwort auf psychosoziale Probleme und psychosomatische Leiden von Lehrern und SchülerInnen geben kann. Gesundheitsförderung im Krankenhaus wird sich an den Personalproblemen in der Pflege bewähren müssen, und ihr Erfolg wird davon abhängen, ob sie einen Stellenwert im Rahmen der wachsenden Konkurrenz zwischen den Krankenhäusern und anderen Anbietern gewinnen kann" (Grossmann und Scala 1994, S. 19).

Grossmann und Scala (1994) haben einen ausführlichen und praxisorientierten Leitfaden vorgelegt, wie Gesundheitsförderung durch Organisationsentwicklung und Projektmanagement umgesetzt werden kann. Sie beziehen sich theoretisch auf neuere Entwicklungen in der soziologischen Systemtheorie und praktisch auf ihre vielseitigen Erfahrungen in der systemischen Organisationsberatung. Gesundheitsförderung wird von ihnen als „Intervention in soziale Systeme" verstanden und als Entwicklungsprozess in und zwischen Organisationen praktiziert. In dem von Pelikan u. a. (1993) herausgegebenen Buch „Gesundheitsförderung durch Organisationsentwicklung" werden die Grundlagen der Organisationsentwicklung sowie die Erfahrungen mit ihrer Anwendung in den Organisationen („settings") Betrieb, Schule und Krankenhaus anhand zahlreicher Beispiele beschrieben.

Zu den zentralen Aufgaben von Projektmanagement gehören nach Grossmann und Scala (1994, S. 87) die Definition von Zielen und Aktivitäten, der Aufbau einer den Problemen adäquaten Projektorganisation sowie die Gewährleistung des Transfers der Projektergebnisse. Die Autoren nennen folgende *Voraussetzungen für eine wirkungsvolle Projektorganisation:*

- eine klar definierte Aufgabe und einen Vertrag,
- eine transparente und leistungsfähige Entscheidungsstruktur,
- eine mit der Aufgabenstellung übereinstimmende Zusammensetzung des Teams,
- Raum und Zeit für die Projektarbeit und die dazu notwendigen Ressourcen,
- Investitionen in die soziale Entwicklung des Projekts,
- zirkuläre Zielplanung,
- einen klar definierten und in Abschnitte gegliederten Arbeitsplan,
- Projektmarketing,
- regelmäßige Selbstevaluation und Berichterstattung,
- Verbindung zu relevanten Entscheidungsprozessen in der Linienorganisation,

- einen kontinuierlichen Transfer der Projekterfahrungen und Resultate in die Linienorganisation,
- die Wahrnehmung von Leitungsfunktionen,
- externe Unterstützung: Training, Supervision oder Organisationsberatung.

Die bisherigen Ausführungen waren eher allgemeiner Natur. Im Folgenden wollen wir auf ein konkretes Beispiele hinweisen. Die WHO hat einen *Leitfaden zur Entwicklung von Projekten im Rahmen des Gesunde-Städte-Programms* herausgegeben (1992). Darin werden drei Phasen der Projektentwicklung unterschieden: die Startphase, die Aufbauphase und die Projektphase. Die beiden ersten Phasen sind durch jeweils sieben Entwicklungsschritte, die dritte Phase durch sechs Aktionen gekennzeichnet (vgl. auch die Aktionsschritte zur Umsetzung von Gesundheitsförderung in Kickbusch 1992):

Startphase:
- Projekt-Unterstützungsgruppe aufbauen,
- Gesunde-Städte-Idee verstehen lernen,
- städtische Verhältnisse kennen lernen,
- Finanzierungsquellen für das Projekt erschließen,
- organisatorische Anbindung des Projekts entscheiden,
- Projektantrag vorbereiten,
- Genehmigung des Projekts einholen.

Aufbauphase:
- Gesunde-Städte-Ausschuss etablieren,
- Projektumfeld analysieren,
- Projektarbeit definieren,
- Projektbüro einrichten,
- langfristige Strategie entwickeln,
- Kapazitäten aufbauen,
- Rechenschaftspflichtigkeit sicherstellen.

Aktionsphase:
- Verbesserung des Gesundheitsbewusstseins,
- Förderung strategischer Planung,
- multisektorales Handeln mobilisieren,
- Bürgerbeteiligung erweitern,
- Förderung von Erneuerungen,
- eine gesundheitsfördernde Gesamtpolitik sicherstellen.

Durch die detaillierte Erläuterung der einzelnen Projektschritte und die Anführung von Beispielen ist der Leitfaden eine konkrete Planungshilfe für Gesundheitsförderungsprojekte, nicht nur im Rahmen des Gesunde-Städte-Programms.

5.2.2 Planung, Evaluation, Qualitätssicherung und Qualitätsmanagement

Aus der amerikanischen Literatur zur Gesundheitserziehung stammt das folgende *Planungsmodell*, das wir etwas näher darstellen wollen (Green u. a. 1980). Es ist unter der Abkürzung PRECEDE bekannt geworden. PRECEDE steht für Predisposing, Reinforcing, Enabling Causes for Educational Diagnosis and Evaluation. Es besteht aus sechs Phasen, die beim Planungsprozess nacheinander durchlaufen werden, wobei beim Ziel begonnen wird:

Phase 1–2: Epidemiologische und soziale Diagnose: Hierzu werden gesundheits- und nicht-gesundheitsbezogene Merkmale der Lebensqualität erhoben. Nicht-gesundheitsbezogene Merkmale sind z. B. subjektiv definierte Probleme der Personen oder der Gemeinden sowie soziale Indikatoren (wie z. B. Bevölkerungsstruktur, Arbeitslosigkeit, Entfremdung). Gesundheitsbezogene Merkmale beziehen sich auf Morbidität, Mortalität etc. einschließlich ihrer unterschiedlichen Dimensionen (Inzidenz, Prävalenz, Dauer etc.).

Phase 3: Verhaltensdiagnose: Hier werden die mit den o. g. Problemen verbundenen Verhaltensweisen einschließlich des Bewältigungshandelns erfasst, wie z. B. Selbsthilfe, präventive Maßnahmen, Compliance.

Phase 4–5: Pädagogische Diagnose: Die pädagogische Diagnose erfolgt nach den drei Haupteinflusskomplexen auf das Gesundheitsverhalten:

- prädisponierende (predisposing) Faktoren: Wissen, Einstellungen, Werte, Auffassungen,
- befähigende (enabling) Faktoren: Vorhandensein von Ressourcen, Zugang zu den Ressourcen, Fähigkeiten etc.,
- verstärkende (reinforcing) Faktoren: Einstellungen und Verhaltensweisen von Gesundheits- und anderen Experten, Peers, Eltern, Arbeitgeber etc.

Phase 6: Administrative Diagnose: Hier geht es um die Analyse der konkreten Durchführungsmöglichkeiten des Gesundheitserziehungsprogramms in den jeweiligen „Settings" (Schule, Gemeinde etc.).

Planung ist als zyklischer Prozess zu verstehen, er besteht aus den Komponenten: Problemdefinition, Strategieformulierung, Implementierung/Durchführung und Evaluation und mündet dann gegebenenfalls in die „nächste Runde" ein (vgl. Abb. 5.2)

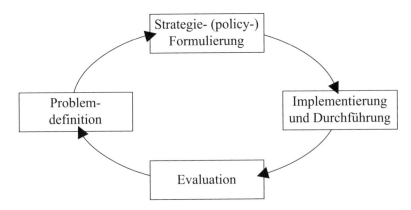

Abb. 5.2: Public Health Action Cycle (modifiziert nach Sachverständigenrat zur Begutachtung der Entwicklung im Gesundheitswesen: Koordination und Qualität im Gesundheitswesen. Gutachten [Kurzfassung] 2005, S. 39).

Planung ist – wie wir gesehen haben – eng mit Fragen der *Evaluation* verbunden. Dies wird aus den folgenden Thesen, die Riemann (1991) über den „Nutzen von Evaluation" aufgestellt hat, besonders deutlich:

- Evaluation gesundheitsfördernder Einzelmaßnahmen lenkt den Blick auf die verfolgten Konzepte und regt damit zu einer Standortbestimmmung an.
- Vor gesundheitsfördernden Aktivitäten können Evaluationsansätze zu einer stärkeren Bedarfsorientierung beitragen (z. B. durch Befragung der Zielgruppen).
- Evaluation zwingt zur Formulierung von Zielen und Zielindikatoren.
- Evaluation zwingt zur Definition von Zielgruppen.
- Erfolgskontrollen sollen und können die Maßnahmen unterstützen.
- Ergebnisse von Erfolgskontrollen können zur Korrektur laufender Maßnahmen und der aufgestellten Ziele beitragen.
- Ergebnisse von Erfolgskontrollen dienen als Basis für Lernprozesse.
- Erfolgskontrollen legitimieren die Arbeit von Gesundheitsförderungsteams nach innen und außen.

Wie aus diesen Thesen zu entnehmen ist, bezieht sich Evaluation nicht nur auf die Wirkungen von Maßnahmen zur Prävention und Gesundheitsförderung, sondern auf den gesamten Planungsprozess, der sich anhand folgender Stufen beschreiben lässt (vgl. Bengel 1997):

- Bedarf und Bedürfnisse der Zielgruppe klären,
- Aufwand und Voraussetzungen analysieren,
- Zielsetzungen und Indikatoren festlegen,

- Akzeptanz und Inanspruchnahme untersuchen,
- Auswirkungen und Effekte messen,
- Effizienz bestimmen,
- Qualität und Angemessenheit beurteilen.

Entsprechend dieser Merkmalsebenen lässt sich Evaluation zur Hauptsache unterteilen in (vgl. die „klassische" Einteilung von Donabedian 1966):

- Prozessevaluation (Wie wird die Maßnahme durchgeführt?),
- Ergebnis- oder Produktevaluation (Werden die angestrebten Ziele erreicht?),
- Kosten-Nutzen-Evaluation (Mit welchem Aufwand werden die Ziele erreicht?),
- Qualitätsevaluation (Wie ist die Qualität der Ergebnisse zu beurteilen?).

In der folgenden Checkliste hat Riemann (1991, S. 40ff.) *35 Fragen zur praxisnahen Planung (1.–3.) und Evaluation (4.–6.) von Maßnahmen* zusammengestellt:

1. Bedarf und Prioritäten
1.1 Trifft die geplante Maßnahme auf einen entsprechenden Bedarf?
1.2 Besteht dieser Bedarf auch aus Bürgersicht, oder ist er ausschließlich von Experten definiert?
1.3 Gibt es drängendere Gesundheitsprobleme, die zuerst bearbeitet werden sollen und auch zuerst bearbeitet werden können?
1.4 Wenn drängendere Probleme bestehen, welche Gründe sprechen dafür, die Maßnahme trotzdem durchzuführen (praktische Gründe, Kooperationspartner, Mittelbindung, Öffentlichkeitsarbeit)?

2. Ziele – Teilziele
2.1 Was soll mit der Maßnahme erreicht werden?
2.2 Was könnte (allein mit der Maßnahme) erreichbar sein?
2.3 Welche möglichen Auswirkungen der Maßnahme sollen vermieden werden?
2.4 In welche Teilziele lässt sich das Erreichbare untergliedern, welche Zwischenschritte sind dazu notwendig?
2.5 Welcher Maßnahmeteil trägt zur Erreichung welches Teilzieles bei?
2.6 Welches Teilziel ist das wichtigste, auf welches kann notfalls verzichtet werden?
2.7 Bedingen sich die Teilziele untereinander?
2.8 Welche unterstützenden Maßnahmen können den Erfolg erhöhen?

3. Zielgruppen
3.1 An welche Zielgruppe richtet sich die Maßnahme?
3.2 Gibt es weitere (wichtigere?) Zielgruppen, die (evtl. indirekt) erreicht werden sollen (Multiplikatoren, Kooperationspartner, Politiker, Geldgeber etc.)?
3.3 Ist es sinnvoll, die Zielgruppe weiter einzugrenzen (Region, Stadtteil, Alter, Geschlecht, Verhaltensauffälligkeit, andere soziale Merkmale)?

3.4 Wie groß ist der Anteil an der potenziellen Gesamt-Zielgruppe, der mit der Maßnahme angesprochen werden kann?

4. *Evaluationsziele*
4.1 Für welchen Zweck wird primär evaluiert?
4.2 Für wen wird evaluiert?
4.3 Werden Bedürfnisse und Fragestellungen von eventuell beteiligten Kooperationspartnern berücksichtigt?
4.4 Muss die Erreichung aller Teilziele gemessen werden?
4.5 Woran lässt sich die Erreichung der Teilziele messen?
4.6 Wenn sich die Zielerreichung nicht direkt bestimmen lässt, gibt es Indikatoren, die darauf hinweisen, dass Ziele erreicht wurden?

5. *Evaluationsmethoden*
5.1 Ist sichergestellt, dass alle Bestandteile der Maßnahme dokumentiert werden (Planungsschritte, Kooperationen, Rahmenbedingungen, Ankündigungen, Presseberichte, Reaktionen)?
5.2 Welche Erfolge lassen sich an der Dokumentation ablesen?
5.3 Welche Methoden der Evaluation sind sinnvoll (Befragung, Beobachtung, Gruppendiskussion, Presseanalyse etc.)?
5.4 Gibt es einfachere Messmethoden?
5.5 Sind die gewählten Evaluationsmethoden störend – wenn ja, wie können solche Störungen reduziert werden?
5.6 Sind Befragungen der Adressaten der Maßnahme notwendig?

6. *Verwertung der Ergebnisse*
6.1 Können – bei längerfristigen Aktivitäten – Zwischenauswertungen die Maßnahme optimieren?
6.2 Ist sichergestellt, dass Zwischenauswertungen zur Korrektur der Maßnahme berücksichtigt werden können? Wann?
6.3 Werden die Ergebnisse im Team diskutiert?
6.4 Wird ein weitergabefähiger Bericht erstellt – auch wenn die Ergebnisse nicht ermutigend sind?
6.5 Erhalten die Kooperationspartner Einblick in die Ergebnisse? Wird eine Publikation der Ergebnisse erwogen?
6.6 Wird das Vorliegen der Ergebnisse – evtl. als sog. „graue Literatur" – einem Informationsdienst gemeldet (z. B. der Bundeszentrale für gesundheitliche Aufklärung oder der Bundesvereinigung für Gesundheit)?

Die bisherigen Ausführungen erscheinen plausibel und nachvollziehbar. Doch auch hier steckt das Problem im Detail. Bei der Durchführung der Evaluation ergeben sich häufig folgende grundsätzliche *Probleme*, die aus der empirischen Sozialforschung bekannt sind:

- Probleme bei der Zieldefinition,
- Probleme bei der Auswahl und Anwendung der Methoden,
- Probleme bei der Erfassung und Bewertung der Ergebnisse.

Die *Ziele von Maßnahmen der Prävention und Gesundheitsförderung* können überaus vielfältig sein. Bengel hat eine Reihe von Beispielen für die Ziele präventiver Programme aufgelistet:

- Motivation zu gesundheitsbewusstem Verhalten,
- Weckung von Problembewusstsein für Gesundheitsrisiken,
- Stärkung von Selbsthilfe,
- Aufbau von gesundheitlichen Netzwerken,
- Reduzierung von Risikofaktoren,
- Steigerung der Inanspruchnahme von Vorsorgeuntersuchungen,
- Verbesserung des Wissens über Gesundheit und Krankheit,
- Senkung von Mortalität und Morbidität,
- Kostenersparnis im Gesundheitswesen etc.

Bei der Evaluationsforschung kommt es nun darauf an, die Ziele im Sinne von Erfolgskriterien zu operationalisieren und angemessene Methoden zu ihrer Erfassung auszuwählen oder zu entwickeln.

Die in *der Evaluationsforschung angewandten Methoden* sind vielfältig (vgl. z. B. Ovretveit 2002; Badura und Siegrist 2002; Geyer 2003). Es können sozialwissenschaftliche Methoden der schriftlichen oder mündlichen Befragung, der Beobachtung, der teilnehmenden Beobachtung, der Gruppendiskussion, Soziometrie oder Inhaltsanalyse sein; weiterhin epidemiologische Methoden der Analyse von Morbiditäts- und Mortalitätsstatistiken, Krankschreibungen, Arztbesuchen, Krankenhauseinweisungen etc. Doch auch „weichere" Methoden wie das Führen eines „Gesundheits-Tagebuches", das Auswerten von Protokollen und Gesprächen etc. können eingesetzt werden.

Die Probleme bei der Erfassung und Bewertung der Ergebnisse bestehen zum Beispiel darin, dass die Zielvariable „Gesundheit" – wie wir im folgenden Abschnitt noch näher erörtern werden – sich objektiver „Messung" entzieht. Weiterhin ist es – insbesondere bei einem längeren Beobachtungszeitraum und angesichts der Vielzahl von Einflussfaktoren – oft schwierig bis unmöglich, die Ergebnisse eindeutig auf die durchgeführten Maßnahmen zurückzuführen bzw. andere Einflussfaktoren auszuschließen. Darüber hinaus sind in der Evaluationsforschung konstante lineare Beziehungen zwischen Ursache (z. B. eine Aufklärungskampagne) und Wirkung (z. B. Verhaltensänderungen) im Zeitverlauf eher selten.

Liedekerken u. a. (1990) haben folgende für die Evaluationsforschung von Gesundheitserziehungsprogrammen typische und bei der Beurteilung ihrer Wirkungen besonders zu beachtende Wirkkurven beschrieben:

- sleeper-effect (die Wirkung stellt sich erst nach längerer Zeit ein),
- dropping-off-effect (die Wirkung erfolgt schnell, vergeht aber auch schnell wieder, wie insbesondere bei Antiraucherkampagnen),
- borrowing-from-the-future-effect (Vorverlagerung eines Effektes, der auch ohne die Maßnahme eingetreten wäre, z. B. die Teilnahme an Vorsorgeuntersuchungen aufgrund einer Aufklärungskampagne),
- contrast-effect: die Wirkung fällt nach anfänglichem Anstieg unter das Ausgangsniveau zurück, z. B. bei plötzlich abgebrochenen Kampagnen).

Angesichts der vielen im Rahmen der Evaluationsforschung möglichen grundsätzlichen und kaum zu beherrschenden methodischen Probleme hat Bengel zu Recht darauf hingewiesen, dass nicht jede Evaluationsstudie hohen wissenschaftlichen und forschungsmethodischen Standards genügen müsse: „Eine vollständige und präzise Programmbeschreibung ist dabei die Grundlage für alle evaluativen Aussagen und weitergehenden Analysen. Die Evaluation von präventiven Einzelmaßnahmen ist oft sinnvoller als eine forschungsmethodisch nicht leistbare Gesamtbewertung eines komplexen Programms" (1993, S. 46).

Qualitätssicherung, Qualitätsmanagement und Evaluation sind eng miteinander verbunden: Die Evaluation bewertet die Durchführung und/oder das Ergebnis von Maßnahmen, in unserem Fall zur Erhaltung oder Förderung der Gesundheit. Die Qualitätssicherung will durch entsprechende Aktivitäten erreichen, dass möglichst nur solche Maßnahmen durchgeführt werden, die positiv evaluiert worden sind. „Unter Qualitätsmanagement wird das kontinuierliche und systematische Bemühen um eine stetige Qualitätsverbesserung verstanden. Qualitätsmanagement bedeutet konkret, daß Organisation, Arbeitsabläufe und Ergebnisse regelmäßig nach bestimmten Vorgaben dokumentiert, überprüft und ggf. verändert werden. Qualitätsmanagement ist gewissermaßen die Voraussetzung für eine kontinuierliche Qualitätssicherung" (BMGS 2005, S. 3).

Evaluation und Qualitätssicherung werden in allen gesellschaftlichen Bereichen durchgeführt. Ihre verpflichtende Anwendung auf Dienstleistungen im Gesundheitswesen begann mit dem Gesundheitsreformgesetz von 1989, also verhältnismäßig spät und unter dem Druck knapper werdender Mittel im Gesundheitswesen. Die Vorschriften des Gesundheitsreformgesetzes zur Qualitätssicherung beziehen sich auf ärztliche Untersuchungs- und Behandlungsmethoden in der ambulanten und stationären Versorgung sowie in der Rehabilitation. Was Qualitätssicherung im Gesundheitswesen aus Patientensicht bedeutet (wie z. B. Patientenaufklärung, Transparenz von ärztlichen Maßnahmen und Entscheidungen), hat Kranich (1993) ausgeführt.

Auch der Sachverständigenrat für die konzertierte Aktion im Gesundheitswesen hat sich in seinem Gutachten 2000/2001 ausführlich mit Fragen von „*Qualitätssicherung und Qualitätsmanagement in Gesundheitsförderung und Prävention*" beschäftigt (vgl. auch BZgA 2001):

„• Qualitätssicherung und Qualitätsmanagement in Prävention und Gesundheitsförderung beginnen bei der Festlegung von Zielen, der Zielgruppen, Zugangswege sowie Interventions- und Evaluationsverfahren. Eine wesentliche Voraussetzung für die Beurteilung der Qualität ist die genaue, theoretisch fundierte Festlegung des Ziels, welches der Maßnahme, der Auswahl der Zielgruppen, ihrer Zugangswege und der einzubeziehenden Kooperationspartner zugrunde liegt. Dieser Phase der konzeptionellen, initialen Planungs- und Assessmentqualität sollte besondere Aufmerksamkeit gewidmet werden, da sie die Umsetzungsqualität der Maßnahme in die Praxis, ihre Durchführung und damit auch die Qualität der Ergebnisse entscheidend bestimmt.
- Oberstes Ziel in Gesundheitsförderung und Prävention ist die langfristige Verbesserung der Gesundheit der Zielgruppe. Die angestrebten gesundheitlichen Erträge können in den heute meist kurzzeitig angelegten Messperioden von zwei bis maximal fünf Jahren allerdings oft nicht erhoben werden. Es müssen deshalb ‚intermediäre' Outcome-Parameter identifiziert und eingesetzt werden, die möglichst zuverlässig eine Abschätzung der weiteren gesundheitlichen Entwicklung der Teilnehmer erlauben. Dabei sind weitere, intervenierende Faktoren zu beachten.
- Die Maßnahmen sollten möglichst eng an spezifischen Zielgruppen ausgerichtet sein. Die Kenntnis von Erwartungen, Bedürfnissen, Gewohnheiten und Kontext der Zielgruppe ist für die Ansprache und Motivation der Zielgruppe sowie für die didaktische und organisatorische Ausgestaltung der Maßnahme und langfristige Stabilisierung von Effekten notwendig. Für die Zielgruppen müssen geeignete Settings bzw. Interventionsorte für die Interventionen festgelegt sowie adäquate Identifikationsstrategien und Zugangswege gewählt werden.
- Die allein über ein Setting definierten Zielgruppen sind oft noch zu unspezifisch für eine zielgerichtete Intervention, so daß weitere Instrumente für eine nachfolgende Präzisierung und Identifikation der definierten Zielgruppe erforderlich sind. Hierzu sind (evaluierte) Selbsteinschätzungsfragebogen, telefonische Befragung, Assessment (z. B. durch Gesundheitsberater, Ärzte oder Pflegekräfte) und versorgungsbezogene Routinedaten der Krankenkassen geeignet.
- Die Vielzahl möglicher Interventionen der Prävention und der Gesundheitsförderung sowie die Begrenzung der zur Verfügung stehenden Mittel machen eine Priorisierung bei der Auswahl von Maßnahmen in der Regel notwendig. ...
- Gerade weil für einige wichtige konzeptionelle Teile heutiger Ansätze der Gesundheitsförderung bislang nur beschränkte Ergebnisse einer empirischen Überprüfung vorliegen (wie z. B. für den Ansatz der Salutogenese), werden

heute auch für diese Angebote wirkungsorientierte und überprüfbare Ziele gefordert.
- Bei der Auswahl geeigneter Ergebnisparameter hat die Verbesserung der Gesundheit der ausgewählten Bevölkerungsgruppe den wichtigsten Rang unter den möglichen Nutzendimensionen. Nachgeordnete, wenngleich durchaus wichtige und oft sogar unerläßliche Dimensionen sind: Kompetenzentwicklung, die „Strukturbildung", die Beeinflussung des sozialen und physischen Umfeldes, Kosten und Marketingeffekte.
- Auf die Zielgruppen abgestimmte Ziele, Zugangswege und Interventionstypen, Verantwortlichkeiten, Rollen und Zeitplanung sollen mit Repräsentanten der Zielgruppen festgelegt werden. Der gesamte Prozess sollte, zumindest in seinen zentralen Parametern, nachvollziehbar dokumentiert werden, um Vergleiche, Transparenz und Adjustierung der Zielgruppen zu ermöglichen. Bei Zugangswegen und Interventionstypen wäre die Verknüpfung mit übergeordneten, z. B. nationalen Zielsystemen sinnvoll.
- Insgesamt sieht der Rat Qualitätssicherung/Qualitätsmanagement in Prävention und Gesundheitsförderung in den nächsten Jahren vor der schwierigen Herausforderung der Entwicklung von Methoden, Instrumenten und Verfahren, die einerseits die Qualität von Interventionen immer besser in Richtung auf das Ziel der Evidenzbasierung abbilden und beeinflussen, ohne andererseits zur Fessel der notwendigen kreativen Weiterentwicklung von populations- und settingbezogenen Interventionen zu werden" (S. 36ff.).

Das Niederländische Zentrum für Gesundheitserziehung hat eine umfangreiche Übersichtarbeit *zur Effektivität gesundheitserzieherischer Maßnahmen* vorgelegt (Liedekerken u. a. 1990). Die Autoren referieren die Ergebnisse einer Vielzahl von internationalen Studien zu folgenden Themen:

- Gesundheitserziehung im Betrieb,
- Gesundheitserziehung in der Schule,
- Patientenerziehung,
- Aufklärung über Alkohol,
- Aufklärung über Alkohol am Steuer,
- Aufklärung über Drogen,
- Nichtrauchen,
- Aufklärung über Rauchen,
- Sexualerziehung,
- Erziehung zur Zahngesundheit,
- Aufklärung über Medikamente,
- Aufklärung über Geschlechtskrankheiten,
- Gesundheitsaufklärung für AusländerInnen,
- Prävention psychosozialer Schwierigkeiten,

- Prävention häuslicher Unfälle bei Kleinkindern,
- Gesundheitsaufklärung für ältere Menschen,
- Gesundheitsaufklärung für werdende Eltern.

Die Ergebnisse der Evaluationsstudien fallen – je nach Themenbereich – sehr unterschiedlich aus. Sie liegen zumeist im mittleren Bereich. Als überdurchschnittlich effektiv werden Maßnahmen zum Nichtrauchen und für werdende Eltern eingestuft, als unterdurchschnittlich die Aufklärungsprogramme über Alkohol am Steuer, Geschlechtskrankheiten und zur Prävention häuslicher Unfälle.

Ca. zehn Jahre später erschien der Bericht „The Evidence of Health Promotion Effectiveness", den die Internationale Union für Gesundheitsförderung und Erziehung (1999) für die Europäische Kommission erarbeitet hat (vgl. auch den Bericht der WHO zum gleichen Thema: Rootman u. a. 2001). In zwölf Kapiteln hat eine international besetzte Arbeitsgruppe umfangreiches Material *zur Evaluation der Gesundheitsförderung* zusammengetragen und die oben gemachten Aussagen in vielen Aspekten bestätigt.

Die untersuchten Themen waren:

- Gesundheit im Alter,
- Psychische Gesundheit,
- Gesundheit von Jugendlichen außerhalb von Schulen,
- Herz-Kreislauf-Erkrankungen,
- Suchtmittel,
- Ernährung,
- Unfälle,
- Gesundheitsförderung im Betrieb,
- Gesundheitsförderung in Schulen,
- Gesundheitsförderung im Gesundheitswesen,
- Mundgesundheit,
- Gesundheitliche Chancengleichheit.

Die AOK hat einige ihrer Präventionsprogramme einer kritischen Evaluation unterzogen (Becker 2005). Die Ergebnisse zeigen, daß die Ziele weitgehend erreicht wurden: So wurden das Gesundheitsverhalten verbessert, die Lebensqualität erhöht, die Fehlzeiten gesenkt und Kosten gespart.

5.3 Systemgestaltung durch Gesundheitsberichterstattung

Das Wissen über den Gesundheitszustand der Bevölkerung (bzw. von Bevölkerungsgruppen) einschließlich ihrer gesundheitlichen Versorgung gehört zu den Grundvoraussetzungen für die Gesundheitssystemgestaltung durch Politik und Management. Im Gutachten des Sachverständigenrates von 1989 werden folgende *Ziele der Gesundheitsberichterstattung (GBE)* genannt. Danach soll Gesundheitsberichterstattung:

- Prognosen über die Entwicklung des Gesundheitswesens in allen wesentlichen Dimensionen erstellen,
- die Existenz von Fehlversorgungen aufdecken und Fehlentwicklungen frühzeitig erkennen,
- Ursachen von Defiziten benennen,
- medizinische und ökonomische Zielvorgaben für das Gesundheitswesen ableiten,
- gesundheitspolitische Interventionen in ihrer Umsetzung beschreiben und evaluieren (zit. nach Thiele 1990).

Grundlage der Gesundheitsberichterstattung ist eine „umfassende" Analyse des Gesundheitszustandes der Bevölkerung bzw. definierter Zielgruppen einschließlich ihrer Gesundheitsversorgung. Umfassend heißt (und damit rekapitulieren wir Kapitel für Kapitel des ersten Teils unseres Buches): unter Berücksichtigung von wissenschaftlichen und Laiendefinitionen von Gesundheit, von Gesundheitsrisiken und Gesundheitsressourcen der Zielgruppe einschließlich ihrer Versorgung im informellen und formellen Gesundheitssystem.

Wenn wir – wie oben erläutert – nach der Gliederung unseres Grundlagenteils vorgehen, würde sich für „unsere" GBE folgender Themenkatalog ergeben:

1. Gesundheitszustand (nach wissenschaftlichen und Laienindikatoren),
2. Gesundheitsressourcen (personale Ressourcen, Verhaltens- und Lebensweisen sowie Lebensbedingungen),
3. Gesundheitsrisiken (personale Risiken, Verhaltens- und Lebensweisen sowie Lebensbedingungen),
4. Gesundheitssysteme (informelle und formelle Systeme für Gesundheit).

Der folgende Auszug aus den Empfehlungen der Gesundheitsministerkonferenz von 1989 über *Konzept und Themenfelder der GBE* der Länder zeigt weitgehende Übereinstimmungen mit unserer Themenliste: „Im Mittelpunkt steht die Beschreibung der gesundheitlichen Lage der Bevölkerung und diese im Zusammenhang zur demographischen Entwicklung, der sozialen, ökonomischen und ökologischen Umwelt, der Inanspruchnahme von Leistungen der Gesundheitsversorgung, den Ressourcen sowie den Ausgaben und Kosten darzustellen (...)" (zitiert in Thiele und Trojan 1990, S. 201). Als Themenfelder werden genannt:

- Gesundheitspolitische Rahmenbedingungen,
- Bevölkerung und bevölkerungspolitische Rahmenbedingungen des Gesundheitswesens,
- Gesundheitszustand,
- Gesundheitsrelevante Verhaltensweisen,
- Gesundheitsrisiken aus der natürlichen und technischen Umwelt,
- Einrichtungen des Gesundheitswesens,
- Leistungen der Gesundheitsversorgung,
- Beschäftigte im Gesundheitswesen,
- Ausbildung im Gesundheitswesen,
- Kosten,
- Finanzierung.

Wie anhand der Themen leicht zu erkennen ist, handelt es sich bei diesem „frühen" Vorschlag noch überwiegend um eine Krankheitsberichterstattung und nicht um eine Gesundheitsberichterstattung. So werden zum Themenfeld „Gesundheitszustand" ausschließlich Daten zur allgemeinen und spezifischen Sterblichkeit, zur Morbidität und zu Behinderungen erhoben, aber keine Daten zur „positiven" Gesundheit der Bevölkerung.

Auch im Themenfeld „Gesundheitsrelevante Verhaltensweisen" interessieren primär Daten über Verhaltensrisiken und nicht auch über Verhaltensressourcen. Für die Strategie der Gesundheitsförderung, die in erster Linie bei den Gesundheitsressourcen ansetzt (vgl. nächstes Kapitel), fehlen somit wichtige politikrelevante Informationen.

Diese „Krankheitslastigkeit" in der GBE war offensichtlich auch in den ersten Überlegungen zu den Indikatoren für eine kommunale GBE im Rahmen des Gesunde-Städte-Projekts der WHO dominierend, wie den Ausführungen von Noack (1990) zu entnehmen ist. Die vorgeschlagenen 26 Indikatoren (unterteilt nach Sozialindikatoren, Umweltindikatoren, Gesundheitsindikatoren und „integrierten" Indikatoren) sind überwiegend Risikoindikatoren für Gesundheit. Diese Tendenz, Gesundheit negativ zu bestimmen, zeigt sich auch in den – im nächsten Abschnitt referierten – Versuchen, Gesundheitsindikatoren zu definieren und zu Skalen zusammenzufassen.

Gesundheit

Der Gesundheitszustand einer definierten Bevölkerungsgruppe wird überwiegend „negativ" bestimmt. Im Sinne des medizinischen Modells von *Gesundheit als „Fehlen von Krankheit"* werden Daten zur Mortalität, Morbidität oder Behinderung erhoben. Damit kann man in der Regel Aussagen über ca. 20 % der Bevölkerung machen. Die nicht in diese drei Kategorien fallenden ca. 80 % der Bevölkerung werden dann – im Umkehrschluss – als gesund bezeichnet, ohne dass die Gesundheitssituation dieser Mehrheit näher charakterisiert werden konnte. Ähnliche Probleme stellen sich ein, wenn Merkmale wie Krankschreibung, Arztbesuche, Krankenhauseinweisung etc. erhoben werden. Auch der Versuch, Gesundheit anhand von Beschwerdelisten zu erheben, hat diverse Nachteile. So ist davon auszugehen, dass Personen, die verschiedene „Alltagsbeschwerden" angeben, sich trotzdem als gesund bezeichnen können. Umgekehrt sind Personen, die sich als gesund bezeichnen, aufgrund nicht entdeckter Leiden medizinisch als krank zu bezeichnen.

Im Unterschied zu diesem Vorgehen, Gesundheit „negativ" zu definieren, stehen die Konzepte über „positive Gesundheit" sowie über „gesundheitsbezogene Lebensqualität".

Wie Kaplan (1988) berichtet, hat es eine Vielzahl von Versuchen gegeben, Gesundheit anhand der WHO-Definition „positiv" zu bestimmen. Körperliches, psychisches und soziales Wohlbefinden wären danach die zu erhebenden drei zentralen Indikatoren. Insbesondere die Bestimmung „sozialer Gesundheit" sei mit diversen Problem verbunden, u. a. auch deshalb, weil das Merkmal „soziale Unterstützung" verwendet würde. Dies sei aber ein Prädiktor von Gesundheit und kein Indikator. Als sozialer Indikator sei stattdessen das Merkmal „Erfüllung sozialer Rollen" zu erheben. Auch bei der Bestimmung „psychischer Gesundheit" sieht Kaplan eine Reihe von Problemen: Die häufig vorgenommene separate Bestimmung psychischer Gesundheit sei u. a. aus folgenden Gründen unzulässig: Die ganzheitliche Definition von Gesundheit würde aufgegeben, die Wechseleffekte zwischen körperlicher und seelischer Gesundheit/Krankheit würden nicht erfasst, ebenso wenig wie die Merkmale seelischer Gesundheit/Krankheit, die sich nur körperlich äußern.

Hunt (1988) hat sich – im Rahmen der Diskussion des häufig verwendeten „Nottingham Health Profile" – ausführlich mit der Bedeutung *„subjektiver Gesundheitsindikatoren"* (oder Laiendefinitionen) befasst. Zu den Vorteilen der Heranziehung subjektiver Indikatoren zur Bestimmung von Gesundheit zählt er u. a.:

- dass persönliche Vorstellungen und Bedürfnisse in der eigenen Sprache (anstelle vorgegebener Kategorien) zum Ausdruck gebracht werden können,
- dass subjekte Definitionen auf natürliche Weise ganzheitlich sind, d. h. körperliche, psychische und soziale Aspekte von Gesundheit umfassen,

- dass subjekte Definitionen häufig auch Hinweise über die Prädiktoren (Bedingungen) für Gesundheit beinhalten.

Zu den Nachteilen subjektiver Definitionen gehören nach Hunt:

- dass die sprachlichen Möglichkeiten, Gesundheit subjektiv zu beschreiben, begrenzt seien,
- dass subjektive Definitionen stark altersabhängig seien,
- dass sich Probleme der Validität und Reliabilität aufgrund der Tatsache ergeben, dass subjektive Definitionen häufig abhängig von aktuellen Einflüssen und wenig zeitstabil seien.

Insgesamt kommt Hunt zu dem Schluss, dass subjektive Gesundheitsindikatoren eine wichtige Rolle insbesondere in der Gesundheitsförderungsforschung spielen können.

Das Konzept der *„gesundheitsbezogenen Lebensqualität"* hat in den letzten Jahren erheblich an Bedeutung gewonnen, insbesondere im Zusammenhang mit der Evaluation therapeutischer Maßnahmen. Die traditionellen Bewertungsindikatoren des Behandlungserfolgs, wie z. B. Überlebensraten, Dauer des Krankenhausaufenthalts, Veränderung der Beschwerden, haben sich gerade bei chronischen Krankheiten als nicht angemessen erwiesen. Die Evaluation nach dem Konzept der Lebensqualität fragt stattdessen danach, ob und in welcher Weise die Lebensqualität der Betroffenen durch die Behandlung erhalten, gefördert bzw. eingeschränkt wird. Die Orientierung an der Lebensqualität ist auch für die Bestimmung des Gesundheitszustands wichtig geworden. Hierbei spielt die subjektive Beurteilung durch die Betroffenen ebenfalls eine große Rolle.

Ann Bowling hat in ihrem Buch „Measuring health" (1991) 50 verschiedene *Skalen zur Bestimmung von Gesundheit* zusammengetragen und ausführlich kommentiert. Ihre Darstellung orientiert sich im Wesentlichen an den o. g. unterschiedlichen Konzepten zur Bestimmung des Gesundheitszustands. Wir wollen einige Beispiele von Gesundheitsskalen daraus zitieren:

Skalen zur Messung funktioneller Fähigkeiten:
- The Index of Activities of Daily Living (ADL),
- Townsend's Disability Scale.

Skalen zur Messung von Gesundheit:
- The Nottingham Health Profile,
- The McMaster Health Index Questionnaire.

Skalen zur Messung psychischer Gesundheit:
- The General Health Questionnaire,
- The Mental Status Questionnaire.

Skalen zur Messung sozialer Netzwerke und sozialer Unterstützung:
- Social Network Scale,
- Social Support Scale.

Skalen zur Messung von Lebenszufriedenheit:
- The Life Satisfaction Index,
- The Psychological General Well-Being Schedule.

Gesundheitsressourcen

Parallel zur Entwicklung des Gesundheitsförderungskonzepts ist auch eine ausführliche Diskussion über die Definition und Erhebung relevanter Prädiktoren für Gesundheit entstanden. Dabei geht es – im Unterschied zur Bestimmung des Gesundheitszustands (s. o.) – nicht um Indikatoren von Gesundheit, sondern um die Analyse von Bedingungsfaktoren („Prädiktoren") für Gesundheit.

Wie schwierig es ist, entsprechende Prädiktoren zu bilden und zu untersuchen, zeigt sich auch daran, dass das Kapitel Gesundheitsressourcen in den meisten Gesundheitsberichten fehlt. Eine Ausnahme z. B. macht der Gesundheitsbericht der Schweiz (Bundesamt für Gesundheit 1993). Dieser ist nach folgenden – auch die Ressourcen für Gesundheit berücksichtigenden – Abschnitten gegliedert:

- Ein langes Leben,
- Wie gesund – wie krank ist die Bevölkerung?,
- Gesundheit im Lebensverlauf,
- Gesund sein – (un)gesund sein,
- Arbeit, Arbeitserfahrung, Gesundheit,
- Zusammenleben,
- Freizeit, Erholung, Wohnen
- Gesundheitliche Ungleichheit: weder Schicksal noch Zufall.

Gesundheitsrisiken

Rosenbrock (1998) bezeichnet diesen Teil der Gesundheitsberichterstattung entsprechend als „Risikoberichterstattung" und spricht von einer „Krankheitsberichterstattung", wenn es primär um Krankheiten geht.

Die Beschreibung und Analyse von Gesundheitsrisiken und Krankheiten fällt in die Verantwortung der Epidemiologie, deren Kompetenz und Ergebnisse sich die Gesundheitsberichterstattung zunutze macht. Wir können in diesem Rahmen nicht auf die Grundlagen und Methoden der Epidemiologie eingehen, sondern müssen auf die entsprechenden Lehrbücher verweisen (z. B. Beaglehole u. a. 1997). Einige Ergebnisse der Epidemiologie zu Gesundheitsrisiken und Krankheiten in der Bevölkerung haben wir in Kapitel 3 referiert. Eine Sonderform der Krankheitsberichterstattung stellt die Formulierung vorrangiger Gesundheitsprobleme anhand der epidemiologischen Bewertung der wichtigsten Krankheiten dar (vgl. Weber u. a. 1990).

Gesundheitssysteme

Themenfelder der GBE unter dieser Überschrift beziehen sich im Wesentlichen auf die informellen und formellen Ressourcen für Gesundheit sowie ihre politischen und ökonomischen Rahmenbedingungen.

Rosenbrock (1998) bezeichnet diese Teile der GBE deshalb auch als „Versorgungsberichterstattung" und „Politikberichterstattung". In den bislang vorliegenden Indikatorenlisten werden diese Themen besonders berücksichtigt, was an dem Vorhandensein entsprechender Daten und dem Interesse der Gesundheitsverwaltung liegen mag. Die derzeit unter der Regie des Statistischen Bundesamtes aufgebaute *nationale Gesundheitsberichterstattung* für Deutschland ist nach folgenden Themenbereichen gegliedert:

- Rahmenbedingungen des Gesundheitswesens,
- Gesundheitliche Lage der Bevölkerung,
- Gesundheitsverhalten und Gesundheitsgefährdungen,
- Krankheiten,
- Ressourcen der Gesundheitsversorgung,
- Leistungen und Inanspruchnahme,
- Ausgaben, Kosten und Finanzierung des Gesundheitswesens.

Insgesamt werden im Basisbericht 100 Einzelthemen berücksichtigt. Daneben sind Spezialberichte zu wechselnden Themen geplant (vgl. auf europäischer Ebene die Länderberichte des European Observatory on Health Systems and Policies; www.observatory.dk).

Methoden der Gesundheitsberichterstattung

Nur für wenige der für Gesundheitsberichte vorgesehenen Themenfelder stehen routinemäßig erhobene geeignete Daten zur Verfügung. Das bedeutet, dass die Einführung der Gesundheitsberichterstattung auch die Schaffung einer entsprechenden Infrastruktur für die Erhebung gesundheitswissenschaftlicher und epidemiologischer Daten erforderlich macht sowie die Entwicklung geeigneter empirischer Methoden für die unterschiedlichen Formen von Gesundheitsberichterstattung. Der Aufbau der nationalen Gesundheitsberichterstattung ist ein großer Schritt in diese Richtung (vgl. www.rki.de).

Gesundheitsberichte lassen sich u. a. danach einteilen, ob sie sich auf Regionen, Institutionen oder Zielgruppen beziehen. Nach geografischen Gesichtspunkten unterteilt, gibt es weltumfassende Gesundheitsberichte, europäische Berichte, nationale Berichte, Länderberichte, kommunale Berichte und Stadtteilberichte. Im Grunde könnte man auch Berichte über Institutionen (wie z. B. Betriebe, Schulen, Krankenhäuser etc.) als „kleinsträumige" Gesundheitsberichte auffassen.

Die folgende Aufstellung enthält Beispiele für vorliegende bzw. im Aufbau befindliche Gesundheitsberichte:

Regionen:
- nationale Gesundheitsberichterstattung (z. B. Gesundheitsbericht für Deutschland, vgl. Statistisches Bundesamt 1998),
- Länderberichterstattung (z. B. „Stadtdiagnose" in Hamburg),
- kommunale Berichterstattung in Städten und Landkreisen (z. B. Gesundheit in Herne).

Institutionen:
- betriebliche Gesundheitsberichterstattung.

Spezielle Zielgruppen:
- Kinder und Jugendliche in Hamburg,
- ältere Menschen in Hamburg,
- Kinder im Kreis Herford,
- Kinder und Eltern in Herne.

Schließlich sind noch neuere Entwicklungen hinsichtlich der Datenerhebung für „lokale" Gesundheitsberichte zu erwähnen, wie z. B. Gesundheitsberichte aufgrund von Passantenbefragungen oder durch Bürgerforen im Rahmen von Stadtteilberichten sowie Gesundheitsberichterstattung durch Beobachtungspraxen in der ambulanten Versorgung, insbesondere als „Frühwarnsysteme" für die Erfassung von Gesundheitsproblemen (z. B. Allergien) in Abhängigkeit von Umweltfaktoren (vgl. die Übersicht von Trojan und Legewie 1994).

Viele – insbesondere gesundheitspolitische – Themenaspekte aus diesem Kapitel werden uns im folgenden Kapitel über Gesundheitsförderung wieder begegnen.

6 Gesundheitsförderung

Gesundheitsförderung und Prävention lassen sich als zwei grundlegend verschiedene gesundheitswissenschaftliche Strategien darstellen. Wir haben darauf an verschiedenen Stellen (insbesondere in den Kapiteln 2 und 3) hingewiesen. Während die Prävention auf die Vermeidung bzw. Minimierung von Risiken für Gesundheit abzielt und dadurch zur Gesunderhaltung beiträgt, will Gesundheitsförderung dieses Ziel durch die Erhaltung und Stärkung der Ressourcen für Gesundheit erreichen. Badura hat die *Unterschiede zwischen beiden Konzepten* in diesem Sinne sehr treffend herausgearbeitet:

„Gesundheitsförderung und Prävention (...) stehen für ganz unterschiedliche gesundheitspolitische Konzeptionen. Der Begriff der Prävention entstammt der sozialhygienischen Diskussion des 19. Jahrhunderts, als bedingt durch Industrialisierung und Urbanisierung die sozialen Probleme groß und die Möglichkeiten zur Behandlung von Krankheiten noch recht gering entwickelt waren und wo es in erster Linie galt, Übertragungswege verbreiteter Infektionskrankheiten zu erkennen und zu unterbrechen. Die Idee der Gesundheitsförderung ist demgegenüber noch sehr jung und wurde insbesondere durch das europäische Büro der Weltgesundheitsorganisation und durch den israelitischen Soziologen und Streßforscher Aaron Antonovsky in die gesundheitspolitische und gesundheitswissenschaftliche Diskussion eingebracht. Gesundheitsförderung zielt darauf, allen Menschen ein höheres Maß an Selbstbestimmung über ihre Gesundheit zu ermöglichen und sie damit zur Stärkung ihrer Gesundheit zu befähigen (Ottawa-Charta 1986). Der Akzent der WHO-Definition liegt eindeutig bei dem Begriff der Selbstbestimmung, setzt auf die Selbständigkeit und Selbsthilfe des einzelnen und ganzer Kollektive, auf Partizipation und politische Einflußnahme (...). Der Akzent liegt hier auf der Förderung positiver Gesundheit, also auf einer salutogenetischen Problemstellung, im Unterschied zur pathogenetischen der Präventionsforschung (...). Die Idee der Gesundheitsförderung ist unspezifisch, die Idee der Prävention krankheitsspezifisch, das heißt an der ICD-Klassifikation orientiert. Prävention beginnt bei wohldefinierten medizinischen Endpunkten und fragt zurück nach möglichen Risikofaktoren. Gesundheitsförderung setzt an den Lebensbedingungen des Menschen an. Ihr geht es darum, biologische, seelische und soziale Widerstandskräfte und Schutzfaktoren zu mobilisieren und Lebensbedingungen herzustellen, die positives Denken, positive Gefühle und ein optimales Maß an körperlicher Be- und Entlastung erlauben" (Badura 1992, S. 44).

In der folgenden Tabelle von Noack werden – ganz in dem Sinne der von Badura gemachten Unterscheidung – Prävention („Verminderung von Risiken") und Gesundheitsförderung („Vermehrung von Ressourcen") gegenübergestellt und – zusätzlich – nach verschiedenen Handlungsebenen differenziert:

Ebene	Verminderung von Risiken	Vermehrung von Ressourcen
Physische Umwelt	Verminderung von Luft-, Boden- und Gewässerverschmutzung	Erhaltung und Schaffung von Naherholungsgebieten
	Verringerung von Unfallgefährdung auf Straßen und in Betrieben	Schaffung sicherer und zugänglicher Verkehrs- und Kommunikationsmittel
	Beseitigung gesundheitsgefährdender Wohnungen	Erhaltung und Schaffung von ausreichenden menschenwürdigen Wohnungen
Soziale Umwelt	Beseitigung von Armut und Arbeitslosigkeit	Erhaltung und Ausbau sozialer Sicherungssysteme
	Verminderung von sozialer Isolation und Einsamkeit	Förderung sozialer Einrichtungen und Netzwerke
	Verminderung von Gewalttätigkeit	Ausbau der Bürgerbeteiligung im kommunalen Bereich
	Verminderung von gesundheitsschädigenden Arbeitsbedingungen	Förderung der Mitbestimmung in der Arbeitswelt
Gesundheitsdienst	Überwachung der Gesundheitsdienste	Systematische Gesundheitsberichterstattung
	Verringerung unnötiger medizinischer Eingriffe	Ausbau präventiver und beratender Dienste
	Verringerung des Medikamentenmissbrauchs	Förderung von Selbsthilfeeinrichtungen und -gruppen
Personale Faktoren	Verringerung körperlicher Risikofaktoren	Förderung körperlicher Widerstands- und Leistungsfähigkeit
	Linderung körperlicher Störungen und Gebrechen	Förderung individueller gesundheitlicher Handlungsfähigkeit
Lebensweisen	Verringerung gesundheitsgefährdender Selbstbehandlung	„Richtige" Nutzung der Gesundheitsdienste
	Verminderung gesundheitsriskanter Verhaltensweisen	Entwicklung gesundheitsfördernder Verhaltensweisen
	Vermeidung risikoreicher Bewältigungsmuster	Erlernen gesundheitsgerechter Bewältigungsmuster

Abb. 6.1: Gesundheitspotenziale (Beispiele) (Quelle: Noack 1999, S. 34)

Allerdings gibt es auch Stimmen, die eine so eindeutige Trennung zwischen Gesundheitsförderung und Prävention nicht erkennen können. So schreibt Anderson in seinem im Auftrag der WHO erarbeiteten Überblick über Gesundheitsförderung (wir werden darauf später noch etwas ausführlicher eingehen): „Es gibt keine scharfe theoretische und noch weniger praktische Abgrenzung zwischen Krankheitsverhütung und Gesundheitsförderung. Allgemein bestehen Überschneidungen zwischen Aktivitäten, die auf Versorgung/Heilung/Vorsorge/Förderung/Lebensqualität ausgerichtet sind. Es ist daher schwierig, zu einer begrenzten Definition der Gesundheitsförderung, die die Krankheitsverhütung ausschließt, zu kommen" (Anderson 1984, S. 79). In diesem Sinne wurde Gesundheitsförderung z. B. auch von der Niedersächsischen Kommission Gesundheitsförderung (in der der Autor mitgearbeitet hat) als integrierender Begriff für unterschiedliche medizinische, pädagogische, psychologische, soziale und ökologische Maßnahmen verwendet: „Gesundheitsförderung (bezeichnet) die Gesamtheit aller nicht-therapeutischen Maßnahmen, die zur Entwicklung, Erhaltung und Verbesserung der Gesundheit sowie zur Vermeidung und Bewältigung von verhaltens- und/oder verhältnisbezogenen Gesundheitsproblemen beitragen können. Gesundheitsförderung integriert somit die bisherigen Teilstrategien der Gesundheitsaufklärung, Gesundheitserziehung, Gesundheitsbildung, Gesundheitsberatung, Gesundheitsselbsthilfe sowie der Präventivmedizin zu einem ganzheitlichen Konzept und betont darüber hinaus die Notwendigkeit intersektoralen und interdisziplinären Handelns sowie die Berücksichtigung der Lebens- und Arbeitsbedingungen und Teilhabemöglichkeiten der BürgerInnen" (Niedersächsische Kommission Gesundheitsförderung 1992, S. 5).

Eine weitere Variante der *Bestimmung des Verhältnisses von Gesundheitsförderung und Prävention* – im Sinne einer Integration beider Strategien – ist im Gutachten des Sachverständigenrats für die konzertierte Aktion im Gesundheitswesen nachzulesen: „Strategien, die diesen Zielen [d. h. der Prävention – Anmerkung des Verfassers] dienen, können sich zwar in manchen Feldern darauf beschränken, tatsächliche oder mögliche Gesundheitsbelastungen (z. B. biologische, physikalische oder chemische Belastungen, Disstress, körperliche und seelische Erschöpfungszustände, schlechte Ernährung, Rauchen, Bewegungsmangel, soziale Isolierung) zu beeinflussen. Meist wird es jedoch auch darauf ankommen, zugleich die Vermehrung von gesundheitsdienlichen Ressourcen (z. B. Selbstbewußtsein, Information, Bildung, Einkommen, angemessene Partizipation, Verhaltensspielräume, Unterstützung durch soziale Netze, Erholung) der betroffenen Individuen bzw. der Zielgruppen anzustreben; sei es, um die physischen bzw. psychischen Bewältigungsmöglichkeiten von Gesundheitsbelastungen zu erhöhen, sei es, um die individuellen Handlungsspielräume zur Überwindung gesundheitlich belastenden Verhaltens zu vergrößern, sei es, um Handlungskompetenz für die Veränderung von Strukturen, die entweder direkt die Gesundheit belasten oder gesundheitsbelastendes Verhalten begünstigen, zu entwickeln bzw. freizusetzen. Dieser Aspekt – die Stär-

6 Gesundheitsförderung

kung bzw. Vermehrung von Ressourcen – entspricht dem Ansatz der Gesundheitsförderung. Der Aspekt ‚Gesundheitsförderung' als Ressourcensteigerung läßt sich nicht auf die Prävention beschränken, sondern ist vielmehr funktional in allen Bereichen der Gesundheitsversorgung zu verorten" (Sachverständigenrat, Kurzfassung des Gutachtens von 2000/2001, S. 25).

Neben der Unterscheidung von Gesundheitsförderung und Prävention bleibt noch die Frage zu beantworten, was unter Gesundheitserziehung, Gesundheitsbildung, Gesundheitsaufklärung und Gesundheitsberatung zu verstehen ist und in welchem Verhältnis sie zur Gesundheitsförderung und Prävention stehen.

Die genannten Begriffe umschreiben unterschiedliche, überwiegend verhaltensbezogene Maßnahmen, die Hurrelmann folgendermaßen definiert:

- „*Gesundheitserziehung und Gesundheitsbildung* bezeichnen vorzugsweise die Aktivitäten, die vor allem in Familien und in Erziehungs- und Bildungseinrichtungen ablaufen, um über Wissensvermittlung und pädagogische Kontakte Einstellungen, Kompetenzen und Fertigkeiten zu vermitteln, die der Selbstentfaltung dienen und das gesundheitsbewußte Verhalten eines Menschen fördern.
- *Gesundheitsberatung und Gesundheitsaufklärung* umfassen – teilweise überlappend – alle Aktivitäten im öffentlichen Raum, die sich an Einzelpersonen oder an ein breites Publikum mit dem Ziel richten, über Informationsvermittlung und Entscheidungshilfe Einstellungen zu verändern und Verhaltensweisen zu beeinflussen" (Hurrelmann 1990, S. 183).

Franzkowiak und Wenzel (1985) haben *die Entwicklung von der Gesundheitserziehung zur Gesundheitsförderung* nachgezeichnet. Sie unterscheiden folgende Stationen dieser Entwicklung:

- das biomedizinische Modell,
- das psychologische Modell,
- das soziale Modell,
- das ökologische Modell.

Charakteristisch für das *medizinische Modell der Gesundheitserziehung* ist seine starke Bindung an die biomedizinische Sichtweise von Krankheit und an die Institutionen des Gesundheitswesens. Mit Bezug auf Vuori (1980) bedeutet das:

„• Gesundheitserziehung ist vorrangig auf medizinisch definierte Probleme ausgerichtet,
- ihre Hauptaufgaben sind die Verbreitung medizinischer Forschungsergebnisse sowie die Anleitung der Bevölkerung zur effektiveren Nutzung bestehender Gesundheitsdienste,

- Gesundheitserziehung richtet sich dabei konzeptionell auf das Individuum. Die Einbeziehung gesellschaftlicher Verhältnisse oder der kollektiven und kulturellen Verankerung ihrer Adressaten gehört nicht zu ihrem genuinen Aufgabenbereich" (Vuori 1980, S. 242).

Das *psychologische Modell der Gesundheitserziehung* bildete sich in den 60er-Jahren heraus, als deutlich wurde, dass das biomedizinische Modell nur wenig zur Verhaltensänderung beitragen kann. Charakteristisch für das psychologische Modell war seine starke Ausrichtung auf motivationspsychologische Techniken zur individuellen Einstellungsänderung, später gefolgt von Selbstkontroll- und Entwöhnungsprogrammen, die aus der Verhaltenstherapie kamen.

„Die psychologische Anreicherung der grundlegenden biomedizinischen Ideologie konnte aber nicht darüber hinwegtäuschen, daß Motivationsbildung bzw. Verhaltensmodifikation allein die strukturellen Mängel des klassischen Konzepts (Individualisierung, Schuldzuweisen und Autoritarismus) nicht überwinden konnten" (Franzkowiak und Wenzel 1985, S. 243).

Im Rahmen des *sozialen Modells der Gesundheitserziehung* in den 70er-Jahren erfolgte ein partielles Aufbrechen dieses klassischen Konzepts durch Betrachtung individuellen Verhaltens im Gemeinderahmen und durch Berücksichtigung von Selbsthilfe und sozialer Unterstützung. Allerdings – so Franzkowiak und Wenzel – habe sich dabei „die zugrundeliegende Aufklärungsbotschaft nicht verändert; allein ihr wissenschaftliches Marketing erweckte einen innovativen Anschein. Jeder einzelne Adressat solcher Gemeindeinterventionen sollte nun eine soziale Selbstverpflichtung übernehmen, sich und seine Nachbarn bei der Entwicklung und Aufrechterhaltung vorbeugender Verhaltensmuster zu unterstützen. Als konzeptionelles Fundament blieb indessen die Prävention biomedizinisch definierter Risikofaktoren bestehen" (ebenda, S. 244).

Erst durch die Entwicklung des *ökologischen Modells der Gesundheitserziehung* in den 80er-Jahren erfolgte eine deutliche Abkehr von den klassischen Prinzipien der Gesundheitserziehung, d. h. von Individualisierung und Schuldzuweisung. Mit dem Konzept der Lebensweisen (s. Kapitel 2 und 3) war erstmals eine theoretische Basis für Gesundheitserziehung formuliert worden, die individuelles Verhalten mit den je gegebenen Lebensverhältnissen als eine Einheit verstand. „Mit dem Lebensweisenkonzept wurde das Thema Gesundheit soziologisch formuliert, indem auch auf die jeweiligen Lebensbedingungen der Menschen mit ihren gesundheitlichen Konsequenzen hingewiesen wurde (...). Mit der ökologischen Perspektive wird dieser Ansatz erweitert, wobei die subjektive Seite ebenso neu gefaßt wie ausdifferenziert wird. Zugleich werden die soziokulturellen Einflußgrößen um die ökologische Dimension erweitert" (ebenda, S. 248).

Die bislang konsequenteste Ausformulierung dieses ökologischen Modells ist die Ottawa-Charta zur Gesundheitsförderung.

Unser Vorschlag zur Unterscheidung und zum Gebrauch der genannten Begriffe ist in der folgenden Abbildung dargestellt. Gesundheitsförderung und Prävention werden als die beiden *grundlegenden Strategien* zur Verbesserung bzw. Erhaltung der Gesundheit verstanden, wobei sich Gesundheitsförderung auf die Erhaltung und Stärkung von Gesundheitsressourcen und Prävention auf die Reduzierung und Vermeidung von Gesundheitsrisiken beziehen. Gesundheitserziehung und -bildung, Gesundheitsaufklärung und -beratung, Gesundheitsarbeit, Gesundheitsselbsthilfe, Gesundheitstraining und Präventivmedizin werden demgegenüber als *unterschiedliche Methoden* zur Umsetzung dieser Strategien verstanden.

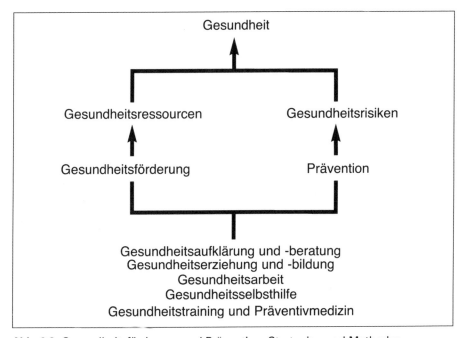

Abb. 6.2: Gesundheitsförderung und Prävention: Strategien und Methoden

6.1 Die Ottawa-Charta zur Gesundheitsförderung

Der nach wie vor umfassendste Überblick über die Grundlagen und das Konzept der Gesundheitsförderung stammt von Anderson und wurde im Auftrag des Europabüros der WHO 1984 vorgelegt. Er basiert auf einer internationalen Literaturrecherche sowie einer Befragung von europäischen Experten über Definition, Begrifflichkeit, Konzeption und Aktivitäten der Gesundheitsförderung. Der Bericht hat die weitere Entwicklung des Gesundheitsförderungskonzepts nachhaltig beeinflusst. Viele der weiter unten aus den Programmen der WHO zitierten Schlüsselideen sind bereits in Andersons Überblick zu finden. Anderson geht von der Frage aus, warum die Diskussion um positive Gesundheit und Gesundheitsförderung gerade zu Beginn der 80er-Jahre entstanden ist. Er sieht einen Zusammenhang mit dem wachsenden Interesse an einer positiven Gesundheit und den steigenden Erwartungen und Forderungen der Öffentlichkeit nach einer besseren Gesundheit und erhöhten Lebensqualität, verbunden mit der verbreiteten Meinung, dass die Möglichkeiten zur Verbesserung der Gesundheit nicht vom Gesundheitswesen oder anderen Institutionen, sondern zum großen Teil von den BürgerInnen selber realisiert werden können. Einen weiteren Grund für die Entwicklung des Gesundheitsförderungskonzeptes sieht Anderson darin, dass sich die traditionelle Gesundheitserziehung nur als begrenzt wirksam erwiesen habe.

Für die Entwicklung, theoretische Absicherung und Evaluierung des Gesundheitsförderungskonzepts mussten nach Anderson insbesondere folgende wichtige Begriffe, Zusammenhänge und Einflussfaktoren geklärt werden:

- der Begriff Gesundheit,
- die Wurzeln der Gesundheit,
- die Bestimmung von Faktoren, die der Gesundheit förderlich sind,
- das Konzept der Gesundheitsförderung im Unterschied zu anderen Konzepten,
- die Ansätze bzw. Methoden der Gesundheitsförderung,
- die Ziele der Gesundheitsförderung,
- das Verhältnis zu den Betroffenen.

Im Folgenden sollen *die wichtigsten Entwicklungsphasen innerhalb der WHO* bis zur Verabschiedung der Ottawa-Charta genannt werden:

1984 hat eine Expertengruppe unter der Leitung der damaligen Referentin für Gesundheitserziehung beim Regionalbüro Europa, Ilona Kickbusch, eine Diskussionsgrundlage über Konzept und Prinzipien der Gesundheitsförderung erarbeitet und vorgestellt. Aus dieser Diskussionsgrundlage werden die wesentlichen Charakteristika der Gesundheitsförderung deutlich. In der Einleitung wird Gesundheitsförderung wie folgt definiert: „Gesundheitsförderung ist Ausdruck einer gemeinsamen konzeptionellen Grundlage für Programmansätze, die die Verbesserung von Lebensweisen und Lebensbedingungen anstreben. Sie setzt bei den jeweiligen Lebenszusammenhängen an und ist bemüht, persönliche und gesellschaftliche Verantwortlichkeiten miteinander in Einklang zu bringen, um auf eine gesündere Zukunft hinzuwirken" (zitiert in Franzkowiak und Sabo 1993, S. 78ff.).

Es werden dann die Prinzipien, Aufgabenbereiche, Prioritäten und Schwierigkeiten für die Entwicklung von Strategien der Gesundheitsförderung dargestellt. Die Ziele und die fünf Prinzipien der Gesundheitsförderung sollen hier zusammenfassend wiedergegeben werden: „Gesundheitsförderung zielt darauf ab, die

Menschen zu befähigen, größeren Einfluß auf die Erhaltung und die Verbesserung ihrer Gesundheit zu nehmen. Als Maßstab für Gesundheit wird dabei die Möglichkeit des einzelnen und von Gruppen gesehen, einerseits ihre Wünsche und Bedürfnisse befriedigen zu können und andererseits mit ihrer Umwelt übereinzustimmen oder sie bewußt zu ändern. Gesundheit wird somit als eine wesentliche Grundbedingung des alltäglichen Lebens und nicht als Lebensziel verstanden. Gesundheit wird als positive Aufgabe gesehen, zu deren Verwirklichung gesellschaftliche und persönliche sowie physische Ressourcen beitragen" (ebenda, S. 79). Die fünf Prinzipien der Gesundheitsförderung lauten:

„1. Gesundheitsförderung umfaßt die gesamte Bevölkerung in ihren alltäglichen Lebenszusammenhängen und nicht ausschließlich spezifische Risikogruppen.
2. Gesundheitsförderung zielt darauf ab, die Bedingungen und Ursachen von Gesundheit zu beeinflussen.
3. Gesundheitsförderung verbindet unterschiedliche, aber einander ergänzende Maßnahmen oder Ansätze.
4. Gesundheitsförderung bemüht sich besonders um eine konkrete und wirkungsvolle Beteiligung der Öffentlichkeit.
5. Gesundheitsförderung ist primär eine Aufgabe im Gesundheits- und Sozialbereich und keine medizinische Dienstleistung" (ebenda, S. 79f.).

Auf der Basis dieser Diskussionsgrundlage wurde das Konzept der Gesundheitsförderung weiter entwickelt und auf der 1. Internationalen Konferenz zur Gesundheitsförderung 1986 in Ottawa vorgestellt und verabschiedet. Dieses Programm wird daher auch als *„Ottawa-Charta zur Gesundheitsförderung"* bezeichnet (in Franzkowiak und Sabo 1993). Das Konzept wurde in den nachfolgenden Jahren auf verschiedenen Konferenzen bestätigt und akzentuiert: 1988 in Adelaide, 1991 in Sundsvall, 1997 in Jakarta, 2000 in Mexiko-City und 2005 in Bangkok.

Die Ottawa-Charta formuliert drei Handlungsqualifikationen und fünf Handlungsstrategien.

Handlungsqualifikationen der Gesundheitsförderung

- *Interessen vertreten:* Ein guter Gesundheitszustand ist eine wesentliche Bedingung für soziale, ökonomische und persönliche Entwicklung und entscheidender Bestandteil der Lebensqualität. Politische, ökonomische, soziale, kulturelle, biologische sowie Umwelt- und Verhaltensfaktoren können alle entweder der Gesundheit zuträglich sein oder sie schädigen. Gesundheitsförderndes Handeln zielt darauf ab, durch aktives anwaltschaftliches Eintreten diese Faktoren positiv zu beeinflussen und der Gesundheit zuträglich zu machen.

- *Befähigen und ermöglichen:* Gesundheitsförderung ist auf Chancengleichheit auf dem Gebiet der Gesundheit gerichtet. Gesundheitsförderndes Handeln bemüht sich darum, bestehende soziale Unterschiede des Gesundheitszustandes zu verringern sowie gleiche Möglichkeiten und Voraussetzungen zu schaffen, damit alle Menschen befähigt werden, ihr größtmöglichstes Gesundheitspotenzial zu verwirklichen. Dies umfasst sowohl Geborgenheit und Verwurzelung in einer unterstützenden sozialen Umwelt, den Zugang zu allen wesentlichen Informationen, die Entfaltung von praktischen Fertigkeiten als auch die Möglichkeit, selber Entscheidungen in Bezug auf ihre persönliche Gesundheit treffen zu können. Menschen können ihr Gesundheitspotenzial nur dann weitestgehend entfalten, wenn sie auf die Faktoren, die ihre Gesundheit beeinflussen, auch Einfluss nehmen können. Dies gilt für Frauen ebenso wie für Männer.
- *Vermitteln und vernetzen:* Der Gesundheitssektor allein ist nicht in der Lage, die Voraussetzungen und guten Perspektiven für die Gesundheit zu garantieren. Gesundheitsförderung verlangt vielmehr ein koordiniertes Zusammenwirken unter Beteiligung der Verantwortlichen in Regierungen, im Gesundheits-, Sozial- und Wirtschaftssektor, in nichtstaatlichen und selbstorganisierten Verbänden und Initiativen sowie in lokalen Institutionen, in der Industrie und den Medien. Menschen in allen Lebensbereichen sind daran zu beteiligen, als Einzelne, als Familien und Gemeinschaften. Die Berufsgruppen und sozialen Gruppierungen sowie die Mitarbeiter des Gesundheitswesens tragen große Verantwortung für eine gesundheitsorientierte Vermittlung zwischen den unterschiedlichen Interessen in der Gesellschaft. Die Programme und Strategien zur Gesundheitsförderung sollten den örtlichen Bedürfnissen und Möglichkeiten der Länder und Regionen angepasst sein und die unterschiedlichen Gesellschafts- und Wirtschaftssysteme sowie die kulturellen Gegebenheiten berücksichtigen.

Die bisherigen Ausführungen bezogen sich auf die Handlungsgrundlagen der Gesundheitsförderung. Im Folgenden wollen wir auf die Handlungsstrategien der Gesundheitsförderung eingehen. Unter der Überschrift: „Aktives, gesundheitsförderndes Handeln erfordert (...)" werden in der Ottawa-Charta fünf Handlungsstrategien formuliert. Diese beziehen sich auf die personale Ebene, die Ebene der Lebensweisen und die Ebene der Lebensbedingungen. Wir werden die genannten Handlungstrategien nach dieser Einteilung zitieren:

6.1.1 Gesundheitsförderung auf der personalen Ebene

Persönliche Kompetenzen entwickeln

Gesundheitsförderung unterstützt die Entwicklung von Persönlichkeit und sozialen Fähigkeiten durch Information, gesundheitsbezogene Bildung sowie die Verbesserung sozialer Kompetenzen und lebenspraktischer Fertigkeiten. Sie will dadurch den Menschen helfen, mehr Einfluss auf ihre eigene Gesundheit und ihre Lebenswelt auszuüben und will ihnen zugleich ermöglichen, Veränderungen in ihrem Lebensalltag zu treffen, die ihrer Gesundheit zugute kommen.

Es gilt dabei, Menschen zu lebenslangem Lernen zu befähigen und ihnen zu helfen, mit den verschiedenen Phasen ihres Lebens sowie eventuellen chronischen Erkrankungen und Behinderungen umgehen zu können. Dieser Lernprozess muss sowohl in Schulen wie auch zu Hause, am Arbeitsplatz und innerhalb der Gemeinde erleichtert werden. Erziehungsverbände, die öffentlichen Körperschaften, Wirtschaftsgremien und gemeinnützige Organisationen sind hier ebenso zum Handeln aufgerufen wie die Bildungs- und Gesundheitsinstitutionen selbst.

6.1.2 Gesundheitsförderung auf der Verhaltensebene

Gesundheitsbezogene Gemeinschaftsaktionen unterstützen

Gesundheitsförderung wird im Rahmen konkreter und wirksamer Aktivitäten von Bürgern in ihrer Gemeinde realisiert: in der Erarbeitung von Prioritäten, der Herbeiführung von Entscheidungen sowie bei der Planung und Umsetzung von Strategien. Die Unterstützung von Nachbarschaften und Gemeinden im Sinne einer vermehrten Selbstbestimmung ist ein zentraler Angelpunkt der Gesundheitsförderung; ihre Autonomie und Kontrolle über die eigenen Gesundheitsbelange sind zu stärken.

Die Stärkung von Nachbarschaften und Gemeinden baut auf den vorhandenen menschlichen und materiellen Möglichkeiten auf. Selbsthilfe und soziale Unterstützung sowie flexible Möglichkeiten der größeren öffentlichen Teilnahme und Mitbestimmung für Gesundheitsbelange sind dabei zu unterstützen bzw. neu zu entwickeln. Kontinuierlicher Zugang zu allen Informationen, die Schaffung von gesundheitsorientierten Lernmöglichkeiten sowie angemessene finanzielle Unterstützung gemeinschaftlicher Initiativen sind dazu notwendige Voraussetzungen.

6.1.3 Gesundheitsförderung auf der Verhältnisebene

Gesundheitsförderliche Lebenswelten schaffen

Unsere Gesellschaften sind durch Komplexität und enge Verknüpfung geprägt; Gesundheit kann nicht von anderen Zielen getrennt werden. Die enge Bindung zwischen Mensch und Umwelt bildet die Grundlage für einen sozial-ökologischen Weg zur Gesundheit. Oberstes Leitprinzip für die Welt, die Länder, Regionen und Gemeinschaften ist das Bedürfnis, die gegenseitige Unterstützung zu fördern, sich um den anderen, um unsere Gemeinschaften und unsere natürliche Umwelt zu sorgen. Besondere Aufmerksamkeit verdient die Erhaltung der natürlichen Ressourcen als globale Aufgabe.

Die sich verändernden Lebens-, Arbeits- und Freizeitbedingungen haben entscheidenden Einfluss auf die Gesundheit. Die Art und Weise, wie eine Gesellschaft die Arbeit, die Arbeitsbedingungen und die Freizeit organisiert, sollte eine Quelle der Gesundheit und nicht der Krankheit sein. Gesundheitsförderung schafft sichere, anregende, befriedigende und angenehme Arbeits- und Lebensbedingungen. Eine systematische Erfassung der gesundheitlichen Folgen unserer sich rasch wandelnden Umwelt – insbesondere in den Bereichen Technologie, Arbeitswelt, Energieproduktion und Stadtentwicklung – ist von essenzieller Bedeutung und erfordert aktives Handeln zugunsten der Sicherstellung eines positiven Einflusses auf die Gesundheit der Öffentlichkeit. Jede Strategie zur Gesundheitsförderung muss den Schutz der natürlichen und der sozialen Umwelt sowie die Erhaltung der vorhandenen natürlichen Ressourcen mit zu ihrem Thema machen.

Die in der Ottawa-Charta genannten zwei weiteren Handlungsstrategien der Gesundheitsförderung beschäftigen sich mit der Neuorientierung der Gesundheitsdienste und der Entwicklung gesundheitsfördernder Gesamtpolitik und beziehen sich somit auch auf die Gestaltung gesundheitsförderlicher Lebens- und Versorgungsbedingungen.

Gesundheitsdienste neu orientieren

Die Verantwortung für die Gesundheitsförderung wird in den Gesundheitsdiensten von Einzelpersonen, Gruppen, den Ärzten und anderen Mitarbeitern des Gesundheitswesens, den Gesundheitseinrichtungen und dem Staat geteilt. Sie müssen gemeinsam darauf hinarbeiten, ein Versorgungssystem zu entwickeln, das auf die stärkere Förderung von Gesundheit ausgerichtet ist und weit über die medizinisch-kurativen Betreuungsleistungen hinausgeht.

Die Gesundheitsdienste müssen dabei eine Haltung einnehmen, die feinfühlig und respektvoll die unterschiedlichen kulturellen Bedürfnisse anerkennt. Sie sollten dabei die Wünsche von Individuen und sozialen Gruppen nach einem gesünderen Leben aufgreifen und unterstützen sowie Möglichkeiten der besseren Koordination zwischen dem Gesundheitssektor und anderen sozialen, politischen, ökonomischen Kräften eröffnen.

Eine solche Neuorientierung von Gesundheitsdiensten erfordert zugleich eine stärkere Aufmerksamkeit für gesundheitsbezogene Forschung wie auch für die notwendigen Veränderungen in der beruflichen Aus- und Weiterbildung. Ziel dieser Bemühungen soll ein Wandel der Einstellungen und der Organisationsformen sein, die eine Orientierung auf die Bedürfnisse des Menschen als ganzheitlicher Persönlichkeit ermöglichen.

Gesundheitsfördernde Gesamtpolitik entwickeln

Gesundheitsförderung beinhaltet weit mehr als medizinische und soziale Versorgung. Gesundheit muss auf allen Ebenen und in allen Politiksektoren auf die politische Tagesordnung gesetzt werden. Politikern müssen dabei die gesundheitlichen Konsequenzen ihrer Entscheidungen und ihre Verantwortung für Gesundheit verdeutlicht werden. Dazu wendet eine Politik der Gesundheitsförderung verschiedene, sich gegenseitig ergänzende Ansätze an, u. a. Gesetzesinitiativen, steuerliche Maßnahmen und organisatorisch strukturelle Veränderungen. Nur koordiniertes, verbündetes Handeln kann zu einer größeren Chancengleichheit im Bereich der Gesundheits-, Einkommens- und Sozialpolitik führen. Ein solches gemeinsames Handeln führt dazu, ungefährliche Produkte, gesündere Konsumgüter und gesundheitsförderlichere soziale Dienste zu entwickeln sowie sauberere und erholsamere Umgebungen zu schaffen.

Eine Politik der Gesundheitsförderung muss Hindernisse identifizieren, die einer gesundheitsgerechteren Gestaltung politischer Entscheidungen und Programme entgegenstehen. Sie muss Möglichkeiten einer Überwindung dieser Hemmnisse und Interessengegensätze bereitstellen. Ziel muss es sein, auch politischen Entscheidungsträgern die gesundheitsgerechtere Entscheidung zur leichteren Entscheidung zu machen.

Mit diesen Auszügen aus der Ottawa-Charta haben wir die Kernaussagen sowie die Hauptstrategien der Gesundheitsförderung dargestellt. Diese Kernaussagen und Hauptstrategien der Gesundheitsförderung werden von Noack und Rosenbrock folgendermaßen kommentiert: „Aus systemtheoretischer und handlungstheoretischer Perspektive umfaßt Gesundheitsförderung drei im Sinne einer gesundheitsfördernden Gesamtpolitik miteinander verbundene Strategien:

- *eine gesellschaftspolitische Strategie der Ressourcenentwicklung.* Sie ist auf die Sicherung der grundlegenden Lebensressourcen wie Arbeit und Einkommen für Nahrung, Wohnung und andere Grundbedürfnisse ausgerichtet, auf die Bekämpfung von Armut und Arbeitslosigkeit und auf die Erhaltung und Wiederherstellung einer sicheren Umwelt;
- *eine Strategie der Organisationsentwicklung.* Sie zielt auf die Etablierung und Förderung von Organisationsstrukturen in Kommunen, Schulen, Betrieben und anderen Settings, deren Aufgabe es ist, ‚vor Ort' gezielt Gesundheitsrisiken zu reduzieren, Gesundheitsressourcen zu entwickeln und gesundheitsförderliche Aktivitäten zu vernetzen. Eine wichtige Voraussetzung ist die Einbindung der Entscheidungsträger und Hauptakteure in die Analyse und Gestaltung der jeweiligen gesundheitsrelevanten Bedingungen und Systemzusammenhänge und ihre professionelle Beratung und Unterstützung;

Teil B: Praxis der Gesundheitswissenschaft

HANDLUNGS-STRATEGIEN	PRAXISIDEEN
Entwicklung einer gesundheitsfördernden Gesamtpolitik	– Gesetzesinitiativen – steuerliche Maßnahmen – organisatorisch-strukturelle Veränderungen – Chancengleichheit in der Gesundheits-, Einkommens- und Sozialpolitik – Entwicklung von ungefährlicheren Produkten, gesünderen Konsumgütern und gesundheitsförderlicheren sozialen Diensten – Schaffung von saubereren und erholsameren Umgebungen
Schaffung gesundheitsfördernder Lebenswelten	– Schutz der natürlichen und der sozialen Umwelt – Erhaltung der vorhandenen natürlichen Ressourcen – Schaffung sicherer, anregender, befriedigender und angenehmer Arbeits- und Lebensbedingungen – Erfassung der gesundheitlichen Folgen insb. in den Bereichen Technologie, Arbeitswelt, Energieproduktion und Stadtentwicklung und Sicherstellung eines positiven Einflusses auf die Gesundheit der Öffentlichkeit
Unterstützung gesundheitsfördernder Gemeinschaftsaktionen	– Stärkung von Nachbarschaften und Gemeinden – Unterstützung von Selbsthilfe, öffentlicher Teilnahme und Mitbestimmung – Zugang zu allen Informationen – Schaffung von gesundheitsorientierten Lernmöglichkeiten – angemessene finanzielle Unterstützung gemeinschaftlicher Initiativen
Entwicklung persönlicher Kompetenzen	– Unterstützung der Entwicklung von Persönlichkeit und sozialen Fähigkeiten durch Information, gesundheitsbezogene Bildung – Verbesserung sozialer Kompetenzen und lebenspraktischer Fertigkeiten – Befähigung zu lebenslangem Lernen – Hilfen, um mit den verschiedenen Lebensphasen und mit evtl. chronischen Erkrankungen und Behinderungen umzugehen – Erleichterung dieses Lernprozesses in Familien, Schulen, Betrieben und Gemeinden
Neuorientierung der Gesundheitsdienste	– Entwicklung eines Versorgungssystems, das auf die stärkere Förderung von Gesundheit ausgerichtet ist – Verbesserung der Kooperation zwischen dem Gesundheitssektor und anderen Bereichen – stärkere Aufmerksamkeit für gesundheitsbezogene Forschung – Veränderungen in der beruflichen Aus- und Weiterbildung – Orientierung auf die Bedürfnisse des Menschen als ganzheitliche Persönlichkeit

Abb. 6.3: Praxisideen der Ottawa-Charta (Quelle: Waller 1999, S. 94f.)

- *eine Strategie der personalen Entwicklung.* Sie zielt auf die Befähigung und Stärkung (empowerment) der Menschen eines breiten Altersspektrums zu autonomem, gesundheitsförderlichem und sinnerfülltem Handeln, insbesondere zur Bewältigung von psychosozialen Belastungen und Krankheiten, zum Erkennen und Vermeiden von Gesundheitsrisiken, zur Nutzung und Entwicklung von Gesundheitsressourcen und vor allem zur Mitwirkung bei der Gestaltung einer gesundheitsfördernden Lebenswelt. Entsprechende Lern- und Beratungsangebote, lebensnahe Erfahrungsräume sowie angemessene sozio-emotionale Unterstützung sind optimale Voraussetzungen dafür" (Noack und Rosenbrock 1994, S. 141).

Für die Praxis der Gesundheitsförderung bleiben die Ausführungen der Ottawa-Charta allerdings recht vage. In der Abbildung 6.3 habe ich die in der Ottawa-Charta genannten Praxisideen zusammengestellt (Waller 1999, S. 94f.).

Erst durch die Entwicklung des *„Setting-Ansatzes" der Gesundheitsförderung,* mit dem wir uns im Folgenden beschäftigen wollen, werden die praktischen Umsetzungsmöglichkeiten der Ottawa-Charta konkreter.

6.2 Der Setting-Ansatz in der Gesundheitsförderung

Die Bedeutung von *settings* für die Gesundheitsförderung wird von der WHO folgendermaßen zusammengefasst:

„Der sog. Setting-Ansatz bedeutet, daß man
- die Aufmerksamkeit verstärkt auf die Stellen konzentriert, wo Gesundheit gefördert und erhalten wird ...,
- den Maßnahmen deutlich erkennbare Grenzen setzt,
- es leicht macht, mögliche Partner zu finden,
- die Möglichkeit bietet, zu beobachten und zu messen, wie sich Interventionen zum Vorteil der Gesundheit auswirken,
- daß man eine ausgezeichnete Möglichkeit erhält, Pilotversuche durchzuführen und einen nachhaltigen gesellschaftlichen Wandel zu bewirken" (WHO 1999, S. 117f.).

Der Sachverständigenrat für die konzertierte Aktion im Gesundheitswesen hat in seinem Gutachten 2000/2001 ebenfalls auf die Vorteile des Setting-Ansatzes hingewiesen: „Kontextbezogene Maßnahmen werden auch von der Weltgesundheitsorganisation (WHO) gefordert. ‚Settings' können neben Betrieb, Schule und Elternhaus auch Freizeiteinrichtungen, z. B. Sportvereine, aber auch z. B. Stadtteile oder Gemeinden sein. Ein Charakteristikum des Setting-Ansatzes ist, daß in einem gegebenen sozialen Kontext gleichzeitig unterschiedliche Zielgruppen bzw. Akteure erreicht werden können (z. B. im Setting Schule: Schüler, Lehrer, Eltern, Personal) und darüber hinaus kontext- und individuumsbezogene Maßnahmen sich wechselseitig unterstützend kombiniert werden können. Der Rat empfiehlt, sich in Zukunft noch stärker auf Interventionen nach dem Setting-Ansatz (vor allem Betrieb, Schule) zu orientieren" (Sachverständigenrat 2000/2001, S. 29; vgl. auch Baric und Conrad 1999).

Seit der Verabschiedung der Ottawa-Charta hat die WHO vier große *Projekte zur Umsetzung der Gesundheitsförderung* aufgelegt:

- das Gesunde-Städte-Projekt,
- das Projekt Gesundheitsfördernde Schule,
- das Projekt Gesundheitsförderndes Krankenhaus,
- das Projekt Gesundheitsförderung im Betrieb.

Diese Praxisprojekte haben eine Reihe von Gemeinsamkeiten: Sie beziehen sich – als Konsequenz des umfassenden Verständnisses von Gesundheitsförderung – auf komplexe Organisationen („settings"). Sie zielen auf die Erhaltung bzw. Schaffung von Gesundheitsressourcen, sie sind intersektoral (d. h. unter Berücksichtigung unterschiedlicher Organisations- und Politikebenen) und multidisziplinär (d. h. unter Beteiligung verschiedener Berufsgruppen) angelegt und betonen die besondere Bedeutung der Mitwirkung der Betroffenen (Partizipation).

Wir können in diesem Rahmen nicht näher auf alle genannten Projekte eingehen, sondern werden uns beispielhaft mit dem Gesunde-Städte-Projekt („Healthy Cities") und dem Projekt Gesundheitsförderndes Krankenhaus („Health Promoting Hospital") befassen (vgl. auch die kurzen Hinweise auf die anderen Projekte im 4. Kapitel sowie Pelikan u. a. 1993; Baric und Conrad 1999; zum Abbau gesundheitlicher Benachteiligung im Rahmen von Settings vgl. u. a. Geene und Rosenbrock 2004 sowie Kilian u. a. 2004).

Alle Projekte zeigen eine ähnliche „Dramaturgie": Es gibt ein zentrales Projektbüro, ein internationales Netzwerk der beteiligten Institutionen, zumeist eine „Deklaration", die die Programmatik enthält und der die beteiligten Institutionen zustimmen müssen, eine Forschungsstelle, die das Programm evaluiert etc.

6.2.1 Das Gesunde-Städte-Projekt

Das Projekt wurde 1986 vom europäischen Regionalbüro der WHO in Kopenhagen initiiert. Es basiert auf den WHO-Programmen „Gesundheit für alle", „Ottawa-Charta" und „Europäische Charta Umwelt und Gesundheit". In der ersten Phase des Projekts waren aus Deutschland die Städte Bremen, Düsseldorf und München beteiligt. Zusätzlich haben sich eine Vielzahl von Städten in so genannten nationalen Gesunde-Städte-Netzwerken versammelt: In Deutschland sind dies 54 Städte. Europaweit beteiligen sich derzeit ca. 1 100 Städte.

Das Ziel des Projekts ist die Umsetzung der o. g. WHO-Programme auf städtischer Ebene. *Die beteiligten Städte verpflichten sich:*

- intersektorale Gesundheitsförderungskonzepte zu entwickeln und umzusetzen, basierend auf den allgemeinen Grundsätzen der WHO-Strategien, unter besonderer Berücksichtigung der Komponenten Umwelt und Bürgerbeteiligung,
- die dafür notwendigen Mittel bereitzustellen,
- regelmäßig über die gemachten Fortschritte zu berichten und Informationen und Erfahrungen mit den anderen Projektstädten zu teilen,
- die Entwicklung von nationalen Gesunde-Städte-Netzwerken zu unterstützen,
- ein multisektoral zusammengesetztes, politisches Führungsgremium für das Projekt zu etablieren,
- ein Projektbüro mit festangestellten Mitarbeitern und den notwendigen Ressourcen einzurichten sowie einen Fachausschuss mit Vertretern verschiedener Berufsgruppen zur Entwicklung und Umsetzung von Gesunde-Städte-Aktionen,
- Mechanismen für Bürgerbeteiligung zu schaffen und lokale Interessenvertreter für Gesundheit zu stärken, und zwar durch die Herstellung von mehr Sichtbarkeit für und über eine öffentliche Diskussion über Gesundheit in enger Zusammenarbeit mit den Medien,
- Umfragen zur Gesundheit durchzuführen, insbesondere mit Blick auf die Probleme und Bedürfnisse sozial schwacher und benachteiligter Gruppen,
- lokale Forschungseinrichtungen zu ermutigen, die Aktivitäten des Projekts zu unterstützen und
- Formen der Zusammenarbeit mit den anderen Projektstädten zu entwickeln, zur Stärkung des fachlichen und kulturellen Austausches, einschließlich der Durchführung von Gesunde-Städte-Arbeitstreffen und Veranstaltungen (Tsouros 1991, S. 22).

Welche Ziele sich das Gesunde-Städte-Projekt im Einzelnen gesetzt hat, wird besonders aus der so genannten *Mailänder Erklärung* ersichtlich, die die Bürgermeister der beteiligten Städte 1990 verabschiedet haben (in Franzkowiak und Sabo 1993, S. 114f.):

Teil B: Praxis der Gesundheitswissenschaft

Merkmale einer gesunden Stadt
1. Saubere und sichere physische Lebensbedingungen von hoher Qualität (einschließlich Wohnqualität),
2. eine ökologische gut ausgewogene Umwelt inmitten eines globalen Ökosystems, das sich auf lange Sicht selbst erhalten kann,
3. starke, sich gegenseitig unterstützende Gemeinschaften/Nachbarschaften,
4. ein hohes Maß an öffentlicher Teilhabe und Kontrolle über Entscheidungen, welche die Gesundheit der Bürger beeinflussen,
5. die Gewährleistung der Grundbedürfnisse für alle Bevölkerungsgruppen in Bezug auf Wasser, Unterkunft, Einkommen, Sicherheit, Arbeit,
6. Zugang für alle zu einer breiten Vielfalt an Kenntnissen, Erfahrungen und Dienstleistungen mit der Möglichkeit zu mannigfaltigen Kontakten,
7. eine vielfältige, vitale und ökologisch ausgerichtete städtische Wirtschaft,
8. Förderung der Verbundenheit mit der Vergangenheit, dem eigenen kulturellen Erbe und dem anderer ethnischer Gruppen,
9. ein Stadtmodell und eine städtische Verwaltungsform, die selbst in Einklang stehen mit den genannten Gesunde-Städte-Merkmalen,
10. ein optimales, für jedermann (und jederfrau) zugängliches Maß an öffentlicher Gesundheits- und Krankheitsversorgung,
11. hohe Gesundheit im Sinne eines positiven Gesundheitszustands (Wohlbefinden) als auch niedrigen Krankheitsstandes.

Um einen etwas lebendigeren Eindruck von der Vielfalt der aktuellen Projektaktivitäten in den beteiligten Städten zu geben, wollen wir einige *Preisträger des Deutschen Gesunde-Städte-Netzwerks aus dem Jahr 2001* vorstellen. Das Gesunde-Städte-Netzwerk vergibt jährlich mehrere „Gesunde-Städte-Preise". Im Jahr 2001 wurden Projekte gefördert, die besonders herausragende intersektorale Kooperationsstrukturen entwickelt hatten (die folgenden Ausführungen beruhen auf einer Mitteilung des Leiters des Gesunde-Städte-Sekretariats K.-P. Stender; eine Kurzübersicht über die Aktivitäten aller Mitgliedsstädte in Deutschland findet sich unter www.gesunde-staedte-netzwerk.de):

Die Stadt Rostock wurde ausgezeichnet für ihre entwickelte und fortgeschrittene Kooperationsstruktur der Leitbilder Agenda 21 und Gesunde Stadt sowie für deren Erträge.
  In Rostock gibt es seit Sommer 1998 eine nachhaltige Kooperation zwischen der Gesunde-Städte-Arbeitsgruppe „Kommunale Gesundheitsförderung" und dem Büro „Lokale Agenda 21". Diese Zusammenarbeit schlägt sich anschaulich nieder in der gemeinsamen Berichtspflicht an die Bürgerschaft der Hansestadt Rostock, der gemeinsamen Organisation und Durchführung der Rostocker Gesundheits- und Umwelttage, der gemeinsamen Steuerung der Gesundheitskonferenz und des Agenda-Forums, in der gemeinsamen Kolumne „Gesunde Stadt und Agenda 21" im

Städtischen Anzeiger oder beispielsweise in der Erarbeitung von Leitlinien zur Stadtentwicklung „Kurs Rostock 2010".

Begonnen hat die Kooperation anlässlich der Rostocker Gesundheits- und Umwelttage 1998, die das Thema „Gesunde Stadt und Lokale Agenda 21 – zwei Leitbilder im Spannungsfeld?" auf den Prüfstand stellten. Dort wurde festgehalten, dass unter Wahrung der Eigenständigkeit der Arbeitsgruppe „Kommunale Gesundheitsförderung" und des „Büros Lokale Agenda 21" der gesundheitliche Aspekt der Agenda 21 innerhalb des Gesunde-Städte-Projektes gestaltet wird, wie andererseits der Agenda-Prozess die Zielstellung für die Entwicklung einer gesunden Stadt aufgreift.

Ein beispielgebendes Ergebnis dieser Kooperationsstruktur ist das gemeinsam erarbeitete Prüfverfahren zur kinderfreundlichen Stadt, das auf der Basis einer Dienstanweisung des Oberbürgermeisters der Hansestadt Rostock vom 1.6.1999 für alle Beschäftigten der Stadtverwaltung bindend ist. Dieses Verfahren hat sieben Prüfbereiche:

- Spielraum für Kinder- und Jugendliche,
- kindgerechte Verkehrsplanung, Verkehrsregelung und Gestaltung des öffentlichen Personennahverkehrs,
- Infrastruktur für Kinder, Jugendliche und Familien,
- kindgerechte Gestaltung der Wohnung/Wohnbereiche,
- Wohnumfeld,
- kindgerechte Gestaltung öffentlicher Einrichtungen,
- Interessenvertretung.

Berlin-Kreuzberg wurde ausgezeichnet für seinen beispielgebenden Ansatz, Kinder in Planungs- und Entscheidungsprozesse im Rahmen von nachhaltiger gesunder Stadtentwicklung einzubeziehen.

Etwa 110 Kinder im Alter von 6 bis 13 Jahren aus acht Schulen und Freizeiteinrichtungen haben bisher an dem Projekt als Kreuzberger „Kiez-Detektive" teilgenommen. Kreuzberger „Kiez-Detektive" haben mit Detektivstirnbändern, Ausweisen, Fotoapparaten, Tonbändern und Schreibblöcken ausgerüstet, die Schätze aber auch die Probleme ihrer Wohngegenden unter die Lupe genommen.

In Berlin-Kreuzberg haben die gemeinsamen Aktivitäten des „gesunden Bezirkes Kreuzberg" und der „Lokalen Agenda Kreuzberg" bereits frühzeitig begonnen. Die kooperative Planungs- und Umsetzungsstrategie ist sowohl im Konzept der Agenda, verabschiedet von der Bezirksversammlung im August 1996, wie auch in der Gesunde-Städte-Konzeption, verabschiedet im August 1998, politisch fixiert.

Die Beteiligung von Kindern an der Identifikation von Problemen und an Vorschlägen zu deren Lösung ist als Brückenkonzeption eingesetzt worden, die beide Ansätze verbinden kann. Insbesondere benachteiligte Kinder, sowohl deutscher als auch nichtdeutscher Herkunft, konnten ihre persönlichen und sozialen Kompetenzen einbringen. In einem Workshop haben die beteiligten Erzieher und Lehrer die Aktion „Kiez-Detektive" vorbereitet. Die Ergebnisse der Erkundungen sind dokumentiert, u. a. als „Denkzettel" (z. B. wilde Müllkippen, schlechte Spielplätze, übervolle Mülltonnen oder herumliegende Spritzen), und verantwortlichen Bezirkspolitikern übergeben worden. Die Ergebnisse wurden in einer Ausstellung im Foyer des Rathauses Kreuzberg veröffentlicht. Die Ergebnisse wurden darüber hinaus im Rahmen einer Kinderversammlung im Rathaus Berlin-Kreuzberg dem Bezirksbürgermeister und den Stadträten übergeben. Dort wurde jeweils festgelegt, in welcher Weise Politik und Verwaltung mit den vorgetragenen Vorschlägen verfahren werden. In der nächsten Kinderversammlung im Rathaus werden die Kinder überprüfen können, wie der Stand der Bearbeitung ihrer „Denkzettel" ist.

Die Stadt Münster wurde ausgezeichnet für den Ansatz:
Weiterentwicklung und Neustrukturierung der kommunalen Gesundheitspolitik – Schwerpunkt Gesundheitshaus.

Im Jahr 1995 hat die Stadt Münster einen Grundsatzbeschluss zur Neuorientierung der kommunalen Gesundheitspolitik gefasst. Dort hat die Kommunalpolitik folgende Schwerpunkte definiert:

- Gesundheitsberichterstattung und -planung sollen verstärkt werden.
- Gesundheitsförderung und Prävention sind auszubauen.
- Der umweltbezogene Gesundheitsschutz ist zu intensivieren.
- Für benachteiligte Bürgerinnen und Bürger sind aufsuchende und nachsorgende Gesundheitshilfen zu entwickeln.

Die Stadt Münster ist bei der Umsetzung dieses Rahmenkonzeptes weit fortgeschritten. Die Stadt Münster beweist eindrucksvoll, welche Verstärkung der Gesundheitsbereich erfahren kann, wenn er die Rückendeckung der Kommunalpolitik hat und fachkompetente Mitarbeiterinnen und Mitarbeiter diese Unterstützung auch zu nutzen und umzusetzen wissen.

Zu den bis heute bereits umgesetzten Reformschritten zählen:

- die Einrichtung der Gesundheitskonferenz Münster,
- die Entwicklung eines Leitbildes für das Gesundheitsamt und die Einrichtung der Abteilung Gesundheitsplanung/-berichterstattung und Gesundheitsförderung beim Gesundheitsamt,
- Teilnahme des Gesundheitsamtes am Projektverbund „Gesundes Land Nordrhein-Westfalen" im Europäischen Netzwerk der Weltgesundheitsorganisation „Regionen für Europa",

- Einbindung der kommunalen Gesundheitsförderung in den Prozess der Lokalen Agenda 21,
- Herausgabe des Gesundheitsrahmenberichtes für die Stadt Münster, in dem konkrete Handlungsansätze für Münster formuliert und vorgeschlagen werden,
- vielfältige gesundheitsfördernde Projekte, insbesondere der aufsuchenden Arbeit durch das Gesundheitsamt bei benachteiligten Familien in Stadtteilen, bei Flüchtlingskindern, bei wohnungslosen Frauen und Kindern in Frauenhäusern,
- die Eröffnung des Gesundheitshauses Münster im August 1999.

Das Gesundheitshaus ist in diesem Bündel von Strukturen und Projekten die feste Größe, der konkrete Ort, die Begegnungsstätte einer sich neu orientierenden kommunalen Gesundheitspolitik. Das Gesundheitshaus ist ein Angebot an alle Bürgerinnen und Bürger Münsters, sich zu Fragen in Bezug auf Gesundheit, Soziales und Selbsthilfe informieren und beraten zu lassen oder dort selber aktiv zu werden. Das Gesundheitshaus hat ein ganzheitliches Gesundheitsverständnis, was durch die Vielzahl der Akteure im Gesundheitshaus zusätzlich deutlich wird. Dazu gehören: das Gesundheitsamt, das Informationsbüro Pflege, die Münsteraner Informations- und Kontaktstelle für Selbsthilfegruppen (MIKS), Senioren-Rat Münster, Verein für Gesundheitssport und Sporttherapie, Freiwilligenagentur und Volkshochschule, Krebsberatungsstelle und Verein für Motherapie.

Nicht nur die Kooperation dieser Einrichtungen hat sich entwickelt, das Gesundheitshaus wird auch von anderen Diensten der Stadt Münster, von Krankenkassen und Ärztekammer, Selbsthilfegruppen, freien Trägern und Bürgerinnen und Bürgern genutzt. Die Nutzung des Gesundheitshauses auch durch städtische Ämter hat der Kooperation untereinander nachhaltig und spürbar gut getan.

Zur Evaluation des Gesunde-Städte-Projekts:
Beim Gesunde-Städte-Programm handelt es sich um ein überaus ambitioniertes Projekt, das ohne Frage eine Vielzahl von gesundheitsfördernden Aktivitäten initiiert hat. Herauszufinden, ob – angesichts der Lebenswirklichkeit in vielen europäischen Städten – die „Merkmale einer gesunden Stadt" (s. o.) in einem gewissen Umfang erreicht wurden, ist Aufgabe der begleitenden Evaluation. Dabei geht es überwiegend um eine Programm -und Prozessevaluation und nicht um eine Produktevaluation (vgl. Kapitel 5), weil es – aus zeitlichen wie methodischen Gründen – nahezu unmöglich ist, das „Produkt" der Maßnahmen – d. h. eine Verbesserung der Gesundheit der Bevölkerung in den Projektstädten – zu erfassen.

Eine wichtige Vorraussetzung für die Evaluation war u. a., dass sich die beteiligten Städte auf einen *Katalog von Indikatoren* einigen. Zu diesem Zweck wurde eine internationale Arbeitsgruppe eingerichtet, die folgende Indikatoren vorgeschlagen hat (zit. nach Trojan und Legewie 2001, S. 176f.):

3 Gesundheitsindikatoren:
Mortalitätsrate (alle Todesursachen), Mortalitätsraten für einzelne spezifische Todesursachen, Rate untergewichtiger Kinder bei der Geburt.

7 Indikatoren für Gesundheitsdienste:
Vorhandensein eines Gesundheitserziehungsprogramms, Rate vollständig durchgeimpfter Kinder, Einwohner pro praktischem Arzt, Einwohner pro Krankenschwester, Prozentanteil krankenversicherter Einwohner, Verfügbarkeit von fremdsprachigen Diensten für die Primärversorgung, Anzahl gesundheitsbezogener Themen im Stadtrat pro Jahr.

14 Umweltindikatoren:
Luftverschmutzung, Wasserqualität, aus dem Abwasser entfernte Schadfaktoren, Qualitätsindex für Entsorgung von Haushaltsabfällen, Qualitätsindex für den Umgang mit Haushaltsabfällen, relativer Bodenanteil von Grünflächen in der Stadt, öffentlicher Zugang zu Grünflächen, Industriebrachen, Sport- und Freizeitmöglichkeiten, Fußgängerzonen, Radfahrmöglichkeiten in der Stadt, öffentlicher Personennahverkehr und seine Erreichbarkeit, Lebensraum.

8 sozioökonomische Indikatoren:
Bevölkerungsprozentsatz in Behausungen unter Standard-Niveau, geschätzte Anzahl Obdachloser, Arbeitslosenrate, Bevölkerungsanteil mit weniger als dem mittleren Pro-Kopf-Einkommen, Anteil von Kindertagesstätten-Plätzen für Vorschulkinder, Anzahl der Lebendgeburten bei verschiedenen Altersgruppen von Müttern, Abtreibungsrate im Verhältnis zur Gesamtzahl der Lebendgeburten sowie der Anteil Behinderter, die eine Beschäftigung haben.

Von den bereits vorliegenden Teilberichten zur Evaluation soll eine Untersuchung hervorgehoben werden, die auf Tiefenanalysen von 10 Städten und Fragebogenerhebungen aus allen 35 Städten der zweiten Phase basiert (zit. nach Trojan und Legewie 2001, S. 172f.). Dabei werden verschiedene Ebenen der Zielerreichung unterschieden. Nach der genannten Untersuchung haben alle Städte die 1. Ebene erreicht, d. h., sie haben konkrete Praxis-Projekte auf den Weg gebracht. Einige Städte waren auf der 2. Ebene stehen geblieben, d. h., sie haben komplexere Projektvorhaben entwickelt und Ressourcen und Kooperationspartner verknüpft, allerdings nur im Rahmen des Projektzusammenhangs. Die meisten Städte bewegten sich auf der 3. Ebene, d. h. der Entwicklung von Kooperationsnetzwerken und der intersektoralen Zusammenarbeit. Die Ebenen 4 und 5, also die nachhaltige Implementierung der o. g. Gesunde-Städte-Ziele in Form einer Durchdringung aller gesundheitsrelevanten Politikbereiche auch außerhalb der Projektzusammenhänge, wurden dagegen nur selten erreicht.

6.2.2 Das Projekt Gesundheitsförderndes Krankenhaus

Auch das Projekt „Gesundheitsförderndes Krankenhaus" basiert auf der Ottawa-Charta, es kann als direktes Umsetzungsprojekt der vierten Handlungsstrategie „Die Gesundheitsdienste neu orientieren" verstanden werden.
Das Projekt wird durch die WHO koordiniert und durch das Ludwig-Boltzmann-Institut der Universität Wien wissenschaftlich begleitet (www.euro.who.int/healthpromohosp/). Die folgenden Ausführungen basieren auf den *Homburger Leitlinien* zum Deutschen Netz Gesundheitsfördernder Krankenhäuser (Gesundheitsakademie 2001, S. 100ff.; vgl. auch Pelikan und Wolff 1999; Müller u. a. 1997):
Die *Budapest-Deklaration* von 1991 und die *Wiener Empfehlungen* zu Gesundheitsfördernden Krankenhäusern von 1997 sind Umsetzungen der Ottawa-Charta auf die Rahmenbedingungen der Krankenhäuser.
Das Deutsche Netz gab sich auf seiner Gründungsversammlung 1996 mit der *Chiemsee-Erklärung* eine ergänzende Orientierung. Das Internationale Netzwerk der WHO umfasst derzeit über 400 Krankenhäuser in Europa, die sich in 20 nationalen und 10 regionalen Netzen zusammengeschlossen haben. Im Deutschen Netz Gesundheitsfördernder Krankenhäuser sind derzeit 57 Krankenhäuser und Rehabilitationskliniken vereint.
Es lassen sich sechs *Ziele Gesundheitsfördernder Krankenhäuser* unterscheiden:

1. Gesundheitsgewinn
Gesundheitsfördernde Krankenhäuser sind stationäre Einrichtungen, in denen das Handeln der medizinischen, pflegerischen und administrativen Führungskräfte und Mitarbeiter aller Ebenen auf die Erzielung höchstmöglichen Gesundheitsgewinns für die Patienten gerichtet ist. Auf der Grundlage anerkannter medizinischer Leitlinien für die Diagnostik und Therapie sowie einer evidence based medicine und von Pflegestandards wird nicht nur ein gutes klinisches Ergebnis angestrebt, sondern durch ganzheitliche Betrachtungsweise und verstärkte Einbeziehung psychischer und sozialer Aspekte die gesundheitsbezogene Lebensqualität bestmöglich gefördert. Außerdem wird der Patient befähigt und ermächtigt, sein Handeln selbst zu bestimmen (Empowerment). Dazu gehört nicht nur, dass er ausreichend informiert wird und ein partnerschaftliches Verhältnis zu ihm und seinen Angehörigen aufgebaut wird, sondern auch, dass der Patient das Ergebnis seiner Behandlung selbst beurteilen kann und soll.

2. Patientenorientierung
Gesundheitsfördernde Krankenhäuser haben den Anspruch, vorbildlich den Grundsatz einer absoluten Patientenorientierung zu verwirklichen. Der Umgang der Mitarbeiter mit den Patienten und seinen Angehörigen ist nicht nur durch Mitgefühl

und Freundlichkeit, sondern auch durch Achtung der Menschenwürde und hohe menschliche Zuwendung beim gesamten Behandlungsprozess gekennzeichnet bei Respektierung der Selbstbestimmung des Patienten, seines Lebensstils und der Stärkung seiner Eigenkompetenz. Ein holistisches Behandlungskonzept auf bio-psycho-sozialer Grundlage orientiert sich nicht nur an der akuten Krankheitsepisode, sondern an der gesamten Patientenkarriere und damit an der Einbeziehung vergangener und zukünftiger Aspekte der Krankheit bzw. der Krankheiten bei Multimorbidität. Einen wichtigen Platz nimmt die Patientenperspektive unter Beachtung der gesundheitlichen Situation des Patienten ein. Alle Arbeitsabläufe sollten auch aus dieser Sicht mit beurteilt und gestaltet werden. Dem Wandel der Patientenrolle vom Erfüllungsgehilfen und Konsumenten medizinischer Dienstleistungen zu einem Partner und Koproduzenten seiner Gesundung wird große Aufmerksamkeit geschenkt. Das betrifft auch die Beachtung und Stärkung der Patientenrechte und des Patientenschutzes. Bei der Behandlung kranker Kinder wird einem partnerschaftlichen Verhältnis zu den Eltern größte Bedeutung beigemessen. Als ein wirksames Instrument hat sich in Gesundheitsfördernden Krankenhäusern eine Patienten-Charta erwiesen, in der in geeigneter Form auch auf die Pflichten der Patienten im Krankenhaus eingegangen wird.

3. Mitarbeiterorientierung
Gesundheitsfördernde Krankenhäuser haben nicht nur den Gesundheitsgewinn der Patienten im Blick, sondern auch die Gesundheit und das Wohlbefinden (den Gesundheitsgewinn) der Mitarbeiterinnen und Mitarbeiter. Das Gesundheitsfördernde Krankenhaus soll auch eine Lebens- und Arbeitswelt sein, in der man als Mitarbeiter gesund arbeiten und gesund bleiben kann. In diesem Sinne kümmern sich Gesundheitsfördernde Krankenhäuser um ausreichende Informiertheit ihrer Mitarbeiter, ihre Befähigung und Ermächtigung zu selbstbestimmtem Handeln, um die Optimierung der Kommunikation und Kooperation der verschiedenen Professionen im Krankenhaus, die Unterstützung und Selbstbestimmung von Teams und Gruppen innerhalb des Krankenhauses, sowie um die direkte Gesundheitsfürsorge der Mitarbeiter. Bei Investitionen wird auf ergonomische Arbeitsgeräte (Hubbetten, Hubtische) und ergonomische Arbeitsbedingungen (z. B. Computerarbeitsplätze etc.) geachtet. Bei der im Durchschnitt hohen und zunehmenden psychischen und physischen Belastung der Mitarbeiter in Krankenhäusern hat deren Gesunderhaltung bzw. Gesundheitsförderung eine wachsende Bedeutung, nicht zuletzt, weil sie sich unmittelbar auf die Qualität der Patientenbehandlung auswirkt.

Personalentwicklung und Gesundheitsfürsorge der Mitarbeiter tragen den spezifischen Anforderungen Rechnung, die sich aus der Dienstleistung an kranken, leidenden und sterbenden Menschen ergeben. Dabei müssen auch die Konsequenzen beachtet werden, die aus der Zunahme älterer Patienten mit Multimorbidität und erhöhtem Pflegeaufwand für die Mitarbeiter resultieren.

4. Partnerschaften und Gemeindeorientierung
Gesundheitsfördernde Krankenhäuser bemühen sich systematisch um Partnerschaften in der Region und nehmen gesundheitsfördernden Einfluss auf die Bevölkerung des Versorgungsgebietes. Sie entwickeln „Partnerschaften für Gesundheit" mit dem Ziel maximalen Gesundheitsgewinns für die Bevölkerung. Sie verbessern die Kooperation des Krankenhauses mit seiner Umwelt zu einem „Krankenhaus ohne Mauern" und werden zum Anwalt für eine gesunde Region. Dem dient eine Gesundheitsberichterstattung, die auch praktischen Nutzen für das Einzugsgebiet hat.

5. Ökologie
Nicht zuletzt sollten Gesundheitsfördernde Krankenhäuser auch besonders umweltbewusste Krankenhäuser sein. Die vorgenannten Kriterien (bestmögliche medizinische und pflegerische Versorgung, höchstmöglicher Gesundheitsgewinn, holistisches Behandlungskonzept) als Leitlinien für Gesundheitsfördernde Krankenhäuser bedingen geradezu die Einbeziehung der Ökologie, als die Sorge um die (Gesund-)Erhaltung des Lebensraums. Hieraus ergibt sich die besondere Verpflichtung, Vermeidungs- und Verwertungspotenziale zu erschließen.

Umweltschonende Initiativen in krankenhausspezifischen Bereichen haben bewiesen, dass ökologisch sinnvolles Handeln nicht nur die Ressourcen schont und Verschmutzungen von Boden, Wasser und Luft vermeidet, sondern auch zu Kostenersparnissen und ökonomischen Vorteilen führt.

Die unterschiedlichen Projekte aus dem Bereich der Ökologie – als dem Grundpfeiler für gesundheitsförderndes Verhalten – implizieren den Anspruch der Gesundheitsfördernden Krankenhäuser, sich zukunftsorientiert für eine ganzheitliche Erhaltung des Lebens, der Lebensqualität und des Lebensraumes einzusetzen und auf diese Weise auch ihrer Vorbildfunktion gerade in dem sensiblen Bereich Ökologie nachzukommen.

6. Wirtschaftlichkeit
Gesundheitsfördernde Krankenhäuser sind zu effizienter und kosteneffektiver Nutzung der Ressourcen in Verbindung mit innovativer Medizin und höchstmöglichem Gesundheitsgewinn angehalten. Unter den neuen finanziellen Rahmenbedingungen sind auch für Gesundheitsfördernde Krankenhäuser von existenzieller Bedeutung

- die ständige interne Überprüfung der Angemessenheit, Nützlichkeit und Wirtschaftlichkeit der stationären Leistungen und des Leistungsprofils der Abteilungen;
- die Erreichung konkurrenzfähiger Fallkosten durch Standardbildung und Ablaufoptimierung;
- die qualitätsorientierte Zusammenarbeit und die Entwicklung von Partnerschaften mit niedergelassenen Ärzten auf dem Weg zu einer integrierten Versorgung,

- die Erzielung zusätzlicher Einnahmen durch qualitätsgesicherte Kursangebote zur Gesundheitsförderung (durch Gesundheitsfördernde Krankenhäuser finanziert sowie durch Eigenfinanzierung der Teilnehmer);
- die Prüfung der Schaffung von Gesundheitszentren auf oder neben dem Krankenhausgelände, wobei Gesundheitsfördernde Krankenhäuser anstreben, sich insgesamt als gesundheitliche Dienstleistungszentren zu Gesundheitszentren in ihrer Region zu entwickeln.

Zudem entwickeln Gesundheitsfördernde Krankenhäuser wirtschaftliches Denken bei allen Mitarbeitern vor allem auch im ärztlichen Dienst und Pflegedienst durch Transparenz der Kosten der Dienstleistungen bis auf Stationsebene.

Mit diesen Merkmalen ist gekennzeichnet, was im gesundheitsfördernden Krankenhaus mit Exzellenz (hervorragende Praxis beim Führen einer Einrichtung und beim Erzielen von Ergebnissen) gemeint ist. Es sind dies zugleich die allgemeinen Qualitätsziele gesundheitsfördernder Krankenhäuser, für die praktikable Indikatoren/Messgrößen entwickelt werden müssen.

Trojan und Legewie referieren in ihrem oben zitierten Buch auch *Studien zur Evaluation des Projekts Gesundheitsförderndes Krankenhaus*. Sie verweisen in diesem Zusammenhang insbesondere auf den von Pelikan u. a. 1998 herausgegebenen Ergebnisbericht nach fünfjähriger Laufzeit des internationalen Kooperationsprojekts. Der Bericht basiert auf einer Umfrage bei den 19 Pilotkrankenhäusern. „Insgesamt ist es offenbar geglückt, gesundheitsfördernde Strukturen in den Krankenhäusern zu schaffen. Für die Verwirklichung von Sub-Projekten in den verschiedenen Handlungsbereichen wurden Methoden partizipatorischer Organisationsentwicklung und professionellen Projektmanagements angewendet, wenn auch in stark variierender Qualität. Ob die spezifischen Ziele der Sub-Projekte erreicht wurden, ist quantitativ nicht angebbar. Von 149 Subprojekten waren nur 19 aufgegeben worden. Hieraus und aus der großen Zahl lang andauernder Projekte wird geschlossen, daß ein Nutzen für die Krankenhäuser vorhanden sein muß" (Trojan und Legewie 2001, S. 192).

Zur Veranschaulichung der Praxis gesundheitsfördernder Krankenhäuser soll beispielhaft das Projekt am Hamburger Alten Eichen Krankenhaus zusammenfassend dargestellt werden (Oppolzer und Rosenthal 1999). In der folgenden Übersicht sind die einzelnen Teilprojekte skizziert:

6 Gesundheitsförderung

Projektgruppe „Gesundheitsförderung für Mitarbeiterinnen (G)"   (11/1992 bis 4/1993)
- Einführung von Kurs- und Seminarangeboten
  (z. B. Rückenschule, Stressbewältigung, Autogenes Training)
- Wiederöffnung der Sauna
- Durchführung einer Mitarbeiterinnenbefragung zum Thema „Arbeitsbelastungen und Gesundheitsförderungsangebote"

Projektgruppe „Pflege (P)"   (1/1993 bis 12/1993 u. 4/1994 bis 12/1994)
- Einführung der Bereichspflege auf drei Modellstationen
- Umsetzung eines patientinnenorientierten (idealen) Tagesablaufs
- Einrichtung einer Planstelle „Innerbetriebliche Fortbildung (IbF)"

Projektgruppe „Umwelt- und Gesundheitsschutz (U)"   (1/1993 bis 6/1993)
- Erstellung eines ökologischen „Check-Up"
- Einrichtung einer Planstelle „Umweltbeauftragter"
- Reduzierung von Einwegartikeln

Projektgruppe „Verbesserung der Arbeitsbedingungen (A)"   (12/1993 bis 11/1994)
- Einrichtung einer Planstelle „Post- und Kurierdienst"
- Verbesserung der technischen Ausstattung zur Arbeitssicherheit
- Transportanalyse

Projektgruppe „Ernährung (E)"   (1/1995 bis 11/1995)
- Einführung Wahlmenü für Mitarbeiterinnen (vegetarisches Essen als Alternative)
- Einführung Wahlmenü für Patientinnen (vegetarisches Essen als Alternative)
- Einkauf von Produkten aus ökologischem Anbau

Projektgruppe „Gesundheitsförderung für Patienten (K)"   (2/1995 bis 12/1995)
- Gestaltung der Patientinnenaufenthaltsräume und Flurnischen
- Erstellung einer Patientinneninformationsmappe für die Stationen
- Entwicklung von Fortbildungsseminaren zur „patientinnenorientierten Gesprächsführung"

Expertinnengruppe „Patientencharta (C)"   (10/1996 bis 2/1997)
- Entwicklung einer Patientinneninformation über Patientinnenrechte
- Anpassung der Aufnahmeverträge und der Vertragsbedingungen
- Erstellung einer Patientencharta (Broschüre für alle Patientinnen)

Expertinnengruppe „Reorganisation des Hol- und Bringedienstes (H)"   (3/1997 bis ca. 5/1997)

Abb. 6.4: Teilprojekte am Krankenhaus Alten Eichen
(Quelle: Oppolzer und Rosenthal 1999, S. 207)

Das Projekt im Krankenhaus Alten Eichen ist, wie den folgenden Ausführungen zu entnehmen ist, gründlich evaluiert worden:
„Zur Effektivität und Effizienz des WHO-Projektes können aufgrund der Evaluationstudie folgende zentrale Ergebnisse festgehalten werden:

Fördernde Faktoren:
- Konzeption und Ansatz

Das WHO-Projekt in Alten Eichen folgte dem wissenschaftlich fundierten Konzept der Gesundheitsförderung durch Organisationsentwicklung, das die unterschiedlichen Teilaktivitäten vom Inhalt her in hohem Maß einheitsstiftend verband. Thematisch und chronologisch folgten die verschiedenen Projektaktivitäten einem durchgehenden „roten Faden", was Kontinuität und Konsistenz des Gesamtvorhabens förderte. Darüber hinaus gelang es im Verlauf des Projektes, die allgemeinen Grobziele des Gesamtvorhabens für die konkrete Bearbeitung in den Projektgruppen schrittweise in Feinziele umzusetzen, die in der Regel realisiert werden konnten.
- Beratung und Moderation

Das WHO-Projekt in Alten Eichen wurde gut vorbereitet, beraten und moderiert. Berater und Moderatorinnen verbanden Sachkompetenz im Hinblick auf Fragen der Gesundheitsförderung mit Methodenkompetenz in bezug auf Verfahren der Organisationsentwicklung, was Inhalt, Verlauf und Ergebnis der Projektaktivitäten zugute kam.
- Rückhalt und Unterstützung

Das WHO-Projekt hat in Alten Eichen sowohl bei der Krankenhausleitung als auch bei der MitarbeiterInnenvertretung, auf der Vorgesetzten- wie auf der MitarbeiterInnenebene ein hohes Maß an Unterstützung und Wohlwollen erfahren. BeraterInnen und Krankenhausleitung ist es in erheblichem Maß gelungen, externe Kooperationspartner (z. B. Berufsgenossenschaften, Krankenkassen) zur Unterstützung der Projektaktivitäten (z. B. MitarbeiterInnenbefragung, Moderation, Beratung, Gesundheitsberichte, Evaluation, Präsentation, Öffentlichkeitsarbeit) zu gewinnen und die Ressourcenbasis dadurch zu verbreitern.

Hemmende Faktoren:
- Unabkömmlichkeit

In einigen Projektgruppen wurde die Kontinuität und die Konzentration der Arbeit dadurch beeinträchtigt, daß vielfach nur die Hälfte der Mitglieder anwesend war, daß manche später zu den Sitzungen kamen, andere früher wieder weggingen oder daß sie mitunter aus den Sitzungen herausgerufen wurden. Vor allem beim Pflegepersonal und mehr noch bei den ÄrztInnen ist es offenbar unvermeidlich, daß sie wegen dringender PatientInnen bezogener Aufgaben an den Sitzungen während der Arbeitszeit nicht oder nicht kontinuierlich teilnehmen können.

- **Umsetzungsverzug**
Die Arbeit im WHO-Projekt wies eine hohe Effektivität und gute Effizienz auf, solange sich die Aktivitäten innerhalb der Projektgremien bewegten. An den Schnittstellen zwischen WHO-Infrastruktur und dem Alltagsbetrieb des Krankenhauses jedoch kam es zu deutlichen Friktionen und Verzögerungen. Die tatsächliche Realisierung der Maßnahmen nahm allerdings manchmal zur Unzufriedenheit der Projektgruppenmitglieder einen erheblichen Zeitraum in Anspruch: Möglicherweise liegen die Defizite und Verzögerungen bei der Umsetzung von Verbesserungsvorschlägen in den Strukturen des Hauses begründet, das kaum über Reserven und Ressourcen für zusätzliche Aktivitäten verfügt, die über den Alltagsbetrieb hinausgehen; vielleicht liegt die Ursache aber auch in der verschachtelten Entscheidungsstruktur, die rasche Beschlüsse und eine Delegation von Kompetenzen ‚vor Ort' erschwert" (Oppolzer und Rosenthal 1999, S. 213f.).

Wir haben uns im Zusammenhang mit der Darstellung der beiden Setting-Projekte Gesunde Städte und Gesundheitsförderndes Krankenhaus auch kurz mit der Frage ihrer Evaluation beschäftigt. Die zitierten Arbeiten zur Evaluation waren überwiegend positiv ausgefallen. Auch in der (derzeit wohl umfangreichsten) *Metaanalyse zur Evaluation von Maßnahmen der Gesundheitsförderung und Gesundheitserziehung*, die von der Internationalen Union für Gesundheitsförderung und Gesundheitserziehung im Auftrag der Europäischen Kommission erstellt wurde (vgl. Kap. 5.2), werden die Setting-Projekte „health promotion in the workplace", „health promotion in schools" und „health promotion in the health care sector" berücksichtigt. Während die Beurteilungen der beiden erstgenannten Setting-Projekte positiv ausgefallen sind, wurden hinsichtlich der Effektivität im dritten Setting eher Zweifel und Fragen geäußert (International Union for Health Promotion and Education 1999).

Jede kritische Einschätzung der Gesundheitsförderungsstrategie muss berücksichtigen, dass Gesundheitsförderung noch ein vergleichsweise neues Konzept ist und dass die ersten großen Programme zur Umsetzung der Gesundheitsförderungsidee noch nicht abgeschlossen sind. Trotz dieser Einschränkung lässt sich Folgendes sagen: Die Gesundheitsförderungsstrategie ist ohne Frage die bedeutendste Entwicklung der letzten Jahre in den angewandten Gesundheitswissenschaften, insbesondere aufgrund ihrer expliziten Ausrichtung auf Gesundheitsressourcen. Die umfassende Thematisierung von Gesundheit als einer „Zukunftsvision" unter Einbeziehung sozialer, ökologischer und basisdemokratischer Ideen erklärt die Tatsache, dass so etwas wie eine „Gesundheitsförderungsbewegung" entstanden ist. Ihre politische Prämisse, dass Gesundheit weniger mit Medizin und Gesundheitsversorgung, sondern vielmehr mit anderen Politikbereichen wie Verkehr, Energie, Landwirtschaft etc. zu tun hat und als „Zukunftsinvestition" zu begreifen ist, erklärt ihre Attraktivität in der politischen Diskussion auf lokaler, regionaler und nationaler Ebene (vgl. die Beiträge zu einer „Allianz für Gesundheitsförderung" der

Gesundheitsakademie 2001; zur Gesundheitsförderung im Kontext der Genderdiskussion vgl. Kolip und Altgeld 2005; Kuhlmann und Kolip 2005). Die Betonung von Bürgerbeteiligung und Empowerment macht Gesundheitsförderung gerade für ökologische und basisdemokratische Bewegungen zu einem Schlüsselkonzept.

Allerdings sind auch eine Reihe von *kritischen Punkten* zu nennen:

- Gesundheitsressourcen sind so weitgehend mit allgemeinen gesellschaftlichen Strukturen und Prozessen verknüpft, dass das Gesundheitsmotiv diffus wird und sich in Fragen zu Umwelt und Lebensqualität aufzulösen scheint.
- Visionen von Gesundheit auf der einen Seite und praktische Fortschritte im Gesundheitszustand der Bevölkerung auf der anderen Seite können frustrierend weit auseinanderklaffen.
- Die Einbeziehung unterschiedlicher Politikbereiche im Rahmen der Entwicklung intersektoraler Kooperation kann an Partialinteressen und organisatorischen Barrieren scheitern.
- Die einzelnen Handlungsstrategien sind wenig konkret.
- Bürgerteilhabe und Empowerment setzen Fähigkeiten und Freiheitsgrade bei der Bevölkerung voraus, die – insbesondere in sozial und gesundheitlich benachteiligten Sozialschichten – häufig wenig entwickelt sind.
- Schließlich sind ganzheitlich konzipierte und in komplexen Organisationen durchgeführte gesundheitsfördernde Maßnahmen nur äußerst schwierig zu evaluieren. Die Frage, ob die BürgerInnen in einer „gesunden Stadt" oder die SchülerInnen in einer „gesunden Schule" wirklich gesünder geworden sind, ist nur sehr schwierig zu beantworten (s. o.).

Viele der hier angesprochenen Probleme sind auch schon von Anderson (1984) gesehen worden. In seinem einleitend genannten Überblick über Gesundheitsförderung finden sich an mehreren Stellen Hinweise zu den *„Schwachstellen" des Konzepts*, und zwar

- zur – bereits erwähnten – Schwierigkeit, Gesundheitsförderung von Gesundheitserziehung, Krankheitsverhütung und Umweltschutz abzugrenzen (S. 22),
- zur Schwierigkeit, positive Gesundheit von Glück und Lebensqualität zu unterscheiden (S. 65) und den Umfang von Gesundheitsförderung zu begrenzen (S. 26),
- zur Schwierigkeit, gesundheitsfördernde Maßnahmen gegen konkurrierende Interessen durchzusetzen (S. 29),
- zur Schwierigkeit, die spezifischen Ziele der Gesundheitsförderung sowie die geeigneten Mittel, diese Ziele zu erreichen, zu bestimmen und auch zu evaluieren (S. 52),
- zum Mangel an Kenntnissen über die Faktoren, die die Gesundheit erhalten oder verbessern (S. 77).

7 Prävention

Wie Schipperges (1997) in seinem medizinhistorischen Aufsatz „Verwurzelung und Entfaltung des präventiven Denkens und Handelns" ausführt, war die Medizin seit Galen und bis in die zweite Hälfte des 19. Jahrhunderts eine auch um die vorsorgenden Maßnahmen bemühte Heilkunde, vertreten durch die Disziplinen „Hygiene" und „Diätetik". Die wissenschaftlichen Grundlagen für eine vorsorgende Medizin legte Galen in seiner hygienischen Grundschrift „De tuenda sanitate": „Es gibt nur *eine* Wissenschaft vom menschlichen Körper, aber sie hat zwei prinzipielle und besondere Teilgebiete. Das ist einmal die Gesundheitspflege, zum anderen die Heilkunde. Beide Teilgebiete verhalten sich in ihren Auswirkungen verschieden. Denn das eine bewahrt den bestehenden Zustand des Körpers, während das andere, die Therapie, ihn gerade verändern will. Da nun die Gesundheit der Zeit wie auch dem Wert nach vor der Krankheit steht, müssen wir Ärzte zuerst darauf schauen, wie man die Gesundheit bewahren kann" (zit. nach Schipperges 1997, S. 4). Erst in den 70er-Jahren des 19. Jahrhunderts zerfiel die Hygiene in die naturwissenschaftlichen Disziplinen der Bakteriologie, Toxikologie und Immunologie. Die Medizin verengte sich unter dem Paradigma der Naturwissenschaften zur Heilkunde. Die Entwicklung der Gesundheitswissenschaften heute kann somit auch als Renaissance der Gesundheitspflege – allerdings im Wesentlichen außerhalb der Medizin – verstanden werden (vgl. auch Stöckel und Walter 2002).

„Prae-venire" bedeutet: einer Sache – in unserem Zusammenhang einer Krankheit – zuvorkommen. Die *Einteilung von Präventionsmaßnahmen* lässt sich nach dem Zeitpunkt, nach der Zielgröße und nach der Methode vornehmen:

Nach dem Zeitpunkt unterscheiden wir primäre Prävention (Krankheitsvermeidung), sekundäre Prävention (Krankheitsfrüherkennung) und tertiäre Prävention (Verhütung des Rückfalls, heute umfassender als Rehabilitation bezeichnet). Damit beziehen sich primärpräventive Maßnahmen auf die Krankheitsursachen, sekundärpräventive Maßnahmen auf die Krankheitsentstehung und tertiärpräventive Maßnahmen auf den Krankheitsverlauf.

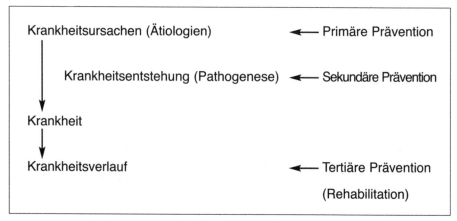

Abb. 7.1: Einteilung der Prävention

Nach der Zielgröße unterscheiden wir personale Prävention (hier liegen die notwendigen Veränderungen in der Person), Verhaltensprävention (hier steht das Verhalten im Mittelpunkt der Maßnahmen) und Verhältnisprävention (hier geht es um die Veränderung krankmachender Verhältnisse).

Nach der Methode unterscheiden wir Gesundheitsaufklärung und -beratung, Gesundheitserziehung und -bildung, Gesundheitsarbeit, Gesundheitsselbsthilfe, Gesundheitstraining und Präventivmedizin.

Da wir die korrespondierenden Kapitel über Gesundheitsressourcen und Gesundheitsförderung und insbesondere über Gesundheitsrisiken – denn darauf beziehen sich ja die Maßnahmen der Prävention – nach den Ebenen Person, Lebensweisen und Lebensbedingungen gegliedert haben, wollen wir auch hier entsprechend verfahren: Präventivmedizinische Maßnahmen beziehen sich auf personale Risiken, verhaltenspräventive Maßnahmen auf Risiken der Lebensweisen, verhältnispräventive Maßnahmen auf Risiken der Lebensbedingungen.

Die *Bedeutung der Prävention* ist unumstritten. Der Sachverständigenrat hat in seinem Gutachten von 2000/2001 noch einmal die wichtigsten Argumente und Umsetzungsprobleme zusammengetragen: „Prävention der heute vorherrschenden chronisch-degenerativen Erkrankungen zielt sinnvollerweise sowohl auf die Senkung und Vermeidung als auch auf die verbesserte Bewältigung von Gesundheitsbelastungen ... Prävention ... kommt zur Verbesserung der Gesundheit der Bevölkerung eine hohe und zunehmende Bedeutung zu. Eine Schwerpunktbildung auf Prävention entspräche auch dem Geist des Sozialgesetzbuches, das in § 1 SGB V unter den Aufgaben der Krankenversicherung als Solidargemeinschaft die Verbesserung der Gesundheit gleichberechtigt neben die Erhaltung und Wiederherstellung derselben gestellt hat ... Gesundheitliche Belastungen und gesundheitliche Ressourcen sind auch in einem wohlhabenden Land wie Deutschland sozial ungleich verteilt, Gesundheitsrisiken und Gesundheitserwartungen weisen in der Regel erhebliche inverse Gradienten entlang der sozialen Schichtung der Gesellschaft auf ... Dies wird erstmals durch den neugefaßten § 20 SGB V (1999) aufgegriffen ... Investitionen in Krankheitsverhütung könnten nicht nur – durch Verlängerung von Lebensdauer und Verbesserung von Lebensqualität – einen höheren gesundheitlichen Nutzen, sondern auch Einsparungen im Gesundheitswesen bewirken. Theoretisch (bei nicht saldierter und nicht diskontierter Betrachtung) lassen sich rund 25–30 % der heutigen Gesundheitsausgaben in Deutschland durch langfristige Prävention vermeiden. Allerdings liegt zu vielen, namentlich bevölkerungsweiten Interventionen keine ausreichende Bewertung der ökonomischen Effizienz vor, teils mangels Studien, teils wegen der Schwierigkeit, (intangible) Kosten und Erträge zu bewerten. Zudem werden die heute verwendeten Berechnungsmethoden vielfach nicht der Komplexität der multifaktoriellen Verursachung einer oder mehrerer miteinander verbundener Zielkrankheiten sowie der multiplen Wirkungen präventiver Anstrengungen gerecht" (Sachverständigenrat 2000/20001, S. 26).

Über die *Ziele und Aktionsfelder der Prävention* herrscht also weitgehende Einigkeit. Dies soll im Folgenden anhand einiger Aussagen des international bekannten englischen Sozialmediziners Doll noch weiter unterstrichen werden. Doll (1988) sieht den Handlungsbedarf der Prävention in folgenden Feldern:

- Sozioökonomische Verbesserungen (hier verweist er auf die Empfehlungen im Black-Report, s. 3. Kapitel).
- Veränderung von Lebensgewohnheiten:
- Rauchen: Der vollständige Verzicht auf das Rauchen würde die Krebsmortalität um ca. ein Drittel senken (insbesondere die Mehrzahl der Fälle von Mund-, Rachen- und Lungenkrebs, einen wesentlichen Teil der Fälle von Blasen-, Nieren- und Pankreaskrebs) sowie die Herzinfarkt-Mortalität um ein Viertel senken, weiterhin die Erkrankungshäufigkeiten der chronischen Bronchitis und der peripheren Gefäßerkrankungen, um nur die wichtigsten Folgen zu nennen.
- Ernährung: Fehl- und Überernährung sind u. a. mit folgenden häufigen Erkrankungen verknüpft: Krebs (Dickdarmkrebs, Brustkrebs), koronaren Herzkrankheiten, Hypertonie, Diabetes, Duodenalgeschwüren.
- Alkohol und Drogen: Doll weist auf die Tatsache hin, dass sich der Pro-Kopf-Verbrauch von Alkohol (in Großbritannien) seit 1950 verdoppelt hat. Neben den zahlreichen alkoholbedingten Krankheiten sind auch die Folgen von Alkoholmissbrauch für andere – wie z. B. bei Unfällen – erheblich.
- Körperliche Aktivität: Bewegungsmangel trägt zu Fettleibigkeit, hohen Blutdruckwerten, hohen Cholesterinwerten und zu einer Senkung der Insulinausschüttung bei und führt schließlich zur Arteriosklerose.

- Weitere Möglichkeiten der Prävention:
- Verhütung von Unfällen,
- Verbesserung der Infektionskontrolle,
- Reduzierung der Umweltverschmutzung,
- Screening (Früherkennungsuntersuchungen) in der Schwangerschaft, bei Säuglingen und Kleinkindern, bei Angehörigen von Hochrisikogruppen sowie bei folgenden Krankheiten: bei Bluthochdruck mindestens alle fünf Jahre vom 16. Lebensjahr an, bei Brustkrebs: jährliche Mammographie in der Altersgruppe 50–59 Jahre, bei Cervixkrebs: alle drei bis fünf Jahre, bei Darmkrebs: jährlich vom 45. Lebensjahr an. Durch die Verbesserung der Früherkennung und Frühbehandlung ließe sich die Krebsmortalität um 15 % reduzieren.
- Präventive Medikation: bei Jod- oder Vitaminmangelkrankheiten und bei Karies.

Doll macht weiterhin auf den wichtigen Umstand aufmerksam, dass es bislang kein Präventionskonzept für psychische Krankheiten gibt, obwohl diese Krankheiten einen großen Teil der Ressourcen der Gesundheitsversorgung binden. Doll berichtet über den Versuch der Anwendung eines Indexes der Gesamtbelastung durch Krankheit, der durch Kombination von Krankenhausliegezeiten, ambulanten Überweisungen und Konsultationen, Arbeitsunfähigkeitstagen und Verminderung der Lebenserwartung konstruiert ist. Danach stehen psychische Erkrankungen, Behinderungen und Lungenerkrankungen auf den ersten Plätzen und tragen mit jeweils 13 % zur Gesamtbelastung durch Krankheit bei.

Seine eher medizinisch geprägte Analyse der Möglichkeiten von Prävention beschließt Doll mit einer globaleren Betrachtung der Dinge: „Bevor ich zum Ende komme, muß ich jedoch auf drei Bereiche hinweisen, die für Ärzte genauso bedeutsam sind wie für die gesamte Öffentlichkeit: Unterernährung als Folge einer Ungleichverteilung der Lebensmittelressourcen, der Druck einer wachsenden Weltbevölkerung, soziale Unruhen, die wahrscheinlich sind, wenn die gegenwärtige Verschwendung der Weltressourcen fortgesetzt wird, und die Möglichkeit eines Nuklearkrieges. Niemand, der sich mit Prävention befaßt, kann gegenüber diesen neuen sozialen Bedrohungen gleichgültig sein" (Doll 1988, S. 23).

In der folgenden Abb. 7.2 hat Eberle (1990, S. 28f.) eine Zusammenschau von Risikofaktoren, Präventionsmaßnahmen und Präventionszielen gegeben.

7 Prävention

Entstehungs-bereich der Risikofaktoren	Risikofaktoren	Präventions-maßnahmen (Beispiele)	Präventions-ziele
Persönlicher Lebensstil	Fehl-/Überernährung	Ernährungsberatung	Verhaltens-aufbau
	Bewegungsmangel	Bewegungsange-bote usw.	
	übermäßiger Alkoholkonsum	Methoden:	Verhaltens-änderung
	Drogen-/Arznei-mittelmissbrauch	– Verhaltens-information	
	Stress	– Verhaltenstraining	
Arbeits-welt	Nacht-/Schichtarbeit	Arbeitsschutz	Umgestal-tung der Arbeitswelt
	Schwerarbeit	Tauglichkeitsunter-suchung	
	Lärm, Hitze, Feuchtigkeit	Maßnahmen zur Prävention arbeits-bedingter Erkran-kungen	Anpassung an die Arbeits-situation
	Unfallträchtigkeit		
	ungesunde Körperhaltung	z. B. gezielte Gymna-stik bei ungesunder Körperhaltung	
	Stress		
Soziale Umwelt	Wohnverhältnisse	Vermittlung von Kommunikations-techniken	Umgestal-tung der sozialen Umwelt
	Familienverhältnisse		
	soziale Isolation	Aktivierung von Nachbarschaftshilfe	Anpassung an die Umwelt-situation
	Doppelbelastung berufstätiger Haus-frauen	Verbraucher-beratung	
	ungesundes Konsum-güterangebot	Sozialgesetz-gebung	
Ökologische Umwelt	Luftverschmutzung	Straßenverkehrs-ordnung	Umgestal-tung der ökologi-schen Umwelt
	Schadstoffe in Wasser und Boden	Gesetz zur Rein-haltung von Luft, Wasser und Boden	
	Straßenverkehr		
	Luft	Lebensmittelgesetz	Anpassung an die Umwelt-situation
	Schadstoffe in Lebensmitteln und sonstigen Konsumgütern	Emissionsschutz-vorschriften	
		Hygienebestimmungen	

Abb. 7.2: Risikofaktoren, Präventionsmaßnahmen und Präventionsziele (Quelle: Eberle 1990, S. 28f.)

Es sind im Wesentlichen drei Strategien, die in den bisherigen Ausführungen genannt wurden: Prävention auf der personalen Ebene, der Verhaltensebene sowie der Verhältnisebene. Mit diesen Strategien wollen wir uns im Folgenden näher beschäftigen.

7.1 Prävention auf der personalen Ebene

Im Mittelpunkt der Prävention auf der personalen Ebene steht die *Präventivmedizin*. An dieser Stelle werden wir uns nur mit den allgemeinen Aspekten der Präventivmedizin befassen. Die Darstellung von einzelnen Maßnahmen der Präventivmedizin wird im 8. Kapitel erfolgen.

Präventivmedizinische Maßnahmen umfassen Maßnahmen der primären, sekundären und tertiären Prävention. Maßnahmen der tertiären Prävention sind weitgehend mit denen der Rehabilitationsmedizin identisch.

Zu den *primärpräventiven* Maßnahmen der Präventivmedizin rechnen wir im Wesentlichen die Schutzimpfungen sowie Maßnahmen der Vitamin-D-Prophylaxe und Jodprophylaxe (vgl. Allhoff u. a. 1997).

Schutzimpfungen sind sicherlich der effektivste Beitrag der Medizin zur Krankheitsverhütung. Durch die Impfung wird das natürliche Abwehrsystem des Menschen gegenüber eindringenden Erregern gestärkt.

Der englische Sozialmediziner McKeown hat sich in seinem bereits erwähnten Buch „Die Bedeutung der Medizin" (1982) auch intensiv mit der Frage auseinander gesetzt, in welchem Maße Impfmaßnahmen zum Rückgang der Sterblichkeit an Infektionskrankheiten beigetragen haben. Aufgrund seiner Analysen ist der Beitrag der Präventivmedizin durch Impfungen an der Veränderung der Mortalität weit weniger spektakulär als allgemein angenommen. Das gilt insbesondere für Tuberkulose, Cholera und Typhus.

Die Abb. 7.3 zeigt die Veränderung der Mortalität durch Tuberkulose in England und Wales in Abhängigkeit von den entscheidenden Beiträgen der Medizin, die in der Entdeckung des Erregers, der Entwicklung eines spezifischen Medikaments und der Einführung der Impfung gegen Tuberkulose bestehen.

Wie der Abbildung zu entnehmen ist, erfolgte der Rückgang der Tuberkulosesterblichkeit nicht nur schon lange *vor* den medizinischen Beiträgen, sondern auch relativ *unbeeinflusst* von ihnen. Die entscheidenen Einflüsse auf den Rückgang der Tuberkulosesterblichkeit sind deshalb in erster Linie in der Verbesserung der Arbeits- und Lebensbedingungen der Bevölkerung – und hier insbesondere in den Ernährungs- und Wohnverhältnissen – zu sehen, mit anderen Worten: durch Maß-

7 Prävention

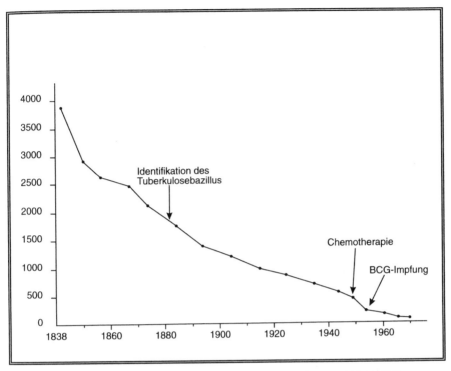

Abb. 7.3: Rückgang der Tuberkulosesterblichkeit (Quelle: McKeown 1982, S. 136)
(Ordinate: Todesrate pro Million)

nahmen der Verhältnisprävention und Gesundheitsförderung. Betrachtet man allerdings die Wirkung von Impfmaßnahmen auf den Rückgang von Infektionserkrankungen in unserem Jahrhundert, so kommt man – insbesondere bei Betrachtung der Morbidität – zu weitaus eindrucksvolleren Ergebnissen: Noch im Jahr 1961 vor Einführung der Schluckimpfung gegen die Kinderlähmung nach Sabin erkrankten in der Bundesrepublik 4 661 Menschen an Poliomyelitis. Nach Einführung der Impfung im Winter 1961 wurden 1962 nur noch 234 und 1963 nur noch 16 Fälle von Kinderlähmung registriert (zit. nach Weidtmann 1997, S. 126).

Maßnahmen der *Sekundärprävention* stellen den Hauptteil der Präventivmedizin dar. Ziel der Sekundärprävention durch medizinische Maßnahmen ist die frühzeitige Erfassung von Krankheitsveränderungen, um rechtzeitig vor Krankheitsausbruch medizinisch intervenieren zu können. Sekundärpräventive medizinische Maßnahmen werden deshalb auch als Früherkennungsmaßnahmen oder Vorsorgeuntersuchungen bezeichnet (vgl. dazu unsere Ausführungen in Kap. 8.6).

Für die *Durchführung von Krankheitsfrüherkennungsuntersuchungen* gelten folgende generelle Voraussetzungen, die im § 25 des SGB V niedergelegt sind: „Voraussetzung für die Untersuchungen (...) ist, daß

1. es sich um Krankheiten handelt, die wirksam behandelt werden können,
2. das Vor- oder Frühstadium dieser Krankheiten durch diagnostische Maßnahmen erfaßbar ist,
3. die Krankheitszeichen medizinisch-technisch genügend eindeutig zu erfassen sind,
4. genügend Ärzte und Einrichtungen vorhanden sind, um die aufgefundenen Verdachtsfälle eingehend zu diagnostizieren und zu behandeln" (vgl. auch die mit diesen Voraussetzungen korrespondierenden ethischen Fragen der Prävention, z. B. Laaser 1997). Auf die mit den Früherkennungsuntersuchungen potenziell verbundenen Gefahren (wie z. B. Medikalisierung des Lebens, falsch positive Befunde) hat u. a. Abholz hingewiesen (Abholz 1990, S. 50f., vgl. auch die Einschätzung von Rosenbrock 1998, S. 729ff.).

An dieser Stelle sollen auch einige Anmerkungen zur *Bedeutung der Prävention bzw. Früherkennung von genetischen Erkrankungen* gemacht werden. Dazu hat McKeown folgende Einteilung vorgenommen:

- Krankheiten, die bei der Befruchtung „festgelegt" sind: Dazu rechnet er genetische Krankheiten und andere Krankheiten. Für die erste Gruppe gibt er eine Größenordnung von 0,5 % an, die zweite Gruppe sei derzeit nicht zu quantifizieren, da „ihre genetische Grundlage im Dunkeln liege".
- Krankheiten, die nur unter entsprechenden Umweltbedingungen auftreten: Dazu zählt er Krankheiten, die auf Umwelteinflüsse vor der Geburt zurückgehen und Krankheiten, die auf Umwelteinflüsse nach der Geburt zurückgehen. Auch hier werden genetische Dispositionen in einem gewissen Umfang angenommen, die aber nur beim Zusammentreffen mit exogenen Einflüssen krankheitsrelevant seien.

Unter Präventionsgesichtspunkten bedeutet diese Einteilung, dass Gesundheitsverbesserungen in allererster Linie über die Beseitigung von Umweltgefahren zu erreichen sind, da diese einen wesentlichen Einfluss auf die Pathogenese der meisten heutigen Erkrankungen haben. Für die vergleichsweise geringe Zahl genetischer Erkrankungen sei die *genetische Beratung* eine relevante Maßnahme der Prävention.

7.2 Prävention auf der Verhaltensebene

Maßnahmen der Verhaltensprävention zielen auf die Veränderung gesundheitsriskanten Verhaltens – wie z. B. Rauchen, Alkohol- und Drogenmissbrauch, Über- und Fehlernährung, Bewegungsmangel, Stress etc. – und werden mit unterschiedlichen Methoden wie Gesundheitsaufklärung- und beratung, Gesundheitserziehung und -bildung sowie Gesundheitsselbsthilfe zu realisieren versucht. Die genannten Methoden werden im 8. Kapitel ausführlicher dargestellt. Auch die im vorangegangenen Abschnitt dargestellten präventivmedizinischen Maßnahmen sind in dieser Hinsicht überwiegend verhaltenspräventive Maßnahmen, da sie die freiwillige Teilnahme der Bevölkerung voraussetzen.

Das *Leitbild der Verhaltensprävention* lässt sich vereinfacht so darstellen: Durch Maßnahmen der Gesundheitsaufklärung und -beratung soll das Wissen über Gesundheitsrisiken hergestellt bzw. verstärkt werden, was dann dazu führt, dass sich die Einstellung der Menschen zu ihren Gesundheitsproblemen bzw. ihrem aktuellen Verhalten ändert. Wenn man dies noch durch Maßnahmen der Gesundheitserziehung unterstützt, folgt aus dieser Einstellungsänderung auch eine Veränderung des eigenen Verhaltens. In der amerikanischen Literatur wird dieses Modell als „KAP-Modell" bezeichnet (K = Knowledge, A = Attitude, P = Practice) (vgl. Young 1967). Wie inzwischen hinlänglich bekannt ist, verläuft die Abfolge von Wissensänderung über Einstellungsänderung zu Verhaltensänderung nicht annähernd so zwangsläufig, wie es dieses Modell suggeriert. Wir haben bereits in der Einleitung zum 6. Kapitel ausführlicher auf die theoretischen Probleme verhaltensorientierter Prävention hingewiesen und werden diese Diskussion noch einmal im 8. Kapitel bei der Darstellung der Gesundheitserziehung aufgreifen.

In den folgenden Überlegungen kritisiert Schwarzer die Praxis der Verhaltensprävention aus einer anderen Perspektive: Er weist darauf hin, dass die Menschen zunehmend mit Informationen über Gesundheitsrisiken und mit Erwartungen, ein gesundheitsgerechtes Verhalten zu praktizieren, „bombardiert" werden. Hinzu komme, dass diese *Gesundheitsbotschaften* häufig widersprüchlich seien, wie z. B. die Debatte über Margarine oder Butter, über die Bedeutung des Cholesterins, die unbedenkliche Menge von Alkohol, Kaffee etc. zeige. „Die Versuche, Menschen nachdenklich zu machen und sie für alle möglichen Risikofaktoren zu interessieren, werden nicht nur durch die Menge und Widersprüchlichkeit der Botschaften sabotiert, sondern auch durch die Aufnahme- und Verarbeitungskapazität des Individuums begrenzt. Man kann sich nicht gleichzeitig um alles kümmern, sondern man setzt Prioritäten, um den gerade dringlichsten Anforderungen gerecht werden zu können. Die Bereitschaft, mehr für die Gesundheit zu tun, weicht der Notwendigkeit, Geld zu beschaffen, das Auto zu reparieren, eine Reise zu buchen, dem Kinde bei den Schulaufgaben zu helfen, eine Krankheit auszukurieren usw. Alltagsstreß läßt nicht viel Zeit, Vorsorgemaßnahmen zu planen und auszuführen" (Schwarzer 1992, S. 300). Die *Überschwemmung mit Verhaltensempfehlungen*, denen man nicht nachkommen kann, führt nicht nur zur Desorientierung, sondern – wie leicht nachzuvollziehen ist – zum gegenteiligen Effekt der verhaltenspräventiven Ziele: zu Hoffnungslosigkeit, Passivität und Rückzug aus allen Präventionsbemühungen.

Gibt es einen Ausweg aus diesem Dilemma? Schwarzer schlägt als Alternative vor, Präventionsmaßnahmen gezielt an Risikopopulationen zu adressieren anstatt an die Gesamtheit der Bevölkerung, Verhaltensprävention sozusagen zu „personalisieren". Diese Strategie kommt am ehesten in der Präventivmedizin und der Gesundheitsberatung zum Tragen, womit wir uns schon beschäftigt haben bzw. noch im 8. Kapitel beschäftigen werden.

Eine weitere Alternative angesichts des Dilemmas der geringen Erfolge verhaltenspräventiver Maßnahmen liegt in der verstärkten Hinwendung zur Verhältnisprävention.

Dieser Paradigmenwechsel wird von einigen Gesundheitswissenschaftlern zunehmend gefordert. So schreibt beispielsweise Badura: „Darüber, daß Rauchen, Alkohol, Ernährung, körperliche Aktivität, Streßbewältigung, Schwangerschaftsvorsorge, Unfallvermeidungsverhalten usw. für die öffentliche Gesundheit von großer Bedeutung sind, besteht heute zwischen Gesundheitswissenschaftlern jeder disziplinären Herkunft Einigkeit (...). Unbestreitbar ist demgegenüber jedoch mittlerweile auch, daß Bemühungen zur individuellen Verhaltensmodifikation meist nur bei einer Minderheit hochmotivierter und mit einem hohen Selbstvertrauen ausgestatteter Personen anhaltende Wirkung zeigen. Gleichwohl bedient sich die Mehrheit der heute in Arbeitswelt und Gemeinde verwendeten Programme zur Gesundheitsförderung und Prävention eben dieses auf Verhaltensmodifikation ausgerichteten Ansatzes (...). Die meines Erachtens vielversprechendere Option liegt darin, schädigende Umwelteinflüsse zu verringern und Gesundheitspotentiale zu erschließen und zu fördern – unabhängig vom Verhalten des einzelnen (...). Diese Strategie der Gesundheitsförderung durch Umweltgestaltung hat sich seit den Tagen von Pettenkofer, von Virchow und anderen Pionieren der Sozialhygiene als überaus wirksam erwiesen (...). Alles spricht dafür, daß dem auch in Zukunft so sein wird. Wo ständen wir heute, hätten wir die Trinkwasseraufbereitung, Abfallbeseitigung oder Lebensmittelkontrolle weiter dem Gesundheitsverhalten einzelner Bürger überlassen – wie dies in der Dritten Welt noch oft der Fall ist – statt sie zum Gegenstand kommunaler Dienste und Infrastrukturmaßnahmen zu machen?" (Badura 1993, S. 78; vgl. auch Rosenbrock 1998, S. 723ff.).

Das ist ein klares Votum für die Priorität der Verhältnisprävention. Schwarzer schlägt im Unterschied dazu ein *Stufenmodell der Interventionsmaßnahmen* vor: Man solle mit den Maßnahmen der Verhaltensprävention beginnen und erst dann zu verhältnisbezogenen Präventionsmaßnahmen übergehen, wenn sich Erstere nicht als wirksam erweisen: „Sozialtechnologische Maßnahmen sollten vor allem dann zum Zuge kommen, wenn die pädagogischen und psychologischen Mittel ausgereizt sind. Folgt man dem Menschenbild eines selbstverantwortlichen und autonomen Subjekts, dann muß man zunächst das Maximum an persönlicher Freiheit zugestehen, auch wenn diese sich selbstschädigend auswirken kann. Das Ziel der Gesundheitsförderung liegt dabei in der Entwicklung von Kompetenzen, die richtigen Entscheidungen zu treffen und Verhaltensänderungen selbstregulativ vorzunehmen. Die Ermächtigung (‚empowerment') zu einer gesunden Lebensführung hat Vorrang vor kollektiven Verhaltensrestriktionen. Dies schließt ein: die Fähigkeit, Ansprüche zu realisieren, die Möglichkeit, Bedürfnisse zu befriedigen, und die Fähigkeit, kritische Umweltanforderungen erfolgreich zu bewältigen. Gesundheitsförderung soll Menschen in die Lage versetzen, Kontrolle über ihre Gesundheit auszuüben, sie zu verbessern und das Gesundheitsbewußtsein zu stärken" (Schwarzer 1992, S. 303).

Wir haben diese Debatte hier so ausführlich nachgezeichnet, weil so die grundlegenden Positionen gegenüber Verhaltens- und Verhältnisprävention deutlich werden, insbesondere auch zwischen Gesundheitspsychologen und Gesundheitssoziologen. Dabei ist auch deutlich geworden, wie sich das Konzept der Gesundheitsförderung individualpsychologisch vereinnahmen lässt, obwohl dieses Konzept doch gerade dazu entwickelt wurde, den Lebenswelt-Bezug von Gesundheit zu propagieren.

Schließlich – und als Übergang zum nächsten Abschnitt über Verhältnisprävention – gilt es darauf hinzuweisen, dass bei allen Maßnahmen der Verhaltensprävention immer auch verhältnisbezogene Bedingungen und Einflussfaktoren zu berücksichtigen sind. Dies lässt sich besonders eindrucksvoll am Beispiel des Rauchens zeigen. So fordert die WHO in ihrem Rahmenkonzept „Gesundheit für alle im 21. Jahrhundert": „Strategisch läßt sich ein rauchfreies Europa u. a. dadurch erreichen, daß man das Recht auf eine rauchfreie allgemeine Umwelt gesetzlich verankert, die Werbung für Tabakprodukte und erkennbare Markensponsoren verbietet und die Einnahmen aus den Tabaksteuern zur Finanzierung von Tätigkeiten zur Bekämpfung des Tabakkonsums und für die Gesundheitsförderung einsetzt … Durch Präventionsstrategien sollte man versuchen, in den gesellschaftlichen Standards einen grundlegenden Wandel zu bewirken, so daß das Nichtrauchen zum akzeptierten Verhalten wird" (WHO 1999, S. 110f.).

7.3 Prävention auf der Verhältnisebene

Maßnahmen der Verhältnisprävention zielen auf die Kontrolle, Reduzierung oder Beseitigung von Gesundheitsrisiken in den Umwelt- und Lebensbedingungen und werden in der Regel durch staatliche Maßnahmen auf der Basis von Gesetzen und Verordnungen etc. durchgeführt. Zu den verhältnisbezogenen Maßnahmen rechnen wir auch solche Maßnahmen, die eine Verhaltensänderung durch gesetzliche Maßnahmen (wie z. B. die „Anschnallpflicht" im Auto oder das Rauchverbot in öffentlichen Einrichtungen) erzwingen. Im überwiegenden Maße zielen Maßnahmen der Verhältnisprävention aber auf Gesundheitsrisiken, die nicht über das Verhalten, sondern im Rahmen eines direkten soziosomatischen Kausalpfades zustande kommen (vgl. Kapitel 3).

Verhältnisprävention ist Politik. Auf diese simple Formel kann man das Wesen der Verhältnisprävention bringen. Weniger einfach gestaltet sich der Prozess von der Erkennung einer Gesundheitsgefahr bis zur Entwicklung von präventiven Maßnahmen, die diese Risiken reduzieren oder aus der Welt schaffen sollen. Bei der Erkennung von gesundheitsschädigenden Faktoren spielen die verschiedenen Wissenschaften, zunehmend aber auch die BürgerInnen selber, eine entscheidende Rolle. Nach der Aufdeckung von Zusammenhängen zwischen Umweltfaktoren und Gesundheitsschäden werden Themen des Gesundheitsschutzes auf die politische Tagesordnung der zuständigen Organe gesetzt und schließlich in Form von gesetzlichen Regelungen und Verordnungen institutionalisiert. Dies ist der idealtypisch beschriebene Gang der Dinge. Dieser Prozess ist zwangsläufig durch das Aushandeln von Interessen – zumeist zwischen Ökonomie und Ökologie bzw. Gesundheit – charakterisiert, man denke nur an die bislang folgenlose Diskussion über das Tempolimit generell oder speziell bei Ozonalarm oder den Nichtraucherschutz. Dieses Aushandeln gilt auch für das Festsetzen von Grenzwerten, wie der frühere Präsident des Bundesgesundheitsamtes und Bonner Staatssekretär Fülgraff „bekennt": „Grenzwerte markieren nicht eine naturwissenschaftliche Grenze zwischen schädlich und unschädlich oder zwischen gefährlich und ungefährlich. Grenzwerte sind vielmehr soziale Kompromisse über die Vertretbarkeit von Risiken in Hinblick auf einen damit verbundenen Nutzen. Selbstverständlich sind die vorhandenen wissenschaftlichen Kenntnisse zu berücksichtigen, ebenso wie der große Bereich des Nichtwissens, doch sind Entscheidungen über Grenzwerte politische und nicht vorrangig wissenschaftliche Entscheidungen" (Fülgraff 1991, S. 257f.).

Die Durchsetzung von Gesundheitsschutzmaßnahmen ist mit der Verabschiedung entsprechender Gesetze nicht beendet. Es bedarf der Umsetzung der Gesetze sowie der permanenten Kontrolle, ob die Gesetze eingehalten werden, sowie Anstrengungen zu ihrer Verbesserung. Dazu sind entsprechende Fachleute und Infrastrukturen erforderlich.

Die Gesetzgebung im Bereich des Gesundheitswesens ist weitgehend Sache des Bundes, die Länder werden nach dem Grundsatz der konkurrierenden Gesetzgebung (Art. 72 GG) nur dann tätig, wenn der Bund von seiner Gesetzgebungskompetenz keinen Gebrauch macht.

Die *Liste von bundesgesetzlichen Regelungen und Verordnungen*, die eine besondere Relevanz für die Verhältnisprävention von Krankheiten haben, ist lang.

Das ist nicht weiter verwunderlich, wenn wir uns in Erinnerung rufen, dass es kaum einen gesellschaftlichen Bereich gibt, der keine Gesundheitsrelevanz hat. Die folgende Auswahl von Gesetzen (aus: Gostomzyk 1998, Backes und Stebner 1998, Fehr u. a. 1998, Griefahn 1998) beinhaltet auch Gesetze über den „Gesundheitsschutz" vor riskanten Bedingungen der Gesundheitsversorgung:

Heilberufe:
- Gesetze und Verordnungen zur Ausbildung und Zulassung der im Gesundheitswesen tätigen Berufsgruppen (z. B. Approbationsordnungen für Ärzte, für Zahnärzte, für Apotheker, Heilpraktikergesetz, Hebammengesetz, Krankenpflegegesetz).

Apotheken- und Arzneimittelwesen:
- Gesetz über das Apothekenwesen,
- Arzneimittelgesetz,
- Betäubungsmittelgesetz.

Infektionserkrankungen:
- Gesetz zur Verhütung und Bekämpfung übertragbarer Krankheiten beim Menschen (Infektionsschutzgesetz),
- Gesetz zur Bekämpfung der Geschlechtskrankheiten.

Umweltschutz:
- Gesetz zum Schutz vor schädlichen Umwelteinwirkungen durch Luftverunreinigungen, Geräusche, Erschütterungen und ähnliche Vorgänge (Bundesimmissionsschutzgesetz),
- Gesetz über die Vermeidung und Entsorgung von Abfällen (Abfallgesetz),
- Gesetz zum vorsorgenden Schutz der Bevölkerung gegen Strahlenbelastung (Strahlenschutzvorsorgegesetz),
- Gesetz über die friedliche Verwendung der Kernenergie und den Schutz vor ihren Gefahren (Atomgesetz),
- Verordnung über den Schutz vor Schäden durch ionisierende Strahlen (Strahlenschutzverordnung).

Arbeitsschutz:
- Gesetz zum Schutz der arbeitenden Jugend (Jugendarbeitsschutzgesetz),
- Gesetz zum Schutz der erwerbstätigen Mütter (Mutterschutzgesetz),
- Gesetz zum Schutz vor gefährlichen Stoffen am Arbeitsplatz,
- Verordnung über gefährliche Stoffe am Arbeitsplatz (Gefahrenstoffverordnung),
- Berufskrankheitenverordnung,
- Gesetz über Betriebsärzte, Sicherheitsingenieure und andere Fachkräfte für Arbeitssicherheit.

Verbraucherschutz:
- Lebensmittel- und Bedarfsgegenständegesetz,
- Verordnung über den Schutz vor Schäden durch Röntgenstrahlen (Röntgenverordnung),
- Verordnung über die Sicherheit medizinisch-technischer Geräte (Medizingeräteverordnung),
- Medizinproduktegesetz.

Die Tatsache, dass wir die vielen die Verhältnisprävention regelnden Gesetze und Verordnungen inzwischen als selbstverständlich ansehen, wird von Kühn und Rosenbrock treffend kommentiert: „Die Verhältnisprävention hat auf ihrem Erfolgskonto die großen und ehrwürdigen Erfolge der Arbeitsschutzgesetzgebung, der Ernährungs- und Bildungsverbesserung, technische Verbesserungen in der Arbeitswelt und Umwelt, einen anhaltend hohen Standard z. B. der Lebensmittelhygiene und viele technische und soziale Regelungen des Zusammenlebens. Diese werden in der Regel nur dann bewußt, wenn sie verletzt werden bzw. nicht funktionieren. Der ideologische Affekt gegen ‚staatliche Regulierungen' hätte wahrscheinlich ausgespielt, wenn den Bürgern bewußt würde, in welchem Ausmaß ihr gesundheitliches Wohlbefinden durch buchstäblich tausend unsichtbare ‚Regulierungen' gesichert wird. Vielleicht würden sie dann sogar dazu übergehen, nicht für oder gegen ‚Regulierung' zu sein, sondern lernen, das Was und Wie ins Zentrum der Betrachtung zu stellen" (Kühn und Rosenbrock 1994, S. 37).

Wenn wir auf unsere Ausführungen im 3. Kapitel über Gesundheitsrisiken Bezug nehmen, so müssen wir diese Aufstellung natürlich noch um eine Vielzahl von Gesetzen zur Sozialpolitik ergänzen. Soziale Risiken unserer Gesundheit durch soziale Benachteiligung hinsichtlich Einkommen, Bildung, Wohnsituation, Arbeitssituation etc. wurden durch entsprechende – zumeist natürlich nicht im Namen der Gesundheit, sondern der Chancengleichheit oder Wohlfahrt erlassene – Gesetze und Maßnahmen zu reduzieren versucht. Der im 3. Kapitel ausführlich dargestellte Black-Report über den Zusammenhang von sozialer Benachteiligung und Gesundheitsproblemen endet mit 37 Empfehlungen zur Verbesserung der Gesundheitssituation. 14 dieser Vorschläge beziehen sich nicht auf das Gesundheitswesen, sondern haben die Verbesserung der Lebensbedingungen sozial benachteiligter Bevölkerungsgruppen zum Ziel.

Die Realisierung von im engeren Sinne – d. h. das Gesundheitsmotiv in den Mittelpunkt stellenden – verhältnispräventiven Maßnahmen erfolgte in den vergangenen Jahrzehnten in drei Phasen:

In der ersten Phase wurden – primär im Rahmen des öffentlichen Gesundheitsdienstes – Maßnahmen der Verhältnisprävention in der Gemeinde realisiert (wie z. B. Wohnungshygiene, Trinkwasserkontrolle, Lebensmittelüberwachung).

7 Prävention

In der zweiten Phase standen Maßnahmen der Verhältnisprävention in der Arbeitswelt im Mittelpunkt *(gesundheitlicher Arbeitsschutz)*. Hiermit wollen wir uns im Folgenden etwas näher befassen.

Im Rahmen des Arbeitsschutzes sollen die Beschäftigten vor den gesundheitlichen Belastungen am Arbeitsplatz geschützt werden. Für die Durchführung des Arbeitsschutzes ist der Unternehmer verantwortlich. Staatliche und öffentlich-rechtliche Institutionen überwachen die Einhaltung der den Arbeitsschutz im Einzelnen regelnden Vorschriften. Der staatliche Arbeitsschutz wird durch die Gewerbeaufsicht und durch den staatlichen Gewerbearzt, der öffentlich-rechtliche Arbeitsschutz durch die Träger der gesetzlichen Unfallversicherung wahrgenommen. Die wesentlichen Rechtsverordnungen sind das Arbeitssicherheitsgesetz, die Arbeitszeitordnung, die Arbeitsstättenverordnung sowie das Arbeitsschutzgesetz von 1996. Der Arbeitsschutz besonderer Arbeitnehmergruppen – auch als „sozialer Arbeitsschutz" bezeichnet – ist im Jugendarbeitsschutzgesetz, im Mutterschutzgesetz und im Schwerbehindertengesetz geregelt.

Durch das Arbeitssicherheitsgesetz werden die Unternehmer verpflichtet, Betriebsärzte, Sicherheitsingenieure und andere Fachkräfte für Arbeitssicherheit zu bestellen. Danach sind in Betrieben mit mindestens 20 Beschäftigten Sicherheitsbeauftragte zu bestellen.

Die Durchführung des Arbeitsschutzes erfolgt über die Entwicklung, Einhaltung und Kontrolle von Grenzwerten, die Maßnahmen des technischen Arbeitsschutzes, die Maßnahmen des medizinischen Arbeitsschutzes sowie über die Verordnung persönlicher Schutzmaßnahmen, wie das Tragen von Schutzhelmen, Gehörschutz oder besonderer Arbeitsschutzkleidung etc. Arbeitsmedizinisch bedeutsame Grenzwerte für äußere Belastungen sind in der MAK-Liste (= Maximale Arbeitsplatzkonzentration von Gasen, Dämpfen, Schwebstoffen etc.), für innere Belastungen in der BAT-Liste (Biologische Arbeitsstofftoleranzwerte) festgelegt. Die Maßnahmen des technischen Arbeitsschutzes umfassen im Wesentlichen die ergonometrische Gestaltung von Arbeitsplätzen, Maßnahmen des medizinischen Arbeitsschutzes die Eignungs- und Vorsorgeuntersuchungen der Beschäftigten (vgl. Griefahn 1998).

In den letzten Jahren sind – u. a. durch die Einführung neuer Technologien – neue Gesundheitsbelastungen aufgetreten. Anstelle von körperlichen Belastungen treten zunehmend psychische und psychosomatische Gesundheitsprobleme auf, auf die die traditionellen – zumeist auf einzelne betriebliche Risikofaktoren abzielenden – Arbeitsschutzmaßnahmen nur unzulänglich reagieren können (vgl. Rosenbrock 1998, S. 723f.). Dies ist auch ein wesentlicher Grund für die Ergänzung der Maßnahmen des Arbeitsschutzes durch Maßnahmen der Gesundheitsförderung. „Frei sein von Gefährdungen, frei sein von Krankheit waren lange Zeit die eher verkürzten Vorstellungen bzw. Zieldimensionen des betrieblichen Arbeits- und Gesundheitsschutzes. Dahinter standen und stehen die traditionellen Begriffe der Verhütung und der Vorbeugung. Heute haben sich jedoch Vorstellungen durchgesetzt, die die Prävention nicht nur als Absicherung durch Schutznormen begreifen, sondern unter der Prävention auch ein aktivierendes Element verstehen; es geht darum, Schäden nicht nur zu vermeiden, sondern Arbeits- und Lebensbedingungen gesundheitsförderlich zu gestalten. Wenn wir heute von betrieblicher Gesundheitsförderung sprechen, meinen wir vor allem die enge Verzahnung von Prävention, Gesundheit und Gestaltung" (Kuhn 1992, S. 143; vgl. unsere Ausführungen im 6. Kapitel).

In der dritten (und noch anhaltenden) Phase der Verhältnisprävention geht es primär um die Entwicklung und Etablierung von Maßnahmen des *gesundheitlichen Umweltschutzes*. Wir schließen hiermit an die Ausführungen im 3. Kapitel an.

Nach Fehr u. a. hat umweltbezogener Gesundheitsschutz drei Hauptziele:

„1. bereits eingetretene Gesundheitsschäden zu erkennen und zu beheben,
2. aktuelle umweltbedingte Gesundheitsgefährdungen auszuschalten oder zu mindern,
3. künftige umweltbedingte Gesundheitsgefährdungen durch präventive Maßnahmen zu vermeiden" (Fehr u. a. 1998, S. 486).

Die Schwierigkeiten der Realisierung dieser Ziele – auch aufgrund der Erfahrungen aus dem Gemeindeschutz und dem Arbeitsschutz – liegen auf der Hand:

- fehlende Kenntnisse über die Wirkung von einer großen Zahl von Umweltfaktoren auf die Gesundheit und insbesondere ihrer Kumulations- und Synergieeffekte (so gibt es derzeit allein über 100 000 Chemikalien auf dem Markt, die allesamt potenzielle Noxen sind),
- angesichts starker Widerstände aufgrund konkurrierender Interessen Schwierigkeiten bei der Durchsetzung von Gesetzen und Verordnungen,
- bei vorhandenen Gesetzen Probleme der Festsetzung von Grenzwerten, der Kontrolle der Einhaltung von Gesetzen und Grenzwerten sowie ihrer Verbesserung.

Die Geschichte der Prävention hat aber wiederholt gezeigt, dass Präventionsmaßnahmen auch dann sinnvoll und erfolgreich sein können, wenn die Kenntnisse über die Ätiologie und Pathogenese von Gesundheitsrisiken noch unvollständig sind. Während der Choleraepidemie 1848/49 in London (der Erreger der Cholera war noch nicht bekannt) gelang es dem Stadtarzt Snow allein aufgrund seiner scharfsinnigen Analyse der Verteilung der Cholerasterbefälle auf bestimmte Stadtteile in Abhängigkeit von ihrer Versorgung mit verschmutztem bzw. sauberem Trinkwasser, einen Zusammenhang mit der Choleraverbreitung herzustellen und mit der „berühmten" Entfernung des Griffs der Broad-Street-Pumpe umgehend erfolgreiche Präventionsmaßnahmen einzuleiten (vgl. Häfner 1978).

Ein weiteres klassisches Beispiel für die Wirksamkeit der Verhältnisprävention stellt der „clean air act" dar, mit dem Anfang der Fünfzigerjahre im Stadtgebiet von London die offene Verfeuerung verboten wurde. Dieses Gesetz hatte zur Folge, dass in den folgenden 20 Jahren die Mortalität an chronischer Bronchitis um die Hälfte zurückging.

Die für Umwelt und Gesundheit verantwortlichen Minister aus den Ländern der europäischen WHO-Region haben 1989 in Frankfurt die *„Europäische Charta Umwelt und Gesundheit"* verabschiedet (in Franzkowiak und Sabo 1993). Damit wurde auch erstmals eine Allianz zwischen Umweltschutz und Gesundheitsschutz durch die WHO geschlossen. Folgende „strategische Elemente" zum Schutz der Gesundheit werden genannt:

- Der Verantwortungsbereich öffentlicher und privater Stellen für die Durchführung geeigneter Maßnahmen sollte auf allen Ebenen klar sein.
- Kontrollmaßnahmen und andere Instrumente sollten in geeignetem Umfang eingeführt werden, um umweltbedingte Gesundheitsrisiken und eine Gefährdung des Wohlbefindens zu mindern. Finanzpolitische, administrative und wirtschaftliche Instrumente sowie Raumplanung spielen bei der Schaffung von Umweltbedingungen, die Gesundheit und Wohlergehen fördern, eine wichtige Rolle und sollten auch mit dieser Zielrichtung eingesetzt werden.
- Mit zunehmendem Wissen sollten bessere vorbeugende Verfahren, einschließlich zweckmäßiger und kosteneffektiver Technologien sowie, falls erforderlich, Verbote eingeführt werden.
- Umweltfreundliche Technologien und Produkte sowie die Wiederverwendung und Wiederverwertung von Abfällen sollten gefördert werden. Änderungen bei den Rohstoffen, Herstellungsverfahren und Techniken der Abfallwirtschaft sollten in erforderlichem Umfang vorgenommen werden.
- Es sollten anspruchsvolle Management- und Verfahrensstandards gelten, um sicherzustellen, dass geeignete Technologien und optimale Verfahren angewandt, Gesetzesvorschriften und Leitlinien befolgt und Unfälle sowie Fälle menschlichen Versagens vermieden werden.
- Geeignete Vorschriften sollten erlassen werden; diese sollten praktisch durchführbar sein und auch wirklich durchgeführt werden.
- Anhand der besten verfügbaren wissenschaftlichen Informationen sollten Standards ausgearbeitet werden. Gegebenenfalls müssen Kosten-/Nutzen-Analysen von Maßnahmen oder Unterlassungen vorgenommen und die Durchführbarkeit von Maßnahmen beurteilt werden, wobei in allen Fällen die Risiken minimiert werden sollten.
- Umfassende Strategien zur Bekämpfung einer chemikalienbedingten Gefährdung der Gesundheit und Umwelt sollten entwickelt werden, so z. B. Anmeldeverfahren für neue Chemikalien und eine systematische Überprüfung der Altstoffe.

- Für alle Arten ernsthafter Unfälle, einschließlich solcher mit grenzüberschreitenden Folgen, sollten Katastrophenschutz- oder Notfallmaßnahmen geplant werden.
- Informationssysteme zur Überwachung der Wirksamkeit getroffener Maßnahmen, zur Trendanalyse, Festlegung von Prioritäten und Entscheidungsfindung sollten weiter ausgebaut werden.
- Bei der Umweltverträglichkeitsprüfung sollten die Gesundheitsaspekte stärker berücksichtigt werden. Einzelpersonen und Bevölkerungsgruppen, die von den Bedingungen eines spezifischen Umweltbereichs direkt betroffen werden, sollten befragt und in Entscheidungen hinsichtlich dieses Umweltbereichs miteinbezogen werden.

Wie wir bereits im 3. Kapitel näher ausgeführt haben, hat es – gerade auch auf der internationalen Ebene – eine zunehmende Verknüpfung von Umwelt- und Gesundheitspolitik gegeben. Das jüngste Beispiel dafür ist die Agenda 21. Trojan und Legewie (2001) haben sich in ihrem Buch „Nachhaltige Gesundheit und Entwicklung" ausführlich mit Leitbildern, Politik und Praxis der Gestaltung gesundheitsförderlicher Umwelt- und Lebensbedingungen auseinandergesetzt (vgl. auch Fehr 2001).

Wir haben diesen Abschnitt über Verhältnisprävention mit dem knappen Satz eingeleitet: Verhältnisprävention ist Politik. Defizite in der Entwicklung und Umsetzung verhältnispräventiver Maßnahmen sind demnach in erster Linie politische Defizite. Rosenbrock nennt einige übergreifende Gründe für diese Defizite (1998, S. 728f.):

- Es mangelt an Erfahrungen über neue Politikformen vor allem auf lokaler und regionaler Ebene.
- In Entscheidungen staatlicher und betrieblicher Politik dominieren ökonomische Gesichtspunkte weithin über das gesundheitliche Argument.
- Durch die Ökologie- und Gesundheitsbewegung wurden Gesundheitsbedürfnisse und -ansprüche vor allem in den Mittelschichten geweckt, die inzwischen durch einen Öko- und Gesundheitsmarkt bedient und entschärft werden.
- Der sozialpolitische Kontext der Gesundheitspolitik wird seit ca. einem Jahrzehnt zunehmend durch die Individualisierung von Risiken geprägt.

7.4 Darstellung ausgewählter Präventionsprogramme

7.4.1 Die Deutsche Herz-Kreislauf-Präventionsstudie (DHP)

Als Beispiel für eine umfassende verhaltenspräventiv orientierte Interventionsmaßnahme auf Gemeindeebene soll im Folgenden die Deutsche Herz-Kreislauf-Präventionsstudie (DHP) vorgestellt werden. Wir beziehen uns dabei auf die Darstellungen von Kreuter u. a. (1991) und des Forschungsverbundes DHP (1998).

Die Deutsche Herz-Kreislauf-Präventionsstudie hatte folgende *Ziele*:

- Erhebung repräsentativer Daten über den Gesundheitszustand der Bevölkerung zu Beginn, zur Mitte und zum Ende der Studie;
- Entwicklung sowie Durchführung und Verankerung eines effektiven gemeindeorientierten Präventionsprogramms, das nach Beendigung der Interventionsperiode von den Studiengemeinden in eigener Regie fortgeführt werden kann;
- Verbesserung von gesundheitsbezogenen Kenntnissen, Einstellungen und Verhaltensweisen;
- Ausweitung und Verbesserung präventiver Angebote und ihrer Inanspruchnahme in der Gemeinde;
- Verminderung von Herz-Kreislauf-Risikofaktoren (insbesondere Bluthochdruck, Hypercholesterinämie, Rauchen und Übergewicht);
- Senkung der Herz-Kreislauf-Sterblichkeit (Mortalität) durch Rückgang von Herz-Kreislauf-Erkrankungen (Morbidität) in der deutschen Erwachsenenbevölkerung der Studiengemeinden;
- Evaluation der Interventionsleistungen und der Strukturveränderungen auf Gemeindeebene;
- Sicherung der Übertragbarkeit des Präventionsprogramms auf andere Gemeinden und Regionen der Bundesrepublik Deutschland (Transfer).

Die *Studiengemeinden* wurden so gewählt, dass sie für die alten Bundesländer in epidemiologischer, soziodemographischer und regionaler Hinsicht als repräsentativ anzusehen sind. Die Studiengemeinden waren: Bremen-West und Bremen-Nord, Berlin-Spandau, Stuttgart, Landkreis Traunstein sowie Karlsruhe, Bruchsal und Mosbach. An der Durchführung der Studie waren Forschungszentren in den Studiengemeinden sowie übergreifende Einrichtungen beteiligt.

Die Studie wurde vom Bundesminister für Forschung und Technologie gefördert und vom Bundesminister für Gesundheit fachlich begleitet. Die eigentliche Interventionsphase dauerte von 1984–1991. Es war die bisher größte Interventionsstudie dieser Art in Deutschland. Ihre Vorbilder waren insbesondere Gemeindeinterventionsstudien in Amerika (Stanford Heart Disease Prevention Program, Minnesota Heart Health Program, Pawtucket Heart Health Program etc.) und Finnland (Nordkarelien-Projekt).

Es wurden folgende *drei Zielebenen* mit ihren jeweiligen Messkriterien formuliert:

1. Zielebene: präventiv tätige Organisationen und Multiplikatoren auf Gemeindeebene (Vernetzung und Ausdifferenzierung der Versorgungsstrukturen; Verbesserung des Angebots an präventiven Informationen, Dienstleistungen und Waren; Erreichungsgrad der Bevölkerung).
2. Zielebene: präventive Kenntnisse, Einstellungen und Verhaltensweisen der Zielpopulation (Veränderung von präventiven Kenntnissen und Einstellungen).
3. Zielebene: epidemiologische Befunde in der Zielpopulation (Reduzierung der Herz-Kreislauf-Risikofaktoren und -Mortalität).

Welche präventiven *Maßnahmen* wurden nun im Rahmen der DHP angewandt? Im Studienhandbuch der DHP wird folgender Maßnahmenkatalog aufgeführt:

1. Einrichtung von Arbeitskreisen Gesundheit mit einer DHP-Geschäftsstelle
2. Informations- und Motivationskampagnen:
   - Übergreifende Maßnahmen,
   - Zentrenspezifische Maßnahmen,
   - Risikofaktoren-spezifische und -übergreifende Programme zu
     – Ernährung,
     – Bewegung,
     – Rauchen,
     – Hypertonie,
     – Hypercholesterinämie.
3. Schulung und Einsatz von Multiplikatoren.
   - Ärzte,
   - Apotheker,
   - sonstige Gesundheitsberufe,
   - Lehrer,
   - Laien/Betriebsangehörige.
4. Gesundheitsfördernde Programme und Materialien
5. Gesundheitsbezogene Güter und Dienstleistungen

Insgesamt wurden mehr als 150 verschiedene präventive Maßnahmen eingesetzt. Bezogen auf die genannten Risikofaktoren waren dies u. a. folgende Maßnahmen:

- *Ernährung:* Kantinen-, Gaststätten- oder Schulaktionen, die über Inhalte und Zubereitung herz-kreislauf-gesunder Kost aufklären und diese zugleich auch anbieten; Übergewichtigen-Kurse; Seminare zu Ernährungsthemen;
- *Bewegung:* Laufgruppen; Breitensportveranstaltungen; Sport-Lehrpfade;
- *Rauchen:* Nichtraucher-Kurse; Gaststätten-Aktionen zum Nichtrauchen; Raucherentwöhnung in Betrieben;

7 Prävention

- *Bluthochdruck:* Blutdruckmessaktionen; Kursangebote für Hochdruckkranke; Unterstützung von Bäckern und Metzgern bei der Herstellung gesundheitsfördernder, d. h. salz- und fettreduzierter Produkte;
- *Hypercholesterinämie:* Cholesterinmessaktionen bei größeren Veranstaltungen (z. B. Gesundheitsfesten); Cholesterinaktionen in Restaurants und Kantinen; Aufbau und Betreuung von Selbsthilfegruppen.

Auch zu den anderen im o. g. Maßnahmenkatalog der DHP aufgeführten Zielen wurden zahlreiche Aktivitäten durchgeführt, wie insbesondere Informations- und Medienkampagnen, Gesundheitstage und -wochen, Multiplikatorengewinnung und -schulung sowie Vernetzung durch den Aufbau von Arbeitskreisen Gesundheit, Arbeitsgemeinschaften für kommunale Gesundheitsvorsorge etc.

Bezogen auf die zentralen Ziele der DHP stellen sich die *Ergebnisse* wie folgt dar:

„• Der Nachweis wurde erbracht, daß durch gemeindebezogene Präventionsmaßnahmen Risikofaktoren für Herzinfarkt und Schlaganfall in der Bevölkerung reduziert werden können.
- Es konnte nicht demonstriert werden, daß gleichzeitig die Mortalitätsraten für Herzinfarkt und Schlaganfall relativ zur Referenz gesenkt wurden.
- Es wurden Präventionsstrategien und -maßnahmen entwickelt, erprobt und evaluiert, die geeignet sind, Risikofaktoren für Herz-Kreislauferkrankungen zu senken und auf das gesamte Gebiet der Bundesrepublik Deutschland übertragen werden können.
- Es konnten kommunale Organisationsstrukturen entwickelt werden, die sich für die Durchführung von Präventionsmaßnahmen als geeignet, übertragbar und dauerhaft erwiesen haben" (Forschungsverbund DHP 1998, S. 286).

Der im ersten Punkt beschriebene Erfolg der Studie wird durch die folgende Darstellung illustriert:

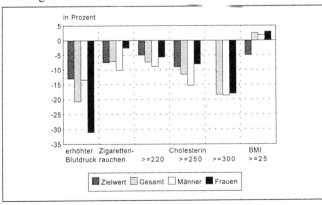

Abb. 7.4: Relative Veränderungen der Risikofaktoren in den Interventionsregionen gegenüber der Referenz (Quelle: Forschungsverbund 1998, S. 281)

Das im zweiten Punkt (vorsichtig) zum Ausdruck gebrachte Scheitern der Studie wird an anderer Stelle deutlicher zum Ausdruck gebracht: „Die bisher vorliegenden Ergebnisse der auf der Basis der Todesursachenstatistik vorgenommenen Mortalitätsanalysen für die Gesamtbevölkerung aller Studienregionen zeigen, daß weder für die kardiovaskuläre Mortalität noch für die Gesamtmortalität die Studienziele erreicht wurden … Unabhängig von der Bewertung dieser Gesichtspunkte bleibt aber die beunruhigende Tatsache, daß die tatsächliche Gesamtmortalität – abweichend von den Ergebnissen der Risikofaktoren-basierten Analysen – in den Interventionsregionen signifikant langsamer gefallen ist als in der alten Bundesrepublik insgesamt – repräsentiert durch die Gesamtheit der ausgewählten Subreferenzen … Neu und aufregend an den Ergebnissen der DHP ist nicht die scheinbare Erfüllung bestimmter Erwartungen an die Wirksamkeit von überkommenen präventiven Konzepten, sondern diese ungeklärte Diskrepanz zwischen der Entwicklung der Risikofaktoren und der kardiovaskulären sowie insbesondere der Gesamtmortalität" (Forschungsverbund 1998, S. 286f.).

7.4.2 AIDS-Prävention

Die folgenden Ausführungen sind der Broschüre „AIDS-Bekämpfung in Deutschland" (BMG 1999) entnommen.

Im Oktober 1987 wurde ein „Koordinierungsstab AIDS" im damaligen Bundesministerium für Jugend, Familie, Frauen und Gesundheit eingerichtet. Seine Hauptaufgabe war es, die im Kampf gegen AIDS erforderlichen Maßnahmen des Bundes einzuleiten sowie die Maßnahmen zwischen Bund, Ländern, Kreisen und Gemeinden zu koordinieren. Dabei ließen sich folgende Aufgabenschwerpunkte unterscheiden:

- *Prävention und Aufklärung*
  Entwicklung und Durchführung der AIDS-Aufklärung in Kooperation mit der Bundeszentrale für gesundheitliche Aufklärung (BZgA) und dem AIDS-Zentrum im Robert-Koch-Institut; Bearbeitung ethischer und ökonomischer Fragestellungen im Zusammenhang mit AIDS u. a.
- *Grundsatzangelegenheiten*
  Grundsatzfragen der AIDS-Politik; Zusammenarbeit innerhalb der Bundesregierung; Betreuung des Nationalen AIDS-Beirates sowie anderer Gremien.
- *Rechtsfragen*
  Bearbeitung aller durch AIDS aufgeworfenen Rechtsfragen.
- *Modellprogramme/sozialwissenschaftliche Forschung*
  Modellprogramme der Bundesregierung zur Bekämpfung von AIDS; Bearbeitung von Fragen der Aus- und Fortbildung von AIDS-Fachkräften; sozial- und sexualwissenschaftliche Fragen zur Prävention und Aufklärung; Evaluation und Forschung u. a.

- *Epidemiologie/Medizinische Forschung*
  Bearbeitung epidemiologischer Fragen; medizinisch-naturwissenschaftliche Fragen; klinisch orientierte Forschungsvorhaben; Mitwirkung bei seuchenhygienischen Fragen; Gesundheitsförderungsprogramme; Mitwirkung in internationalen und EU-Angelegenheiten u.a.

Die Bundeszentrale für gesundheitliche Aufklärung (BZgA) hat als Dienststelle im Geschäftsbereich des Bundesgesundheitsministeriums den Auftrag, die Gesundheit der Menschen zu erhalten und zu fördern. Im Rahmen der AIDS-Prävention wurden ihr folgende Aufgaben übertragen:

- *Massenkommunikative Maßnahmen*
  Anzeigen, Broschüren, Faltblätter und Plakate (Innenraum- und auch Außen-Großplakate) sowie TV-, Kinospots und Filme für die Allgemeinbevölkerung sowie für spezifische Zielgruppen (hier insbesondere Jugendliche/junge Erwachsene, Reisende); zielgruppenspezifische Anzeigen.

- *Personalkommunikative Maßnahmen*
  Kooperative Durchführung von „Mitmach-Parcours-Einsätzen" mit speziell geschulten „Präventionsberatern" in Städten und Kreisen; Einrichtung einer zentralen Telefonberatung; Einsatz der Wanderausstellung „LiebesLeben".

- *Multiplikatorenarbeit*
  Entwicklung von Unterrichtsmaterialien, Curricula und Medienpaketen für unterschiedliche Multiplikatorengruppen.

- *Interaktive Medien*
  In zunehmendem Maße nutzt die AIDS-Aufklärungskampagne auch die interaktiven Medien, so ist sie z. B. im Internet präsent: mit einer Medien-Bestell-Liste, mit Kurzdarstellungen der verschiedenen Kampagnen-Elemente sowie mit vollständig verfügbaren Medien wie z. B. dem Computerspiel „Let's talk about ...".

- *Förderung der Deutschen AIDS-Hilfe*
  Prävention und Betreuung der Hauptbetroffenengruppen.

- *Evaluation und Koordination*
  Durchführung von wissenschaftlichen Untersuchungen; Abstimmung von Aufklärungsmaßnahmen mit den Ländern; Erfahrungsaustausch auf internationaler Ebene.

Die Deutsche AIDS-Hilfe ist eine als gemeinnützig anerkannte Organisation im Gesundheitsbereich, ein Zusammenschluss von Menschen mit HIV/AIDS, von Menschen aus den von AIDS besonders betroffenen Gruppen, ihren Partnern/Partnerinnen, Freunden/Freundinnen und Angehörigen sowie von engagierten Menschen aus der gesamten Bevölkerung. Dem 1983 gegründeten Dachverband mit Sitz in Berlin gehören inzwischen etwa 120 örtliche AIDS-Hilfen an. Damit bildet die AIDS-Hilfe heute auf dem Gebiet der „alten" und der „neuen" Länder ein flächendeckendes Selbsthilfe-Netzwerk mit mehr als 6 000 überwiegend ehrenamtlichen und ca. 400 hauptamtlichen Mitarbeitern.

Örtliche AIDS-Hilfen, vor allem solche, die bereits länger bestehen und eine bestimmte Größe erreicht haben, erhalten in der Regel Zuschüsse von den Kommunen oder den Ländern. Der Dachverband wird zum größten Teil durch die Bundeszentrale für gesundheitliche Aufklärung aus Mitteln des Bundesgesundheitsministeriums finanziert. Sowohl die örtlichen AIDS-Hilfen als auch der Dachverband sind darüber hinaus auf Spenden und Mitgliedsbeiträge angewiesen.

Die AIDS-Prävention lässt sich in *vier Teilstrategien* unterteilen:
- Aufklärung,
- Beratung,
- der überlegte Umgang mit dem HIV-Test,
- Schutzmittel und Hygienemaßnahmen.

Im Folgenden sollen die Teilstrategien Aufklärung und Beratung nur kurz erläutert werden. Eine ausführliche Darstellung erfolgt dann im 8. Kapitel:

- *Aufklärung und Information*

Aufklärungskampagnen in Deutschland erfolgen für die Gesamtbevölkerung und spezielle Zielgruppen innerhalb derselben insbesondere durch die dem Bundesgesundheitsministerium nachgeordnete Bundeszentrale für gesundheitliche Aufklärung (BZgA), für Hauptbetroffenengruppen insbesondere durch die Deutsche AIDS-Hilfe, die finanziell ebenfalls von der Bundesregierung unterstützt wird.

In vielfältigen Formen wurden und werden Bürger darüber informiert,

- dass es sich bei AIDS um eine besonders schwere und bisher unheilbare Krankheit handelt;
- dass eine Ansteckung mit dem Erreger dieser Krankheit durch die Beachtung einiger weniger einfacher Verhaltensregeln vermieden werden kann;
- dass von HIV-Infizierten im alltäglichen Umgang keine Gefahr ausgeht.

Die Aufklärung bedient sich unterschiedlicher Medien. Neben den Broschüren werden u. a. Plakate, zielgruppenspezifische Anzeigenserien, Fernseh- und Kinospots, Videoclips, Videospiele, Videos und Spielfilme genutzt.

Regelmäßig werden das Wissen und die Einstellung der Bevölkerung zur AIDS-Vorbeugung untersucht; die Ergebnisse solcher Befragungen fließen ebenfalls in die Aufklärungskonzepte ein.
Deutlich ist, dass die AIDS-Aufklärung in Zukunft noch mehr in übergreifende Konzepte der Gesundheits- und Sexualaufklärung eingebettet werden muss. Darüber hinaus muss sie auch weiterhin stark nach Zielgruppen und Lebenssituationen differenzieren.

- *Beratung*

Neben die Aufklärung der Allgemeinbevölkerung sowie einzelner Zielgruppen muss die persönliche Beratung treten. Eine solche Beratung muss auf Wunsch anonym und in jedem Fall freiwillig erfolgen. Um die Handlungsfähigkeit des Ratsuchenden zu unterstützen, muss der Berater neben fachlicher Qualifikation über die Fähigkeit verfügen, auf Gefühle einzugehen und die Sichtweisen des Ratsuchenden zu verstehen. Dies ist gerade auch dann unabdingbar, wenn sich in dem Gespräch zeigt, dass der Ratsuchende zum Selbst- und Fremdschutz sein Risikoverhalten abbauen sollte.

Solche Beratungen werden unter anderem angeboten durch:

- die BZgA (telefonisch),
- die Gesundheitsämter,
- die regionalen AIDS-Hilfen (persönlich und telefonisch),
- medizinische und psychosoziale Beratungsstellen,
- Verbände der Freien Wohlfahrtspflege,
- die Consultingstelle beim „Arbeitskreis zur Förderung von Pflegekindern e.V.",
- Drogenhilfe-Einrichtungen,
- Streetwork (Sozialarbeiter „vor Ort").

Die Themen der Beratung variieren nach den bisherigen Erfahrungen sehr stark: Es geht zuerst meistens um die Klärung medizinischer Fragen über Infektionsrisiko und Krankheitsverlauf; sehr schnell kommt es dann aber auch zu sehr persönlichen und intimen Gesprächen über Sexualität und Partnerschaftsprobleme; schließlich geraten die Berater/innen auch in Situationen, die Krisenintervention, z. B. als Umgang mit Selbstmordabsichten, erforderlich machen, oft wird der Rahmen eines Beratungsgesprächs auch gesprengt, weil sozialarbeiterische Aufgaben, wie Hilfe bei der Wohnungssuche oder Vermittlung zu anderen sozialen Diensten erforderlich wird oder weil komplizierte Rechtsfragen zu klären sind.

- *HIV-Test*

Eine umfassende Beratung ist bereits vor dem Test notwendig. Noch wichtiger sind ausführliche, persönliche Beratungsgespräche, wenn das Test-Ergebnis vorliegt. Dies gilt sowohl für ein negatives Test-Ergebnis (wenn also keine Infektion stattgefunden hat) – unter anderem, um deutlich zu machen, dass dies keinen „Freibrief" darstellt – als auch bei positivem Ergebnis (wenn also HIV-Antikörper vorhanden sind); gerade in dieser Situation benötigt der Getestete nicht nur Ratschläge, sondern vor allem auch psychosoziale Hilfe; oft kann ihm eine weiterführende Beratungseinrichtung vermittelt werden. Wenn die für die breite Anwendung benutzte Methode, der „ELISA-Test", ein positives Ergebnis aufweist, muss er zunächst wiederholt werden, um ein falsch positives Ergebnis auszuschließen. Bei erneut positivem Ergebnis muss ein aufwändigerer „Bestätigungstest" vorgenommen werden. Erst wenn dadurch ein zweifelsfreies positives Testergebnis vorliegt, sollte der Getestete informiert und entsprechend beraten werden.

In fast allen Gesundheitsämtern wird der anonyme HIV-Test, verbunden mit einer eingehenden Beratung, angeboten. Auch im Rahmen der ärztlichen Behandlung kann der Test vorgenommen werden. Die für gesundheitspolitische Planungen sinnvolle Meldung der Testergebnisse an eine zentrale Stelle (Laborberichtspflicht gegenüber dem Robert-Koch-Institut) erfolgt absolut anonym.

Ein wichtiges Argument für einen Test in den genannten, medizinisch angezeigten Fällen liefern die Ergebnisse medizinischer Studien. Diese belegen, dass eine rechtzeitige Behandlung mit retrovirushemmenden Medikamenten sowie die Therapie und Prophylaxe von Erkrankungen, die auf der Basis des Immundefektes entstehen (opportunistische Infektionen), das Leben Infizierter in lebenswerter Weise deutlich verlängern kann.

- *Schutzmittel und -möglichkeiten*
  – Safer Sex
  Um die Ausbreitung von AIDS einzudämmen, muss jeder sein Verhalten prüfen und nötigenfalls ändern. Der wichtigste Übertragungsweg ist nach wie vor der ungeschützte Sexualverkehr. Das beste technische Schutzmittel gegen die sexuelle Übertragung von HIV ist das Kondom, das im Übrigen auch gegen andere sexuell übertragbare Krankheiten einen weitgehenden Schutz darstellen kann. Es gibt zwar noch Vorbehalte, Kondome zum Infektionsschutz oder zur Empfängnisverhütung zu benutzen; Befragungen zeigen hingegen, dass die Akzeptanz von Kondomen in den letzten Jahren zugenommen hat.

  – Safer Use
  Bedeutsam für die Verbreitung von AIDS ist auch der zweite hauptsächliche Ansteckungsweg über von Drogenabhängigen weitergereichte Injektionsbestecke. Die Rauschgiftsituation hat sich in den letzten Jahren weltweit verschärft. Allein in der Bundesrepublik Deutschland ist bei 100 000 bis 150 000 Personen von einem hochriskanten Drogenkonsum auszugehen. Dabei handelt es sich um Drogenabhängige, die sich die Droge spritzen und mit hoher Frequenz (mindestens 100-mal in den letzten zwölf Monaten) konsumieren.

Wer drogenkrank ist, lebt mit einem Bündel von Problemen und meist am Rand der Gesellschaft. Zu den immensen Schwierigkeiten, eine Therapie durchzuhalten, zu den häufigen Begleiterkrankungen, zu Arbeitslosigkeit und Obdachlosigkeit, zu Beschaffungsprostitution und Kriminalität gesellt sich nun auch noch die lebensbedrohliche Krankheit AIDS. Denn i.v.-Drogenabhängige sind zum einen wegen der gemeinsamen Benutzung von Spritzbestecken, zum anderen durch wechselnde Sexualkontakte besonders gefährdet.

In dieser Situation sind Drogenabhängige für Aufklärungskampagnen und Verhaltensänderungen – jedenfalls mit den gängigen Methoden – schwerer zugänglich als andere Gruppen. Am ehesten können sie über das bereits bestehende System der Drogenhilfen erreicht werden. Aufklärung und Verhütung einer HIV-Infektion sind das kurzfristige Ziel einer AIDS-Präventionspolitik für Fixer.

Die Übertragung von HIV ist durch die Benutzung von Einmalspritzen oder die sorgfältige Reinigung des „eigenen" Spritzbestecks zu vermeiden. Wenngleich Fixer in ihrer oft ausweglos erscheinenden Situation für Aufklärungsmaßnahmen schwerer zu erreichen sind, ist das Wissen um Infektionsgefahren in den letzten Jahren doch gestiegen. In den meisten Apotheken sind Einmalspritzen mittlerweile leicht und kostengünstig erhältlich. In manchen Städten gibt es inzwischen auch Automaten mit Injektionsbestecken.

- *Hygienemaßnahmen*

In vielen, vor allem ärmeren Ländern wird die Verbreitung von AIDS nach wie vor auch durch mangelhafte Hygiene im Gesundheitsbereich erleichtert. In der Bundesrepublik Deutschland ist – wie in ganz Westeuropa – dieser Übertragungsweg so gut wie ausgeschlossen.

Bei Gabe von Blut und Blutplasma besteht trotz sehr effektiver Sicherungsverfahren ein – äußerst niedriges – Restrisiko. Deswegen wird bei planbaren Operationen die Eigenblutspende empfohlen. Inaktivierte Blutprodukte sind bei ordnungsgemäßer Herstellung praktisch HIV-sicher.

Die Länder haben unter Mitwirkung des Bundesgesundheitsministeriums ein Verordnungsmuster für eine Hygieneverordnung erarbeitet, die inzwischen in fast allen Ländern in Kraft gesetzt wurde. Diese Vorschriften haben Geltung für diejenigen, die das Tätowieren, Ohrlochstechen, die Akupunktur, Maniküre, Fußpflege oder die Messerrasur beruflich ausüben.

In allen anderen Bereichen, wie Schulen, Kindergärten, Sportstätten, Schwimmbädern oder bei der Feuerwehr, reichen die geltenden Hygienevorschriften zur Vermeidung der Übertragung von Gelbsucht (die sehr viel ansteckender ist als die HIV-Infektion) aus.

Modellmaßnahmen

Modellmaßnahmen zu AIDS wurden im Rahmen des 1987 aufgelegten Sofortprogramms der Bundesregierung eingeleitet. Danach waren die Länder, Kreise und Kommunen gefordert zu entscheiden, welche der erprobten Maßnahmen sie weiterfördern wollten.

Die Modellmaßnahmen haben zum einen der Prävention, zum anderen der psychosozialen Unterstützung von Menschen mit HIV und AIDS sowie der ambulanten und stationären Versorgung wesentliche Anstöße gegeben.

- *„Großmodell Gesundheitsämter"*: Zur Unterstützung ihrer Maßnahmen zur AIDS-Bekämpfung wurde allen 309 Gesundheitsämtern im damaligen Bundesgebiet die Einstellung je einer AIDS-Fachkraft (Arzt, Psychologe, Sozialarbeiter usw.) ermöglicht. Das Beratungsangebot der AIDS-Fachkräfte wurde von der Bevölkerung in großem Umfang in Anspruch genommen: Innerhalb eines Vierteljahres leisteten die Modellmitarbeiter ca. 32 000 persönliche und 20 000 telefonische Beratungen in den Gesundheitsämtern, führten etwa 2 200 Aufklärungsveranstaltungen an Schulen vor Klassen, mit Lehrern oder Eltern durch, berieten in über 2 500 Einrichtungen des Gesundheitswesens oder sozialer Träger, aber auch in Betrieben oder Vereinen.

Die wissenschaftliche Auswertung der Erfahrungen zeigt, daß AIDS-Prävention verstärkt in allgemeine Maßnahmen der Gesundheitsförderung einzubetten ist. Dazu gehören Fragen von Partnerschaft und Sexualität ebenso wie Anregungen zu einem insgesamt gesundheitsbewussteren Leben. Das Großmodell hat über die AIDS-Prävention hinaus dazu beigetragen, den Bürgerinnen und Bürgern „ihr" Gesundheitsamt als Ansprechpartner in Gesundheitsfragen näher zu bringen.

- *„Streetworker"*: Das Modellprogramm „Streetworker" wurde bereits 1986 von der Bundesregierung initiiert und 1987 erheblich erweitert. Überwiegend bei Gesundheitsämtern und AIDS-Hilfen angestellt, arbeiteten 46 Streetworker in 26 Städten der Bundesrepublik. Ziel ihrer Arbeit war, durch Kontakte mit Gefährdeten „vor Ort" AIDS-präventives Verhalten in den Hauptbetroffenengruppen zu fördern und zu stabilisieren. Vor allem durch persönliche Gespräche können wichtige Informationen vermittelt, falsche Einsichten und Vorurteile korrigiert und der Wissensstand aktualisiert werden, um weitere HIV-Infektionen zu verhindern.

Durch die aufsuchende Sozialarbeit wurden Personenkreise erreicht, die herkömmliche Angebote mit Komm-Struktur nicht oder kaum in Anspruch nehmen. Die Verteilung von Kondomen in Kneipen, Discos, Bordellen, Saunen und auf der Straße sowie von sterilen Spritzen in der Drogenszene unterstützte diese Arbeit und war häufig Ausgangspunkt für Gespräche über die HIV-Infektion.

Es zeigte sich, dass Streetworker über den engeren AIDS-Bezug hinaus einen wichtigen Beitrag zur Verbesserung der Lebenssituation dieser Zielgruppe leisten. Der mittelbare präventive Effekt dieser Arbeit ist nicht zu unterschätzen: Je besser die Lebensqualität einer Gruppe, desto geringer ist auch ihre Tendenz zu selbst- und fremd-destruktivem Verhalten.

- *„Psychosoziale Betreuung und Beratung HIV-infizierter Drogenabhängiger":* Mithilfe dieses Modellprogramms sollten Drogenabhängige motiviert werden, eine Beratungsstelle aufzusuchen. Ferner wurden testpositive Drogenabhängige psychosozial beraten und betreut, wobei der Versuch im Mittelpunkt stand, sie zur Aufgabe ihres Drogenkonsums zu bewegen; das soziale Umfeld muss dabei immer einbezogen werden. Bereits an AIDS erkrankten Abhängigen sowie ihren Angehörigen wurden konkrete Hilfen angeboten. In 18 Drogenberatungsstellen wurden 27 Stellen durch das Modell gefördert. Eine Zusammenarbeit mit dem öffentlichen Gesundheitsdienst sowie mit Selbsthilfegruppen war dabei unerlässlich.

- *„Streetwork zur AIDS-Prävention im grenzüberschreitenden Raum":* Nur im internationalen Dialog und in gemeinsamen Aktionen lassen sich Antworten auf HIV-relevante Probleme in Grenzregionen finden. Ziel dieses 1993 gestarteten Projekts war es, dem Risiko sexuell übertragbarer Krankheiten durch Prostitution im Grenzgebiet zu östlichen Nachbarstaaten (Polen, Tschechien) vorzubeugen. Mittels binationaler Kooperationsnetze wurden entsprechende Hilfsangebote aufgebaut. Die binationalen Teams waren auf sechs ausgewählte Orte entlang der Grenze verteilt. Finanziell gefördert wurde das Projekt vom Bundesministerium für Gesundheit, den Ländern Sachsen, Brandenburg, Mecklenburg-Vorpommern sowie der Europäischen Union und der Weltgesundheitsorganisation.

8 Methoden und Maßnahmen der Gesundheitsförderung und Prävention

Wir haben die folgenden Maßnahmen in der Einleitung zu Kapitel 6 als Methoden bezeichnet und sie von den Strategien der Gesundheitsförderung und Prävention unterschieden. Wir haben auch zum Ausdruck gebracht, dass diese Methoden in beiden Strategien zum Einsatz kommen können. In der Praxis sind sie allerdings bislang primär für die Strategie der Prävention – und insbesondere der Verhaltensprävention – eingesetzt worden, was sich auch in den angeführten Praxisbeispielen widerspiegelt.

8.1 Gesundheitsaufklärung und -beratung

Gesundheitsaufklärung und Gesundheitsberatung sind verwandte Methoden und lassen sich deshalb gemeinsam darstellen. In beiden Fällen handelt es sich um Methoden der Informationsvermittlung, entweder – im Falle der Aufklärung – mithilfe von Massenmedien („Massenkommunikation") oder – im Falle der Beratung – durch ein Gespräch („Personale Kommunikation"). Beide Methoden haben in der Prävention eine lange Tradition. Sie sind aber ebenso gut auch in der Gesundheitsförderung einsetzbar.

Reschke (1990; vgl. auch Hurrelmann und Leppin 2002) unterscheidet zwischen persönlichen und unpersönlichen Formen der Informationsvermittlung. Zu den *persönlichen Formen* rechnet er Einzel- und Gruppengespräche, die auch durch schriftliche Informationsmaterialien und andere Informationsmedien (Film, Bild, Kassetten etc.) ergänzt werden können. Zu den *unpersönlichen Formen* der Informationsvermittlung gehören als wichtigste Methoden schriftliches Informationsmaterial wie Merk- und Faltblätter, Broschüren etc., Tonträger aller Art, das Medium Rundfunk, das Fernsehen, Computer, Videotext und Mail-Box-Systeme.

Grundlegend für den Erfolg von Gesundheitsaufklärung und -beratung ist die Frage der Erzeugung von Motivation. Reschke (1990) unterscheidet drei *Motivationsparadigmen*:

- Motivation durch Angst,
- Motivation durch Modellernen,
- Motivation durch Sachinformation.

8 Methoden und Maßnahmen der Gesundheitsförderung und Prävention

Die Frage, ob sich *durch Angst Motivation* zu gesundheitsgerechtem Verhalten erzeugen lasse, wird in der Prävention kontrovers diskutiert. Lange Zeit wurde davon ausgegangen, dass sich durch Angst keine Motivation zu einem gesundheitsgerechten Verhalten erreichen lasse. Allenfalls der Einsatz schwacher Angstappelle in Verbindung mit Aufklärungsmaterial und -aktionen schien eine größere Wirkung zu zeigen als die reine Sachinformation. Massive Angstappelle führen eher zum Gegenteil, d. h. zur Verdrängung und zu paradoxen Reaktionen. Auch stellt sich hier die Frage nach der ethischen Vertretbarkeit derartiger Methoden. Barth u. a. (1998) kommen in einer Expertise für die Bundeszentrale für gesundheitliche Aufklärung anhand einer umfangreichen Metaanalyse allerdings zu anderen Erkenntnissen und leiten aus dem aktuellen Forschungsstand u. a. folgende Empfehlungen für die Gestaltung von präventiven Botschaften ab:

„Der Einsatz von Furchtappellen in präventiven Kampagnen ist sinnvoll. Durch Furchtappelle können Einstellungsänderungen erzeugt werden, die sich in kognitiven, affektiven und verhaltensbezogenen Reaktionen manifestieren. In zahlreichen experimentellen Arbeiten konnten positive Effekte von Furchtappellen auf gesundheitsbezogene Verhaltensweisen nachgewiesen werden ... Gleichrangig hat die Vermittlung von Handlungskompetenzen sowie Informationen zur Furchtreduktion innerhalb der Botschaften große Relevanz. Wird nach starker Furchtinduktion eine präventive Maßnahme bzw. präventives Verhalten als sinnvoll und die Gefahr reduzierend dargestellt, so zeigt sich häufig eine Umsetzung des empfohlenen Verhaltens ... In zahlreichen Arbeiten werden bei starker Furchtinduktion Abwehrprozesse des Empfängers angenommen. Diese Abwehrprozesse zeigten sich empirisch allerdings nicht in einer geringeren Einstellungsänderung nach starker Furchtinduktion. Vielmehr konnte in der Mehrzahl der Studien bei hoher Furcht eine stärkere Einstellungsänderung nachgewiesen werden ... Massenmediale Prävention muß glaubhaft sein. Eine alleinige Kampagne mit starker Furchtinduktion auf massenmedialer Ebene (z. B. bei Tabakwaren) ohne gleichzeitige strukturelle Veränderungen (z. B. Rauchverbot in öffentlichen Gebäuden, Verkauf von Tabakwaren an Personen über 18 Jahren) wirkt unglaubwürdig. Nur glaubwürdige massenmediale Botschaften können jedoch die Rezipienten erreichen und deren Verhalten beeinflussen"(Barth u. a. 1998, S. 122f).

Die Bedeutung der *Motivation durch Modellernen* ist unbestritten: „Modellernen (auch Beobachtungslernen, Imitation, soziales Lernen) findet statt, wenn eine Person aufgrund der Beobachtung des Verhaltens anderer Personen (= Modelle) sich in die Richtung des beobachteten Verhaltens verändert (...). Als Modelle können reale Personen, Filme, Bilder und Tondarstellungen guter Modelle sowie symbolisierte Modelle dienen" (Reschke 1990, S. 469).

Die Wirksamkeit der Motivation durch Modellernen zeigt sich allerdings auch anhand unerwünschter Effekte, wie beispielsweise bei der Übernahme von Risikoverhaltensweisen durch attraktive Modelle in der Werbung für gesundheitsschädliche Konsummittel (Tabak, Alkohol, Süßigkeiten etc.).

Hierzu hat die WHO schon früh deutliche Worte gefunden: „Die tägliche Berieselung durch Werbung oder indirekte Verkaufsförderung, die potentiell schädliche Gewohnheiten wie Rauchen und Trinken als attraktiven und erstrebenswerten Lebensstil darstellen, stärkt das ungesunde Verhalten. In den Entwicklungsgebieten der Region lassen sich viele Menschen von Werbungskampagnen blenden, die das Rauchen und den Genuß von Alkohol als Symbol des modernen Lebens und des Wohlstands darstellen. In Industrieländern zielt die Werbung mit den Schlagworten ‚reif und unabhängig' insbesondere auf junge Leute und Frauen ab. Eine besonders heimtückische Einflußnahme auf das Verhalten junger Leute ist das Sponsern sportlicher Ereignisse durch Firmen, die gesundheitsschädliche Produkte erzeugen" (WHO 1985, S. 81).

Die *Motivation durch Sachinformationen* schließlich ist die häufigste Methode in der Gesundheitsaufklärung und -beratung.

Gesundheitsthemen in Massenkommunikationsmitteln erreichen einen großen Teil der Bevölkerung. Darin liegt ihre Attraktivität für die Gesundheitsaufklärung. Allerdings transportieren Massenmedien in vielfacher Hinsicht auch gesundheitsschädigende Botschaften. Evaluationsuntersuchungen von massenkommunikativer Gesundheitsaufklärung zeigen oft nur kurzfristige Erfolge, weshalb Kampagnen häufig wiederholt werden sollten. Auch kann die Wirkung von Massenmedien im Kontext eines Gemeindegesundheitsförderungsprogramms erheblich verstärkt werden (vgl. dazu z. B. die Erfahrungen aus der Deutschen Herz-Kreislauf-Präventionsstudie im 7. Kapitel).

Die Hauptwirkungen von Gesundheitsaufklärungskampagnen liegen offensichtlich eher in ihren langfristigen Beiträgen zum öffentlichen Einstellungswandel, der sich nicht unmittelbar schon als individuelle Verhaltensänderung zeigt. Darauf weist auch Reschke hin, wenn er schreibt: „Es ergibt sich jedoch oft eine Diskrepanz zwischen Information, die Wissen vermittelt und Zielsetzungen zur Folge hat, und derjenigen Information, die nötig ist, um diese Ziele zu erreichen. Es ist in der Praxis zu beobachten, daß neben Sachinformation zur Schaffung einer Anfangsmotivation und Intentionsbildung für eine Verhaltensänderung noch stärker solche Information erforderlich ist, die den Prozeß der Verhaltensänderung stützt und begleitet und bei der Überwindung von Schwierigkeiten die Durchhaltemotivation hervorbringt" (1990, S. 470). Dabei spielen „Gesundheitsskandale" eine besondere Rolle, worauf u. a. Hurrelmann hingewiesen hat: „Die Massenmedien steuern die Wahrnehmung von ‚gesundheitspolitischer Realität' beim Publikum. Dabei kann es zu berechtigten und unberechtigten Skandalisierungen kommen, etwa bei der Berichterstattung über die Belastung von Nahrungsmitteln mit Giftstoffen und den Zusammenhang von Zigarettenrauchen und Brustkrebs. Diese ‚Kommunikation über Risiken' ist ein Gebiet, das die individuelle Motivation stark anspricht, weil Menschen die Information unmittelbar in Bezug zu sich selbst setzen und auf dieser Basis ihr Verhalten ändern" (Hurrelmann 2001, S. 139).

Wir wollen diese Zusammenhänge anhand einiger Beispiele aus der AIDS-Aufklärung (BMG 1999) erläutern.

AIDS-Aktionstage/Mitmach-Parcours
Die Aufklärung durch Massenmedien muss in allen Bereichen durch „Personale Kommunikation" ergänzt werden, denn nichts ist überzeugender als das Gespräch mit einer gut informierten und glaubwürdigen Person. So wurden von der BZgA so genannte AIDS-Aktionstage durchgeführt („Personalkommunikative Kampagne zur AIDS-Aufklärung"). Im Rahmen von „Mitmach-Parcours"-Einsätzen, die seit 1995 die AIDS-Aktionstage abgelöst haben, stehen speziell ausgebildete Präventionsberater, gemeinsam mit lokalen Trägern der AIDS-Prävention, den Bürgerinnen und Bürgern für Diskussionen und Gespräche zur Verfügung. Diese „Mitmach-Parcours"-Einsätze finden z. B. in Schulen, Ausbildungszentren, in Fußgängerzonen oder Flughäfen statt. Die kooperativ durchgeführte Gesprächsinitiative trägt ferner dazu bei, dass Multiplikatoren und Menschen „vor Ort" in ihrem eigenen Engagement für die AIDS-Aufklärung bestärkt werden.

Die *Wanderausstellung „LiebesLeben"* ist ein innovatives Instrument zur AIDS-Prävention, das die BZgA gemeinsam mit einem interdisziplinären Team aus Präventionsfachleuten, Kommunikationswissenschaftlern und Gestaltern entwickelt hat. Die zentrale Zielsetzung der Ausstellung ist es, zur Kommunikation über Sexualität, Partnerschaft, Schwangerschaftsverhütung und AIDS-Prävention anzuregen sowie Impulse und Denkanstöße für einen solidarischen Umgang mit HIV-infizierten und erkrankten Menschen zu geben. In einer mobilen Ausstellungshalle bietet „Liebesleben" auf rund 300 Quadratmetern u. a. eine „Wand der Neugier", ein Kondommuseum oder einen „Raum der Ignoranz" – Elemente, die die Besucher durch Sehen, Hören und manchmal auch Tasten und Mitmachen zur Auseinandersetzung mit den vielen Facetten von „LiebesLeben" anregen sollen. Eine Infothek für vertiefende Auskünfte zum Thema AIDS, das Computerspiel „Let's talk about ... Liebe, Lust und AIDS" und eine Karikaturenausstellung mit Arbeiten von Tomi Ungerer, Papan und vielen anderen gehören ebenso zur Ausstellung wie zahlreiche Objekte zur Herstellung und Prüfung des Kondoms.
   Zielgruppe dieser Ausstellung ist die Allgemeinbevölkerung, besonders aber Jugendliche und junge Erwachsene, auf deren Wahrnehmungs- und Kommunikationsgewohnheiten das Design abgestimmt ist. Diese Zielgruppen sollen dort „abgeholt" werden, wo sie sich aufhalten. Deshalb wird die Ausstellung nicht etwa an ausgewiesenen Kunst- und Kulturstätten präsentiert, sondern auf den zentralen Plätzen größerer Städte und in Fußgängerzonen: ein Angebot für Einzelbesucher, aber insbesondere auch für Schulklassen. Über 2 000 Besucher zählt die Ausstellung täglich.
   Unterstützt wird sie durch die Präsenz örtlicher Kooperationspartner, die im Eingangsbereich einen Teil von „LiebesLeben" eigenständig gestalten und durch

eigene Aktivitäten mit den Besuchern in Kontakt treten. Lokale Beratungsangebote können so einem breiten Publikum bekannt gemacht werden. Die Stärkung lokaler Präventionsstrukturen ist ein weiteres erklärtes Ziel dieser Ausstellung.

Comic-Ausstellung „Seufz"
Die Wanderausstellung „Seufz – Comics und Cartoons gegen AIDS" richtet sich vor allem an Jugendliche und junge Erwachsene. Sie findet vornehmlich Einsatz in Gesundheitsämtern, aber auch in Landratsämtern und Kulturzentren. Besonders reizvoll sind die Originalarbeiten bekannter Künstler und Künstlerinnen.

AIDS-Telefonberatung
Manche Bürger haben das Bedürfnis, AIDS und HIV betreffende Fragen anonym zu stellen. Dafür hat die Bundeszentrale einen Telefonberatungsdienst (02 21/ 89 20 31) eingerichtet, der inzwischen von Tausenden von Bürgerinnen und Bürgern in Anspruch genommen wurde.

Diese und weitere Aktivitäten der AIDS-Aufklärung werden kontinuierlich evaluiert. Wesentliche *Ergebnisse der Evaluationsstudien* sind:

- Von den Medien der AIDS-Aufklärung erreichen die Fernsehspots die größte Zahl von Menschen. Als weitere Informationsquellen werden Zeitungsberichte und Fernsehsendungen sowie Broschüren staatlicher bzw. anderer Einrichtungen genannt.
- Die Hauptübertragungswege von HIV sind seit Einsetzen der Aufklärungskampagne 1987 über 98 % der Bevölkerung bekannt. Fast ebenso gut (96 %) bekannt ist, dass HIV bei alltäglichem Kontakt mit Infizierten nicht übertragen wird. Das Wissen über die verschiedenen Schutzmöglichkeiten ist unverändert präsent. Die Einstellung gegenüber Kondomen verändert sich auch unter heterosexuellen Männern und Frauen in Richtung größerer Akzeptanz.
- Von denen, die angeben, wechselnde Sexualpartner zu haben, bekunden viele, dass sie sich in sexuellen Dingen wegen AIDS mehr vorsehen als früher, und der Anteil der regelmäßigen Kondomnutzer ist kontinuierlich gestiegen. Menschen, die Sexualkontakte mit Urlaubsbekanntschaften haben, schützen sich zu einem großen Teil regelmäßig durch Kondome.
- Hinsichtlich der Einstellung zu Menschen mit HIV und AIDS befürworten sehr wenige eine Ausgrenzung oder Isolierung. Der Großteil der Bevölkerung ist zur Akzeptanz und Integration von Menschen mit HIV und AIDS bereit.
- Von besonderem Interesse sind Verhaltensänderungen unter den in Deutschland nach wie vor am stärksten von AIDS Betroffenen – homosexuellen Männern und Drogenabhängigen. In beiden „Gruppen" lassen sich deutliche Verhaltensänderungen nachweisen. Viele Drogenabhängige haben in den vergangenen Jahren gelernt, vorsichtiger mit Spritzen umzugehen, keine Spritzen zu tauschen oder sie wenigstens zu reinigen.

8 Methoden und Maßnahmen der Gesundheitsförderung und Prävention

- Studien unter homosexuellen Männern zeigen, dass der regelmäßige Kondomgebrauch bei gleichgeschlechtlichen Kontakten seit 1987 konstant zugenommen hat. Auch werden riskante Praktiken vor allem bei Sexualkontakten außerhalb fester Beziehungen wesentlich weniger ausgeübt. Insgesamt ist der Anteil der homosexuellen Männer, die für sich das Risiko einer Ansteckung mit dem AIDS-Erreger HIV ausgeschaltet oder erheblich reduziert haben, mittlerweile auf 76 % der Befragten in den alten Ländern gestiegen – in den neuen Ländern auf 72 % aller Befragten; hier muss man berücksichtigen, dass eine intensive, zielgruppenspezifische Präventionsarbeit bei homosexuellen Männern erst 1990 begonnen wurde. Die Zunahme von HIV-Infektionen bei homosexuellen Männern seit 2004 zeigt, dass die o. g. positiven Entwicklungen zum Stillstand gekommen und erneute Präventionsanstrengungen erforderlich sind.
- Auch bei anderen Zielgruppen (z. B. Schüler/innen, Studenten/innen) wurde untersucht, welche Wirkungen gezielte Kampagnen haben. In diesen Altersgruppen hat sich gezeigt, dass sich die Bereitschaft zu Verhaltensänderungen ebenso positiv entwickelt hat wie der Wissenszuwachs nach dem Einsatz bestimmter Medien oder geschulter Spezialisten.
- Alle Studien belegen, dass es zu Einstellungs- und Verhaltensänderungen gekommen ist – und das in einem intimen, mit vielen Emotionen verbundenen Bereich. Ermüdungserscheinungen bei der Prävention ist aber immer neu entgegenzutreten. Notwendig ist es deshalb, das Bewusstsein für Ansteckungsgefahren und den Schutz vor AIDS kontinuierlich aufzufrischen. Insbesondere Heranwachsende müssen zu gesundheitsbewusstem Verhalten motiviert werden.

8.2 Gesundheitserziehung und -bildung

Gesundheitserziehung – so lässt sich vereinfachend sagen – findet in Einrichtungen der Erziehung von Kindern und Jugendlichen statt (d. h. im Elternhaus, im Kindergarten, in Schulen sowie in außerschulischen pädagogischen Einrichtungen), *Gesundheitsbildung* richtet sich primär an Erwachsene und findet in Einrichtungen der Erwachsenenbildung (Volkshochschulen, Familienbildungsstätten etc.) statt.

Hurrelmann (2001, S. 103ff.) hat die Entwicklung der Gesundheitserziehung in Deutschland und im internationalen Kontext nachgezeichnet: „Gesundheitserziehung bezeichnet alle Strategien der Stärkung der Persönlichkeit durch Wissens- und Kompetenzvermittlung, um die Selbstorganisation des Gesundheitsverhaltens und die Gestaltung gesundheitsrelevanter Umweltbedingungen zu ermöglichen. Dabei sind die Bedürfnisse der jeweiligen Adressaten zu berücksichtigen. Ansätze der Gesundheitserziehung gibt es in Deutschland, vor allem als ein spezielles Arbeitsgebiet der Pädagogik, seit den 1920er Jahren. In der Zeit der totalitären Herrschaft des Nationalsozialismus wurde dieses Gebiet wie alle anderen gesundheitsbezogenen Bereiche für Zwecke der Rassendiskriminierung mißbraucht. In der Nachkriegszeit hat es lange gedauert, bis die konzeptionelle Diskussion um die Umsetzung in die Praxis wieder auf internationalem Niveau war. Erst in den 1970er Jahren gab es wieder entscheidende Impulse für die Gesundheitserziehung, die sich überwiegend an lerntheoretischen Positionen und am sozialmedizinischen Risikofaktorenmodell orientierten. Sie waren darauf gerichtet, durch Information und Einstellungsbildung gezielt und direkt gesundheitsgefährdendes Verhalten zu vermeiden. In den 1980er-Jahren kam es zu einer Neuorientierung, die die Entwicklung von Kompetenzen in den Vordergrund stellte und sich an der oben vorgestellten Definition orientierte" (Hurrelmann 2001, S. 103; vgl. auch Biener 2005).

In der folgenden Abbildung werden diese beiden Entwicklungsstadien der Gesundheitserziehung, die Hurrelmann als „autoritative" und „partizipative" Konzepte der Gesundheitserziehung bezeichnet hat, gegenübergestellt und erläutert:

	Autoritatives Konzept „Verhaltenskorrektur"	Partizipatives Konzept „Kompetenzförderung"
Ziel	Vermeidung von gesundheitsgefährdendem Verhalten durch direkte Beeinflussung	Entwicklung von gesundheitsförderndem Verhalten durch Stärkung und Förderung von Kompetenzen
Pädagogische Orientierung	Persönliches Verhalten als Direktverantwortung für die Gesundheit	Gesundheitsverhalten als Ausdrucksform von Lebensbewältigung
Didaktik	• autoritativ • Vermittlung wissenschaftlicher Erkenntnisse über Krankheitsentstehung („Risikofaktorenmodell") • Moralisch-ethische Bewertung von Gesundheitsfachleuten • Pädagoge als Rollenmodell	• partizipativ • Information über Gesundheits-/Krankheitsprozesse, um das eigene Verhalten zu verstehen • Angebot der Beratung durch Gesundheitsfachleute • Pädagoge als Partner
Erfolgskriterien	Änderung des Gesundheitsverhaltens	Kompetenz bei der Bewältigung von Gesundheitsstörungen

Abb. 8.1: Zwei alternative Konzepte der Gesundheitserziehung (Quelle: Hurrelmann 2001, S. 108)

Haug (1991) hat sich in einer umfassenden Arbeit mit dem Thema „*Gesundheitsbildung im Wandel*" auseinander gesetzt. Nach Haug (ebenda, S. 376ff.; vgl. auch Wulfhorst 2002) ist die „moderne" Gesundheitspädagogik in Deutschland geprägt durch die Diskussion um:

- Dynamik und Lebensbezug,
- lebenslanges Lernen,
- Integration und Ganzheitlichkeit,
- Partizipation, Selbst- und Mitverantwortlichkeit,
- Selbsthilfe und Selbstheilung,
- Emanzipation und Lebensqualität.

So schreibt Homfeldt aus der Sicht einer anthropologisch-pädagogischen Gesundheitsbildung: „In unserem Erziehungsbegriff im Kontext von Gesundheit geht es uns vor allem erst einmal um Selbsterziehung, nicht aber um Erziehung zu etwas, etwa zum Zähneputzen, zur Verhaltensänderung, zur Reduzierung von Gesundheitsrisiken und damit nicht um eine Umprogrammierung durch verhaltenstherapeutische Ansätze. In unserem Bemühen geht es darum, dem Menschen zu seinen sinnlichen Möglichkeiten zu verhelfen, ihm zu helfen, ein Gefühl für sich selbst zu finden, wiederzufinden, und sich schließlich für sich selbst zuständig zu fühlen. Mit meinem Körper kann ich was, ich bin gefühlsmäßig da, ich kann Neues lernen, ich kann mit der Natur leben. Ich gewinne eine positive Einstellung zu mir und zum Leben. Es wird noch einmal deutlich: Gesundsein ist eine persönliche Aufgabe vor dem Hintergrund beängstigender gesellschaftlicher Verhältnisse, die auf den Menschen wirken" (1991, S. 10).

Haug hat ein „Anforderungsprofil der Gesundheitsbildung" skizziert, aus dem einige Gedanken zitiert werden sollen :

- „Gesundheitsbildung ist als ganzheitliche Bildung zu konzipieren und zu realisieren, im Sinne einer Allgemeinbildung, deren Ziel es sein muß, alle Aspekte menschlichen Lebens in einer integrierten Weise einzubeziehen. Eine künstliche Trennung von Körper, Geist, Seele und Umwelt mag zwar zur Reduktion von Komplexität im Einzelfall notwendig sein, kann jedoch im Sinne einer Lebenskunstlehre den modernen Anforderungen nicht genügen, da Leben und Gesundheit nicht isoliert, sondern immer als integrale Prozesse in Bezügen und kontextuellen Zusammenhängen zu betrachten sind (...).
- Gesundheitsbildung soll aktiv-partizipative Bildung sein, d. h., Gesundheit muß durch aktives Handeln eingeübt, erlebt, erworben, erarbeitet, gesichert, gepflegt und entfaltet werden. Dazu bedarf es eines entsprechenden Rahmens, der auch außerhalb von traditionellen Bildungsinstitutionen liegen kann und Möglichkeiten zum ‚living learning' bietet (...).
- Gesundheitsbildung darf weder Bindestrich-Wissenschaft noch verlängerter Arm der kurativen Medizin oder Handlanger der Sozialwissenschaften sein. Sie muß

zum einen interdisziplinär, zum anderen anwendungs- und lebensorientiert, jedoch stets auf den mündigen, sich selbst bestimmenden, aktiven und selbstverantwortlichen Menschen ausgerichtet sein, dem sie durch Bereitstellung von Informationen, Materialien und Wahlmöglichkeiten die Chancen bieten kann, für sich selbst die angemessensten Entscheidungen zu treffen (...).
- Gesundheitsbildung muß eine theoretische Basis aufweisen und damit klar Stellung zu ihren Grundkategorien beziehen, diese offenlegen und der ideologiekritischen Reflexion zugänglich machen. Dabei bedarf sie nicht nur eines eigenständigen, elaborierten Bildungs- und Erziehungsverständnisses (...), sondern sie muß sich auch intensiv mit dem Heilungs- und Genesungsprozeß und seiner Abgrenzung zu Bildung auseinandersetzen. Gesundheitsbildung muß sich in diesem Zusammenhang auch der Bedeutungskomplexität der Grundkategorien (Gesundheit, Krankheit etc.) bewußt sein und diese auf ihre pädagogische Relevanz prüfen, um bei deren Eignung im Bedarfsfall auf sie zurückgreifen zu können.
- Gesundheitsbildung ist ein Prozeß, der sowohl lebenslang möglich ist, der nicht nur die Einheit von Körper, Geist und Seele berücksichtigt, sondern auch einschließt, dort soziales und politisches Engagement zu entfalten, wo es im Interesse der Gesundheit notwendig ist, zu gesellschaftlichen und politischen Entwicklungen kritisch Stellung zu nehmen und aktiv an einer Veränderung mitzuwirken (...)" (Haug 1991, S. 405f.).

In der Tradition der Gesundheitsbildung steht das von Schipperges u. a. (1988) herausgegebene und am Institut für Gesundheitsbildung in Bad Mergentheim entstandene Konzept über die *„Regelkreise der Lebensführung"*, das von den Autoren als „Leitfaden" oder auch „Gesamtplan gesunder Lebensführung" bezeichnet wird. Zu diesem Zweck ist das Konzept auch mit einer Fülle von Anregungen für die Gesundheitsberatung und Gesundheitsbildung versehen. Es ist eine umfassende, an der altgriechischen Vorstellung von der „diaita" (= Lebensordnung) orientierte Darstellung von Gesundheitsressourcen, Gesundheitsrisiken sowie Strategien der Gesundheitsbildung.

Als *Prinzipien der Lebensordnung* werden genannt:

- die Erfahrung der Umwelt,
- die Kultivierung der Lebensmittel,
- die Ordnung der Zeit,
- das Gleichgewicht von Arbeit und Muße,
- die Kultur des Leibes,
- die Beziehung zum anderen.

Auf die Prinzipien der Lebensordnung beziehen sich die folgenden *sechs Regelkreise der Lebensführung* mit ihren Ratschlägen zum gesunden Leben:

- der Lebensraum und seine Gestaltung,
- die Ernährung und ihre Prinzipien,
- der Alltag und seine Ordnung,
- der Kräftehaushalt und sein Ausgleich,
- der Körper und seine Pflege,
- das Gefühlsleben und seine Dynamik.

Schließlich formulieren die Autoren in sechs Zielen das Programm einer „gesellschaftlich begründeten Gesundheitsbildung", das weitgehend mit den Zielen einer umfassenden Gesundheitswissenschaft übereinstimmt:

- die Gesundheit erhalten,
- die Krankheiten vermeiden,
- die Einschränkungen akzeptieren,
- die Kosten dämpfen,
- die Sozialbindungen festigen,
- die Schwierigkeiten überwinden.

Die *ideologiekritischen Einschätzungen* der Gesundheitserziehung und Gesundheitsbildung sind zahlreich. Besonders treffend ist die Kritik von Crawford (1977), die unter dem Schlagwort „ victim-blaming" bekannt geworden ist. Mit dem Ausdruck „dem Opfer die Schuld geben" ist gemeint, dass Menschen für ihre gesundheitsschädigenden Verhaltensweisen verantwortlich gemacht werden, obwohl sie diese aufgrund sozialer oder anderer Zwänge nicht verändern können. Dies muss von den betroffenen Personen als Schuldzuweisung erlebt werden und kann darüber hinaus zu einer Verfestigung dieses Verhaltens führen.

Aus sozialisationstheoretischer Sicht hat sich Hurrelmann kritisch mit den theoretischen Annahmen der Gesundheitserziehung auseinander gesetzt. Er weist insbesondere darauf hin, dass eine Veränderung von gesundheitsgefährdenden Verhaltensweisen niemals individuell, sondern nur in einem sozialen und ökologischen Kontext erfolgen könne, weil diese Verhaltensweisen auch dort entstanden seien (1988, S. 178; vgl. auch Hurrelmann 2001).

Wie diese Forderung in der Gesundheitserziehung mit Kindern und Jugendlichen umgesetzt werden kann, hat er an anderer Stelle zusammen mit Laaser und Wolters ausgeführt:

„1. Eine Konzeption der Gesundheitserziehung läßt sich nur dann aussichtsreich begründen, wenn sie an den Erfahrungen und Erlebnissen von Lebensfreude bei Kindern und Jugendlichen ansetzt und nicht etwa als Attacke auf Lebenslust angesehen wird (...).
2. Die Konzepte der Gesundheitserziehung müssen die vorherrschenden normativen und sozialstrukturellen Rahmenbedingungen berücksichtigen. Es wäre z. B.

wirklichkeitsfremd, die objektiv gesundheitsfeindlichen Wertorientierungen, die in weiten Bereichen des Erwachsenenlebens dominieren, in der Gesundheitserziehung gegenüber Kindern und Jugendlichen zu verheimlichen (...).
3. Effektive Gesundheitserziehung muß den alltäglichen Lebensstil von Kindern und Jugendlichen, wie er durch soziale und kulturelle Einflüsse geprägt wird, in ihren Ansatz einbeziehen. Das Bestreben gerade junger Menschen, Selbständigkeit und Selbststeuerung zu erlangen, kann ein wichtiger Anknüpfungspunkt für die Gesundheitserziehung sein, der sie für die junge Generation interessant macht. Verstanden als Hilfe bei der Unterstützung eines individuellen Lebenskonzeptes, das sich von eingefahrenen Pfaden des Erwachsenenlebens unterscheidet, ist Gesundheitserziehung für Kinder, Jugendliche und junge Erwachsene ein interessantes und attraktives Konzept der Förderung von Selbstentfaltung und Selbstfindung (...)" (Laaser u. a. 1993, S. 184f.) .

Unsere bisherigen Ausführungen zur Gesundheitserziehung und -bildung sollen anhand von einigen *Praxisbeispielen* veranschaulicht werden. Das erste Beispiel ist wieder der AIDS-Kampagne entnommen (BMG 1999), die drei folgenden Beispiele entstammen dem Drogenbereich (Drogenbeauftragte der Bundesregierung 2001; vgl. auch Kolip 1999 und Schmidt 2004), und das letzte Beispiel widmet sich der psychischen Gesundheitsförderung (Mitteilung von M. Franze, Universität Lüneburg 2005).

In den Ländern Berlin, Hamburg, Niedersachsen und Schleswig-Holstein begannen 1991 bis 1994 Modellversuche zur *AIDS-Prävention für Jugendliche und Heranwachsende*. Die Modellversuche wurden über die Bund-Länder-Kommission für Bildungsplanung und Forschungsförderung mit Mitteln des Bundesministeriums für Bildung und Wissenschaft durchgeführt. Schwerpunkte dieses Programms waren:

- Schulung von Lehrern und in der außerschulischen Bildungsarbeit tätigen Sozialarbeitern; dadurch sollte in den Bildungseinrichtungen langfristig eine Kombination von AIDS-Prävention, Gesundheitserziehung und Sexualpädagogik personell und inhaltlich gesichert werden.
- Schulung von Jugendlichen, die als Klassensprecher und Klassensprecherinnen, in den Redaktionen von Schülerzeitungen oder in anderen Schul- und Freizeitzusammenhängen eine besondere Rolle spielen; durch das auf guter Information beruhende Gespräch zwischen Gleichaltrigen kann die Glaubwürdigkeit, die Stabilität und die Umsetzung der Präventionsbotschaften erhöht werden;
- Einsatz nicht nur von Medien, die „konsumiert" werden, sondern auch von aktiv-gestalterischen Mitteln wie Musik-, Theater-, Video-, Hörspiel- oder Lyrik-Produktionen, die sich mit dem Thema AIDS auseinander setzen.

Maßnahmen der AIDS-Aufklärung Jugendlicher in Schule, Beruf und Freizeit müssen in eine funktionierende Sexualerziehung eingebettet sein und Hand in Hand mit weiteren Unterstützungsangeboten zur Bewältigung ganz persönlicher Fragen und Probleme einhergehen. Diesem Konzept entsprechen auch die Aufklärungsmaterialien der Bundeszentrale für gesundheitliche Aufklärung für diese Zielgruppe: das Aufklärungsmagazin „... Na-Nu?", der Comic „Leo setzt auf Liebe" sowie die Unterrichtsmaterialien für die 7. bis 10. Klasse, für Berufsschulen und die gymnasiale Oberstufe. Auch die Förderung von Seminarreihen, Leitfäden etc. in der außerschulischen Jugendarbeit basiert auf diesem Konzept.

Be Smart – Don't Start. Ein europaweiter Wettbewerb zur Primärprävention des Rauchens im Jugendalter
„Be Smart – Don't Start" ist ein Interventionsprogramm zur Verhütung des Rauchens, das 1997 als primärpräventive Maßnahme für Schulen mit Sekundarstufe entwickelt und erstmalig in Deutschland durchgeführt wurde.

Der theoretische Hintergrund für das Programm ergibt sich aus epidemiologischen Studien, die zeigen, dass ein früher Einstieg in das Rauchen mit großer Wahrscheinlichkeit zu einer Verhaltensmanifestation im Erwachsenenalter führt. Die Wahrscheinlichkeit, nach dem Jugendalter zum Raucher zu werden, also z. B. ab dem 20. Lebensjahr mit dem Rauchen zu beginnen, ist relativ gering.

Aus diesen Befunden ergeben sich die Zielsetzungen für den Wettbewerb:

1. Möglichst langfristige Verzögerung bzw. gänzliche Verhinderung des Einstiegs in das Rauchen bei nicht rauchenden Schülern.
2. Einstellung des Rauchens bei den Schülern, die bereits mit dem Rauchen experimentieren, sodass sie nicht zu regelmäßigen Rauchern werden.

Zielgruppe des Programms sind Schüler im Alter von 11 bis 14 Jahren (sechste bis achte Klassenstufen), da Jugendliche in dieser Altersspanne beginnen, mit dem Rauchen zu experimentieren. Der Wettbewerb wird auf Klassenebene durchgeführt, und die Schüler der teilnehmenden Klassen verpflichten sich, ein halbes Jahr lang nicht zu rauchen. Die Klassen, die dieses Ziel erreichen, können viele attraktive Preise gewinnen.

Die Idee für den Wettbewerb kommt aus Finnland, wo er schon seit 1989 jährlich durchgeführt wird. Seit 1997 wird das Programm in mittlerweile 15 europäischen Ländern zeitgleich jährlich in der Zeit von November bis April durchgeführt. In Deutschland wird „Be Smart – Don't Start" seit dem Schuljahr 2000/2001 in Baden-Württemberg, Bayern, Berlin, Hamburg, Mecklenburg-Vorpommern, Niedersachsen, Thüringen, dem Saarland, Sachsen und Schleswig-Holstein landesweit angeboten. Darüber hinaus beteiligen sich Regionen aus Brandenburg, Hessen, Nordrhein-Westfalen und Rheinland-Pfalz. Deutschlandweit haben sich im Schuljahr 2000/2001 ca. 109 000 Schüler aus 4 352 Klassen für eine Teilnahme beworben.

In den Jahren 1998 und 1999 wurde in Deutschland eine Kontrollgruppenstudie mit Messwiederholungen *zur Evaluation* der primärpräventiven Effektivität des Wettbewerbs durchgeführt. Untersucht wurde, ob der Wettbewerb eine geeignete Interventionsmaßnahme darstellt, um bei nicht rauchenden Schülern den Einstieg in das Rauchen zu verzögern. Darüber hinaus wurde evaluiert, ob Schüler, die schon gelegentlich oder täglich rauchen, ihren Konsum einstellen, wenn sie an der Intervention teilnehmen. Schüler aus Hamburg und Berlin, wo der Wettbewerb durchgeführt wurde, dienten als Experimentalgruppe, und Schüler aus Hannover, wo der Wettbewerb nicht angeboten wurde, wurden als Kontrollgruppe rekrutiert.

Die Ergebnisse zeigten eine deutliche Verzögerung des Einstiegs in das gelegentliche und das tägliche Rauchen bei den nicht rauchenden Schülern der Interventionsgruppe und weisen auf die primärpräventive Effektivität der Intervention hin.

Das Programm wird durch die Europäische Kommission im Rahmen des Aktionsplans „Europa gegen den Krebs" europaweit gefördert. In Deutschland unterstützen darüber hinaus die Bundeszentrale für gesundheitliche Aufklärung sowie diverse Sozial- und Kultusministerien und andere Institutionen, wie z. B. die Thüringische Krebsgesellschaft und Krankenkassen, den Wettbewerb.

Klasse 2000 – ein Projekt zur Suchtprävention und Gesundheitsförderung in der Grundschule
Das Programm Klasse 2000 beginnt bei 6- bis 7-jährigen Kindern in der Grundschule. Ziel ist die Stärkung all jener Faktoren bei Kindern, die eine positive Einstellung zur Gesundheit fördern und einem gesundheitsschädlichen Verhalten vorbeugen.
Im Einzelnen heißt das:

- Hilfe bei der Entwicklung eines positiven Körperbewusstseins und Gesundheitsbegriffs,
- Stärkung der sozialen Kompetenzen und des Selbstwertgefühls,
- Schulung eines kritischen Umgangs mit Genussmitteln und Alltagsdrogen,
- Schaffung eines gesundheitsfördernden Umfeldes.

Die Erreichung dieses Zieles erfordert eine langfristige und kontinuierliche Durchführung des Programms in enger Zusammenarbeit mit den Lehrern, Eltern und den Klasse-2000-Gesundheitsförderern. Spezielle Unterrichtsmaterialien wurden dazu erarbeitet. Die Schulen beteiligen sich auf freiwilliger Basis. Die Initiative für die Teilnahme kann von der Schule selbst, von Eltern, Gemeinden oder Sponsoren ausgehen. Schulleiter und Lehrerkollegium müssen dem Projekt zustimmen. Die Finanzierung der Unkosten erfolgt durch Spenden mittels Patenschaftsübernahmen von einzelnen Klassen. Viele Firmen, Institutionen, Privatpersonen, Krankenkassen etc. engagieren sich für das Projekt.

Das Programm wird wissenschaftlich begleitet und jährlich optimiert. Das Programm wurde am Institut für Präventive Pneumologie am Klinikum Nürnberg entwickelt und startete 1991/92 zunächst in 234 Schulklassen in Bayern. Inzwischen wird das Programm bundesweit durchgeführt. Im Schuljahr 1999/2000 nahmen 2 718 Klassen mit 69 268 Schülern teil.

Frühintervention bei erstauffälligen Drogenkonsumenten (FRED)
Unter Beteiligung von acht Bundesländern hat im Oktober 2000 das Bundesmodell „Frühintervention bei erstauffälligen Drogenkonsumenten" (FRED) begonnen. Projektträger ist der Landschaftsverband Westfalen Lippe.

Ziele des Projektes sind:

- fundierte Informationen über die verschiedenen Drogen und deren Wirkung zu vermitteln,
- die Reflexion über den eigenen Umgang mit Drogen und die zugrunde liegende Situation zu ermöglichen,
- eigenverantwortliche Entscheidungen treffen zu lernen,
- zu einer Verhaltensänderung zu motivieren und
- die regionale Drogenhilfe bekannt zu machen.

FRED richtet sich an Jugendliche, Heranwachsende sowie junge Erwachsene, die als Konsumenten mit Drogen experimentieren und strafrechtlich bzw. polizeilich auffällig geworden sind, ohne bereits abhängig zu sein. Hauptzielgruppe sind die 14- bis 21-Jährigen. Der Schwerpunkt liegt auf der Gruppe, die vor dem Hintergrund des § 31a BtMG („Absehen von der Verfolgung") angesprochen werden kann.

Das Angebot besteht in einem Kurs über 8 bis 12 Wochenstunden. Im Rahmen des Kurses kommen neben einem standardisierten Curriculum zu ausgewählten Themenbereichen (z. B. Medizin, Recht) auch Experten zum Einsatz, die direkt Fragen beantworten können. Die Teilnahme an dem Kurs ist kostenlos und freiwillig. Das Modellprogramm setzt eine hohe Bereitschaft von Drogenhilfe, Polizei und Justizbehörden voraus, sich miteinander zu verständigen und in einem so frühen Experimentierstadium des Drogenkonsums dem Konsumenten Angebote zu Hilfe und Ausstieg zu vermitteln, damit der Drogenkonsum nicht zu gesundheitlichen und sozialen Schäden führt. Das Modellprogramm wird von der Gesellschaft zur Forschung und Beratung im Gesundheits- und Sozialbereich mbH (FOGS) wissenschaftlich begleitet.

MindMatters – Förderung der psychischen Gesundheit in und mit Schulen (Sek. I, Klasse 5–10)
MindMatters stellt ein ursprünglich australisches Programm zur Förderung der psychischen Gesundheit für Schulen der Sekundarstufe I (Klasse 5–10) dar (vgl.

Franze 2005). Durch eine Kooperation der Universität Lüneburg mit insgesamt fünf Projektträgern konnte eine deutschsprachige Adaptation des Programms realisiert werden. Diese Adaptation wird im Rahmen eines Modellversuchs an insgesamt 32 Schulen in Deutschland und der Schweiz eingesetzt und vom Institut für wirtschaftspsychologische Forschung und Beratung der Universität Osnabrück extern evaluiert.

Ziele, ganzheitlicher Schulansatz und Materialien von MindMatters:
Im Wesentlichen möchte MindMatters einen Beitrag zu folgenden Aspekten liefern:

- Förderung der psychischen Gesundheit und Prävention psychischer Krankheiten aller Schulmitglieder,
- mehr Respekt und Toleranz im Unterricht,
- Aufbau einer unterstützenden und fürsorglichen Schulkultur,
- Aufbau von Netzwerken und Partnerschaften,
- Verbesserung von Lehren und Lernen sowie
- Steigerung der Bildungsqualität.

Um diese Ziele in möglichst umfassender und effizienter Weise zu erreichen, verfolgt MindMatters einen ganzheitlichen Ansatz, der drei wesentliche Interventionsebenen von Schule anspricht: 1. Unterricht/Lehren und Lernen, 2. Schulkultur und -umwelt sowie 3. Partnerschaften und Netzwerke mit dem schulischen Umfeld. Aufgrund dieses ganzheitlichen Schulansatzes stellt MindMatters den Schulen Materialien für den Unterricht wie auch für den Bereich der Schulentwicklung zur Verfügung:

- Drei Schulentwicklungshefte behandeln Themen wie: ganzheitlicher Schulansatz zur Förderung der psychischen Gesundheit, Krisensituationsmanagement, Suizidprävention, Akzeptanz von Unterschiedlichkeit und Vernetzung mit externen Partnern.
- Fünf Unterrichtshefte für verschiedene Klassenstufen und Unterrichtsfächer thematisieren folgende Aspekte: Aufbau und Erhalt von Freundschaften, Umgang mit Mobbing/Belästigung, Umgang mit Trauer/Verlust, positiver Umgang mit Stress, Umgang mit psychischen Krankheiten.

Dabei möchte MindMatters das Thema der Förderung der psychischen Gesundheit in den Fachunterricht integrieren, sodass Gesundheitsförderung von den beteiligten Schulen nicht als Ballast verstanden wird, sondern als notwendiger Baustein zur Verbesserung des eigenen Arbeitsplatzes.

Konzeption und Ergebnisse der externen Evaluation:

- Das Evaluationsdesign bestand sowohl aus einem quantitativen Pre-Post-Design (Fragebögen für Schüler/innen und Lehrkräfte) als auch aus einem qualitativen Ansatz (Interviews mit Lehrkräften und Schulleitungen). Trotz der geringen Erprobungszeit in den Schulen wurde MindMatters von den Schulen, den Lehrkräften und Schülerinnen und Schülern sehr positiv aufgenommen. Die Themen des Programms sind dabei so angelegt, dass Schulen damit arbeiten und Effekte erzielen können, die im Sinne des Konzepts der Förderung der psychischen Gesundheit von MindMatters liegen. So schildern Lehrkräfte
- eine bessere Übereinstimmung bei den gemeinsamen Vorstellungen im Kollegium,
- höhere Ausprägung der kollektiven Selbstwirksamkeitserwartungen,
- höhere Einschätzung der Schulqualität,
- bessere Einstufung des Verhältnisses zur Schulleitung,
- z. T. ausgeprägte Einschätzung der Veränderung von Rahmenbedingungen der beruflichen Tätigkeit,
- höhere Ausprägung der eigenen Selbstwirksamkeitserwartung,
- Verbesserung der Kommunikation in Gruppen,
- niedrigere Ausprägung der beruflichen Belastung und
- geringeren Grad an Leistungsverminderung.

Erwartungskonform schildern die Schüler/innen

- einen Anstieg des schulischen Beitrags zur sozialen Kompetenz (z. B. „Die Schule trägt dazu bei, dass ich Verantwortung für mich selbst übernehme"),
- ein größeres Ausmaß an Strenge und Kontrolle (z. B. „An dieser Schule gibt es klare Regeln, wie man sich als Schüler verhalten soll") sowie
- eine stärkere Betonung auf Leistung (z. B. „Unsere Schule hat den Ehrgeiz, im schulischen Bereich besser zu sein als andere Schulen").

Neben diesen Veränderungen ist auch zu berichten, dass – abgesehen von den angebotenen Einführungstrainings und Netzwerkveranstaltungen – diejenigen „MindMatters-Schulen" am meisten vom Programm profitieren, die zusätzlich themenspezifische Fortbildungen in Anspruch genommen haben. So weisen gerade Schulen, in denen z. B. der Aspekt des „Mobbing" mit einer entsprechenden MindMatters-Fortbildung der Lehrkräfte eingeführt worden ist, weitaus mehr erwartungskonforme Veränderungen im Bereich der psychischen Gesundheit auf. Schüler/innen aus solchen Schulen nehmen mehr pädagogisches Engagement ihrer Schule wahr, weisen ein geringeres Ausmaß an psychovegetativen Beschwerden und Schulstress auf und äußern ein geringeres Ausmaß an negativer Gefühlslage wie auch psychischer Belastung durch die Schule.

Bezogen auf den Schultyp ist festzuhalten, dass MindMatters in den Realschulen die weitreichendsten Effekte in der Qualität und Quantität der gemessenen Merkmale erreicht. Das sprachliche Niveau sowie die Art der Darbietung und Durchführung scheint die Schüler/innen dort am ehesten zu erreichen. Basierend auf den durch die Evaluation gewonnenen Erkenntnissen erfolgt 2005/2006 die Überarbeitung der Materialien, die v. a. eine stärkere Passung der Hefte zum dreigliedrigen Schulsystem anstrebt.

8.3 Gesundheitsarbeit

Gesundheitsarbeit ist ein Teil der gesundheitsbezogenen Sozialarbeit. Gesundheitsbezogene Sozialarbeit lässt sich in Sozialarbeit im Gesundheitswesen und Gesundheitsarbeit im Sozialwesen aufteilen. *Sozialarbeit im Gesundheitswesen* findet in Einrichtungen des Gesundheitswesens statt, also im Krankenhaus, im Gesundheitsamt, in der Suchtkrankenhilfe sowie in ambulanten und komplementären psychiatrischen Einrichtungen, um nur die wichtigsten Einrichtungen zu nennen. Sozialarbeit im Gesundheitswesen ist primär krankheitsorientiert, d. h., sie hat es überwiegend mit bereits erkrankten Menschen zu tun. *Gesundheitsarbeit im Sozialwesen* findet (potenziell) in allen Sozialen Diensten statt. Sie ist primär gesundheits- und präventivorientiert. Mit der Herausbildung der Gesundheitswissenschaft wurde die Tatsache wiederentdeckt und wiederbelebt, dass der Gesundheitsarbeit eine wichtige Rolle insbesondere für die Gesundheitsförderung und Prävention mit sozial benachteiligten Bevölkerungsgruppen zukommt, zu denen die Sozialarbeit über ihre eigenen Einrichtungen eine besondere Nähe aufweist.

Dazu hat auch die zunehmende Zahl von epidemiologischen Untersuchungen und Veröffentlichungen über den Zusammenhang von sozialer Benachteiligung und Gesundheit beigetragen (vgl. auch Waller 2001a). Wir haben bereits in Kapitel 3 auf wesentliche Arbeiten hingewiesen. In der Zwischenzeit sind auch eine Reihe von Veröffentlichungen erschienen, die die Strategien und Praxismodelle der Intervention in den Vordergrund stellen. Besonders hervorzuheben sind in diesem Zusammenhang die jährlichen Tagungen der Landesvereinigung „Gesundheit Berlin" zum Thema „Armut und Gesundheit", deren Ergebnisse auch als Bücher zur Verfügung stehen (zuletzt Geene und Halkow 2004). Der Kooperationsverbund „Gesundheitsförderung bei sozial Benachteiligten", dem die BZgA, „Gesundheit Berlin", alle Landesvereinigungen für Gesundheit, einige Krankenkassen und weitere Institutionen angehören, finanziert die bundesweit größte Datenbank (mit nahezu 2 700 Gesundheitsprojekten), die sich an sozial Benachteiligte wenden (www.gesundheitliche-chancengleichheit.de). Eine vergleichbare Initiative auf europäischer Ebene ist das Projekt „Closing the gap-strategies to tackle health inequalities in Europe" *(www.eurohealthnet.org)*. Schließlich sei noch auf die Initiative zur Gesundheitsförderung von Arbeitslosen „JobFit" hingewiesen, die vom Bundesverband der Betriebskrankenkassen angestoßen und vom Europäischen Sozialfonds und dem Ministerium für Arbeit, Gesundheit und Soziales in Nordrhein-Westfalen gefördert wird (BKK-News Gesundheitsförderung aktuell 05/ 2005). Viele dieser Praxisprojekte mit sozial benachteiligten Bevölkerungsgruppen sind Beispiele für eine gelungene „Gesundheitsarbeit".

Der Arbeitskreis Sozialarbeit und Gesundheit der Deutschen Gesellschaft für Sozialarbeit hat 1997 unter der Federführung von Mühlum, Franzkowiak, Köhler-Offierski, Paulus und Zurhorst eine eindrucksvolle Positionsbestimmung zum Verhältnis von Sozialarbeit und Gesundheitsarbeit verfasst. Darin heißt es u. a.: „Zweifellos wurde ... die Ottawa-Charta (WHO) zum Motor eines neuen Gesundheitsbewusstseins, das die Gesundheitspolitik und -wissenschaft am Ende dieses Jahrhunderts prägt. Für manche scheint das öffentliche Gesundheitsanliegen damit überhaupt erst zu beginnen, während doch die Charta selbst schon auf genuin sozialarbeiterische Ansätze, auf Gemeinwesenarbeit und Gemeindepsychologie zurückgreift – ohne diese allerdings beim Namen zu nennen. Dadurch konnte der Eindruck entstehen, bisher sei neben dem medizinischen Gesundheitssystem keine Gesundheitsarbeit geleistet worden, vor allem nicht in einem umfassenden Gesundheitsverständnis. Tatsächlich war Gesundheit jedoch für die berufliche Sozialarbeit zwangsläufig immer ein Thema – intentional, funktional und institutionell – und zwar sowohl grundsätzlich (Konsequenz ihrer Ganzheitlichkeitsperspektive), als auch konkret in klar umschriebenen Arbeitsfeldern (z. B. Öffentlicher Gesundheitsdienst, Sozialdienst in Kliniken, Suchtberatung, Rehabilitation)". Die Autoren unterscheiden weiterhin in „generalisierte Gesundheitsarbeit (einschließlich Prävention)" und „spezialisierte Gesundheitstätigkeit (clinical social work)". Das entspricht in etwa unserer eingangs gemachten Unterscheidung der gesundheitsbezogenen Sozialarbeit in Sozialarbeit im Gesundheitswesen und Gesundheitsarbeit im Sozialwesen. Gesundheitsarbeit ist also nicht als Übertragung der Gesundheitsförderung im Sinne der Ottawa-Charta in die Sozialarbeit zu verstehen, sondern sie ist eine nach eigenen theoretischen Konzepten im Rahmen einer anwendungsorientierten Sozialarbeitswissenschaft entwickelte Praxis.

Gesundheitsarbeit beinhaltet demnach

- die Wahrnehmung und Analyse gesundheitlicher Problemlagen,
- die Erarbeitung angemessener Handlungskonzepte und
- ihre Umsetzung im Rahmen Sozialer Dienste.

Die Wahrnehmung und Analyse gesundheitlicher Problemlagen erfolgt im engen Kontakt mit den KlientInnen der Sozialen Arbeit sowie im Kontext ihrer ökopsychosozialen Lebensbezüge und mit Hilfe sozialarbeitswissenschaftlicher Erhebungsmethoden. Die Erarbeitung angemessener Handlungskonzepte basiert auf der Basis sozialarbeitswissenschaftlicher Erkenntnisse und Methoden wie Einzelfallhilfe, Gruppen- und Gemeinwesenarbeit, Case-Management, Förderung von Empowerment, Selbsthilfe und sozialen Netzwerken.

Die Umsetzung der Gesundheitsarbeit ist prinzipiell in allen Sozialen Diensten möglich. Einige ausgewählte Beispiele für eine erfolgreiche Gesundheitsarbeit in unterschiedlichen Settings und mit unterschiedlichen Zielgruppen zeigt die folgende Abbildung:

Gesundheitsarbeit in Sozialen Diensten

Settings / Zielgruppen	ausgewählte Literatur
Kindergarten	Hoehne 2005
Kindertagesstätten	Richter u. a. 2004
Kinder in Problemfamilien	Fleischer 1997
Straßenkinder	Hartwig und Waller 2005
Jugendarbeit allgemein	Hildebrand 1992
Sozial benachteiligte männliche Jugendliche	Deneke 2005
Suchtprävention bei Jugendlichen	Marzinzik 2005
MigrantInnen	Collatz u. a.1997
Flüchtlinge, illegale Einwanderer	Waller 2004
Wohnungslose	Trabert 2005
Selbsthilfegruppen	Burmeister 2000
Arbeitslose	Müllensiefen 1991
Alleinerziehende Mütter	Deneke u. a. 2003
Sozial benachteiligte Stadtteile	Homfeldt 2005

Abb. 8.2: Beispiele für eine erfolgreiche Gesundheitsarbeit mit unterschiedlichen Zielgruppen

Am Zentrum für Angewandte Gesundheitswissenschaften (ZAG) der Universität Lüneburg, an dem der Autor tätig ist, wurde in den vergangenen Jahren ein Forschungsschwerpunkt zur „Gesundheitsarbeit in sozialen Diensten" aufgebaut. Fünf größere anwendungsbezogene Forschungsprojekte wurden bzw. werden zu diesem Themenkomplex durchgeführt:

- Armut und Gesundheit. Bestandsaufnahme, Bewertung und Entwicklung von gesundheitsbezogenen Interventionsprojekten in Niedersachsen (Deneke u. a. 2002).
- Zur Lebenssituation alleinerziehender Frauen und ihrer Kinder unter besonderer Berücksichtigung ihrer Gesundheit (Deneke u. a. 2003).
- Gesundheitsförderung und Prävention mit sozial benachteiligten Bevölkerungsgruppen im Rahmen sozialer Dienste mit den Schwerpunkten Netzwerk Frauengesundheit und dem Gemeinwesenarbeitsprojekt PreisWerte Ernährung (Deneke u. a. 2004).
- Gesunde Ernährung für Jugendliche. Förderung der Ernährungssituation benachteiligter männlicher Jugendlicher im Rahmen von Jugendzentren (Deneke u. a. 2005).
- Gesundheitsarbeit mit Straßenkindern (Hartwig und Waller 2005).

8.4 Gesundheitsselbsthilfe

Wir haben uns im 4. Kapitel (über informelle Gesundheitssysteme) bereits mit dem Thema Gesundheitsselbsthilfe beschäftigt. Die folgenden Ausführungen schließen unmittelbar daran an und konzentrieren sich auf Aspekte der Gesundheitsselbsthilfe als Methode der Gesundheitsförderung und Prävention (vgl. auch Borgetto 2004).

Ein detaillierter Einblick in die *Anliegen, die Aktivitäten und den Unterstützungsbedarf von Selbsthilfegruppen* lässt sich aufgrund einer umfassenden Untersuchung, die von Braun und Opielka (1992) vorgelegt wurde, gewinnen (vgl. auch Robert-Koch-Institut 2004). In dieser Untersuchung werden primäre und sekundäre Netze als „Selbsthilfegruppen" zusammengefasst und wie folgt definiert:

„Selbsthilfegruppen umfassen ein breites Spektrum von gemeinschaftlichen Organisationsformen, deren gemeinsames Merkmal das freiwillige, selbstbestimmte und auf Eigeninitiative beruhende Engagement ihrer Mitglieder ist (...). Selbsthilfegruppen umfassen alle selbstorganisierten Aktivitäten von Menschen, die aktiv auf wahrgenommene Defizite im eigenen Lebensbereich reagieren und die auf solidarische Weise gemeinsam Lösungen für besondere Lebenssituationen und Lebenskrisen anstreben" (ebenda, S. 43).

Ihre Typologie umfasst folgende *vier Gruppenformen* (in Klammern ist der Anteil des jeweiligen Typs unter allen Selbsthilfegruppen angegeben):
Typ 1: Selbsthilfegruppen von Betroffenen (46 % aller Gruppen)
In diesen Gruppen helfen sich Betroffene weitgehend gegenseitig, indem vor allem über Gespräche eine Veränderung von Problemdeutungen erreicht werden soll. Die Gruppen sind eher innenorientiert. Beispiele: Frauenselbsthilfe nach Krebs, Parkinson-Gruppe, Gruppe pflegender Angehöriger, Stillgruppen, Männergruppen.
Typ 2: Außenorientierte Selbsthilfegruppen (bzw. Selbsthilfevereinigungen, 26 % aller Gruppen)
Diese Gruppen sind stärker außenorientiert und formalisiert, z. B. als Verein. Sie erbringen Leistungen für ihre Mitglieder und andere Betroffene. Ihre Außenorientierung ist v. a. auf die Unterstützung bei individuellen Problemen gerichtet. Beispiele: Kneipp-Verein, Lebenshilfe, Lebensabendbewegung.
Typ 3: Selbsthilfeinitiativen (20 % aller Gruppen)
In ihnen engagieren sich Menschen aus solidarischer Betroffenheit und aus dem Interesse, sich für eine Verbesserung sozialer und gesundheitlicher Situationen einzusetzen und um anderen Menschen zu helfen. Die Außenorientierung dieser Gruppen ist auf die Gesellschaft und das sozialpolitische Umfeld gerichtet. Beispiele: Kinderschutzbund, Patienteninitiative, Arbeitslosentreffen.
Typ 4: Selbsthilfeprojekte (8 % aller Gruppen)
Hier engagieren sich Menschen für Verbesserungen in sozialen Bereichen sowie im Jugend- und Kulturbereich. Selbsthilfeprojekte sind in der Regel von hauptamtlich Tätigen organisiert. In Abgrenzung von bestehenden Diensten und Einrichtungen wollen sie alternative Dienstleistungen entwickeln. Beispiele: Mütterzentrum, Aidshilfe, Kooperative Gesund-Leben e. V.

Die Autoren haben mit Bezug auf die *Anliegen von Selbsthilfegruppen* neun Selbsthilfebereiche mit insgesamt 38 Selbsthilfeteilbereichen unterschieden und deren jeweilige Häufigkeit – zusätzlich nach Städten und ländlichen Regionen differenziert – angegeben. Die genannten neun Selbsthilfebereiche in der Reihenfolge ihres Anteils an allen Selbsthilfegruppen – unterteilt nach Stadt (S) und Land (L) – sind in der Abbildung 8.3 dargestellt.

In einer neueren Untersuchung (NAKOS 2003, zitiert in Robert-Koch-Institut 2004, S. 14) werden auch die *Themenbereiche der Selbsthilfeorganisationen* auf Bundesebene analysiert. Danach befassen sich 75 % der Selbsthilfeorganisationen mit dem Themenfeld „Erkrankung/ Behinderung", 15 % mit „Psychosoziales/Lebenslagen/Lebenskrisen" und 10% mit „Soziales/Gesellschaftliche Integration".

Worin bestehen nun die konkreten *Leistungen der Selbsthilfegruppen*? Auch zu dieser Fragestellung haben Braun und Opielka (ebenda, S. 61) detaillierte Untersuchungsergebnisse vorgelegt. Auf die Frage, welche Aktivitäten für die

8 Methoden und Maßnahmen der Gesundheitsförderung und Prävention

Selbsthilfebereiche	100%	Selbsthilfe-Teilbereiche	Stadt	Land
1. Chronische Erkrankungen	27%	– orthopäd. u. neurol. Erkrankungen	28%	27%
		– chronische innere Erkrankungen	18%	15%
		– Unverträglichkeiten, Hauterkrankungen	13%	13%
		– Krebs	11%	14%
		– Angehörigengruppen	10%	10%
		– allgemeine Gesundheitsförderung	5%	6%
		– Rheuma-Erkrankungen	5%	11%
2. Psychosoziale Probleme, seelische Gesundheit	12%	– seelische Gesundheit	38%	48%
		– psychische Probleme	29%	24%
		– Tod, Trennung, Trauer	16%	28%
		– Phobien	17%	0%
3. Behinderung	11%	– Sinnesschädigungen	24%	16%
		– Körperbehinderungen	24%	30%
		– geistige Behinderungen	6%	11%
4. Sucht/Abhängigkeit	10%	– Alkohol	31%	55%
		– Essstörungen, Ess- und Brechsucht, Magersucht	27%	12%
		– Angehörige Suchtkranker	10%	16%
		– Drogen, Spielsucht	18%	3%
5. Eltern-/Kind-Selbsthilfe	10%	– Eltern-Kind-Gruppen	40%	31%
		– Alleinerziehende	14%	23%
		– Alleinlebende, Singles	8%	16%
		– Müttergruppen	8%	14%
6. Frauenselbsthilfe	9%	– Frauengesprächskreise, Norwood-Gruppen	37%	29%
		– Frauenverbände, Traueninitiativen	27%	8%
		– Frauen und Gesundheit, Stillgruppen	9%	33%
		– Frauenhaus, misshandelte Frauen	27%	30%
7. Besondere soziale Situationen	9%	– Arbeitslose	24%	39%
		– Ausländer, Asylanten, Aussiedler deutsch-ausländische Freundeskreise	23%	23%
		– Sexualität	15%	23%
8. Alter und Nachbarschaft	7%	– Alter, Senioren	69%	82%
		– Nachbarschaft	31%	18%
9. Kultur/Ökologie	5%	– sozio-kulturelle Gruppen	62%	53%
		– Ökologie	38%	47%

Abb. 8.3: Selbsthilfe-Teilbereiche (Quelle: Braun und Opielka 1992, S. 51)

Selbsthilfegruppen im Untersuchungsjahr wichtig bzw. sehr wichtig waren, ergab sich folgendes Bild:

- der Austausch von Informationen (79 %),
- die gegenseitige emotionale Unterstützung (66 %),
- die Stärkung gegenseitigen Vertrauens (65 %),
- Aufklärung und Öffentlichkeitsarbeit (62 %),
- das Sprechen über die eigenen Gefühle (61 %),
- die Bemühungen, für Probleme von Gruppenmitgliedern eine Lösung zu finden (51 %).

Dass diese Aktivitäten einen großen und nachweisbaren Effekt auf die Förderung der Gesundheit haben, haben bereits Trojan u. a. (1986, S. 182) in einer älteren Studie nachgewiesen (vgl. Abb. 8.4). Zu ähnlichen Ergebnissen kommt auch eine neuere Studie von Braun u. a. (1997), die im Rahmen des Bundesmodellprogramms zur Entwicklung von Selbsthilfeinfrastrukturen in den neuen Bundesländern durchgeführt wurde.

Wirkungen auf die Gesundheit	**Verbesserung (in % der von der jeweiligen Belastung Betroffenen)***
Psychosoziale Befindlichkeit	
Verringerung seelischer Belastung	70
Größeres Geborgenheitsgefühl	65
Verringerung der Angst vor Krankheitskrisen	62
Weniger Belastung durch Umweltreaktionen	51
Weniger Angst, anderen Menschen eine Belastung zu sein	41
Neuen Lebenssinn entdecken	39
Besserung der Hauptsymptome der Krankheit	40
Physische Befindlichkeit	
Besserung der körperlichen Begleitsymptome	23
Besserung der Bewegungseinschränkung	21
Zusammenfassend	
Verbesserung in mindestens einem Kriterium	80
Durchschnittliche Verbesserung (d. h. in % erreichter positiver Wirkungen von den theoretisch erreichbaren)	35

* Bei den psychosozialen Wirkungen beziehen sich die Angaben meist auf die gesamte Stichprobe (N = 232), im Übrigen auf kleinere N-Zahlen.

Abb. 8.4: Positive Effekte auf die Gesundheit durch die Teilnahme an Selbsthilfegruppen (modifiziert nach Trojan, A. [Hg.]: Wissen ist Macht. Fischer, Frankfurt/M. 1986, S. 182).

8 Methoden und Maßnahmen der Gesundheitsförderung und Prävention

Wir wollen uns nun der Frage der *Förderung* und des *Unterstützungsbedarfs von Selbsthilfegruppen* zuwenden. Die Förderung von Gesundheitsselbsthilfe und Bürgerinitiativen ist ein Kernelement der Strategie der Gesundheitsförderung (so bezieht sich in der Ottawa-Charta ein Handlungsbereich auf die „Förderung gesundheitsbezogener Gemeinschaftsaktionen"), aber ebenso auch der Prävention. Gesundheitsselbsthilfegruppen und Bürgerinitiativen können sozusagen „von selbst", aus der „Verdichtung" eines sozialen oder gesundheitlichen Problems entstehen, sie können aber auch gezielt gefördert werden.

Eine öffentlich verantwortete Selbsthilfeförderung umfasst nach Braun und Opielka drei Förderinstrumente:

- die direkte Unterstützung einzelner Selbsthilfegruppen durch finanzielle Zuwendungen und die Bereitstellung von Räumen durch verschiedene Zuschussgeber und Förderer,
- die infrastrukturelle Unterstützung der Selbsthilfe durch Selbsthilfekontaktstellen, die neben Selbsthilfegruppen die an Selbsthilfe interessierten Bürgerinnen und Bürger sowie professionell Tätige informieren, beraten und unterstützen,
- die institutionelle Unterstützung der Selbsthilfe z. B. durch örtliche Selbsthilfebeiräte bzw. -kuratorien. Sie tragen ganz wesentlich zu einem selbsthilfefreundlichen Klima bei und fördern die Akzeptanz der Selbsthilfe in Politik, Verwaltung und Verbänden (ebenda, S. XVI).

Selbsthilfekontaktstellen haben für die Selbsthilfeförderung eine ganz zentrale Funktion. Deshalb fordern die Autoren: „Personell und materiell hinreichend ausgestattete Selbsthilfekontaktstellen sollten als Element einer zeitgemäßen Selbsthilfepolitik flächendeckend eingerichtet werden, wenn das Potential der Selbsthilfe und die in der Bevölkerung gegebene Bereitschaft, sich in Selbsthilfe zu engagieren, besser zur Entfaltung kommen sollen" (ebenda, S. XVIII).

Das Aufgabenprofil einer Selbsthilfekontaktstelle umfasst im Wesentlichen die folgenden fünf Aufgabenbereiche:

- Organisation und Dokumentation: Informationssammlung, Arbeitsorganisation, Fortbildung,
- Öffentlichkeitsarbeit, allgemeine Selbsthilfeunterstützung: z. B. Veranstaltungen, Weiterbildungsangebote,
- Beratung von Selbsthilfeinteressenten: Information, Kontaktvermittlung,
- Beratung von Selbsthilfegruppen: Hilfe bei Neugründungen, Vernetzung, individuelle Beratung,
- Kooperation mit Fachleuten: Beratung in Fragen der Selbsthilfe, Verbesserung der Kooperation mit Selbsthilfegruppen (vgl. auch die Empfehlungen zu Selbsthilfekontaktstellen der Deutschen Arbeitsgemeinschaft Selbsthilfegruppen e. V. 2001).

Derzeit gibt es ca. 270 Selbsthilfekontaktstellen in ganz unterschiedlicher Trägerschaft wie z. B. von Wohlfahrtsverbänden, Krankenkassen, Kommunen, Vereinen. Wie Braun und Opielka ausführen, ist die Frage der Trägerschaft sekundär, vorausgesetzt, sie erfüllt eine Reihe von Kriterien wie fachliche Unterstützung, selbstständige Arbeitsplanung, organisatorische Selbständigkeit etc.

Hinsichtlich der Finanzierung ergab die Untersuchung, dass eine Mischfinanzierung aus folgenden vier Quellen den größten Zuspruch fand: Zu je etwa 30 % sollten sich Land, Kommune und Krankenkassen an den Kosten beteiligen, 10 % sollte der Träger übernehmen. Da zwei Drittel aller Selbsthilfegruppen mit Gesundheitsproblemen befasst sind, ist eine Beteiligung der Krankenkassen an den Kosten durchaus angebracht. Dies hat inzwischen auch der Gesetzgeber im § 20 SGB V vorgeschrieben. Dort heißt es u. a.: „Die Krankenkasse soll Selbsthilfegruppen, -organisationen und -kontaktstellen fördern, die sich die Prävention oder die Rehabilitation von Versicherten ... zum Ziel gesetzt haben ... Die Ausgaben der Krankenkasse ... sollen insgesamt im Jahr 2000 für jeden ihrer Versicherten einen Betrag von 0,51 € umfassen ..." (vgl. dazu auch unsere Ausführungen im 4. Kapitel, die Gemeinsamen Empfehlungen zur Weiterentwicklung der Selbsthilfeförderung nach § 20, 4 SGB V der Spitzenverbände der Krankenkassen von 2003 sowie die Gemeinsamen Empfehlungen zur Förderung der Selbsthilfe gemäß § 13 Abs. 2 Nr. 6 SGB IX der Bundesarbeitsgemeinschaft für Rehabilitation von 2004).

8.5 Gesundheitstraining

Der Begriff „Gesundheitstraining" wurde in den 80er-Jahren von der Bundesanstalt für Angestellte und dem Verband der Rentenversicherungsträger eingeführt. „Mit diesem damals neuen Begriff wollte man die Ziele und Möglichkeiten der gesundheitsbezogenen Verhaltensänderungen, speziell in der Rehabilitation, betonen ... Zum Gesundheitstraining werden alle Maßnahmen gerechnet, die geeignet sind, über den Weg der Information, Motivation und Schulung auf das Gesundheits- und Krankheitsverhalten des Patienten, d.h. auf dessen Wissen, Fertigkeiten und Überzeugungen, Einfluß zu nehmen" (Arbeitskreis der Leitenden Ärzte der Klinikgruppe BfA 2005). Gesundheitstraining als „Patiententraining in der Rehabilitation" beinhaltet – über die körperliche Rehabilitation hinaus – auch Elemente, die wir in den Abschnitten über Gesundheitsaufklärung- und beratung, Gesundheitserziehung und -bildung sowie Selbsthilfe angesprochen haben, was aus dem folgenden Zitat deutlich wird: „Ein indikationsbezogenes Patiententraining ist in der Regel curricular aufgebaut und enthält zumeist folgende Bausteine:

8 Methoden und Maßnahmen der Gesundheitsförderung und Prävention

1. Information über Krankheit und Behandlung,
2. Training von Fertigkeiten zur Selbstdiagnostik und -behandlung,
3. Motivierung, Risikofaktoren zu vermindern und einen gesundheitsförderlichen Lebensstil anzunehmen,
4. Verbesserung von Copingfertigkeiten und Stressbewältigung,
5. psychologische Unterstützung zum Abbau von Angst und Depressivität,
6. Mobilisierung sozialer Unterstützungsressourcen" (Arbeitskreis der Leitenden Ärzte der Klinikgruppe BfA 2005).

Wir verwenden im Folgenden den Begriff „Gesundheitstraining" umfassender für alle überwiegend körperbezogenen Maßnahmen der Gesundheitsförderung und Prävention, auch außerhalb der Rehabilitation.

Milz hat sich in diversen Veröffentlichungen mit den Zielen und Maßnahmen persönlicher Gesundheitsförderung auseinander gesetzt (vgl. insbesondere seine Bücher „Ganzheitliche Gesundheit" [1985] und „Der wiederentdeckte Körper" [1992]). In einem Artikel zum Thema „Persönliche Gesundheit in ökosozialer Verantwortung" schreibt er: „Nach meiner Meinung steht im Zentrum persönlicher Gesundheitsförderung die Rückbesinnung auf unsere eigene Leiblichkeit. Rückbesinnung verweist dabei auf die Wiedergewinnung des Vertrauens in die Autorität der eigenen Sinne, welche uns erlaubt, Bewegungen zu spüren, Mitwelt zu tasten und Kontakt aufzunehmen, zu schmecken, zu riechen, zu hören und zu sehen. Über eine Vielzahl von Nervenleitbahnen vermitteln die Sinne unserem Gehirn Reize, Informationen und Signale, welche uns ermöglichen, angemessen im spezifischen Kontext zu handeln. Sie eröffnen uns die Verbindung mit der Welt, in der wir leben. Wieviel Wahrnehmung sinnlicher Freuden erlauben wir uns im Alltag? Neugierige und offene Sinne für die vielfältigen Wunder des Alltags rufen in uns Gefühle von Wohlbefinden und positive Stimmungen hervor" (1994, S. 27; vgl. Redler 1992, Fröschl 2000).

In ihrem Buch „Entspannt sein. Energie haben" erläutern Schneider-Wohlfahrt und Wack (1994) unterschiedliche *Methoden der Körpererfahrung* und stellen sie in einen gesundheitsfördernden Kontext, wenn sie schreiben: „Wir hoffen damit deutlich zu machen, daß die Methoden der Körpererfahrung ein Weg zur Gesunderhaltung und -stärkung sein können, der seinen berechtigten Platz in neuen Ansätzen der Gesundheitsförderung hat" (1994, S. 20). Die verschiedenen Methoden der Körpererfahrung werden zu folgenden fünf Gruppen zusammengefasst:

1. Meditation und Entspannung in der Bewegung (z. B. Qi Gong, Yoga),
2. Meditation und Entspannung in der Ruhe (z. B. Autogenes Training, Progressive Muskelentspannung),
3. Körperorientierte Selbsterfahrung (z. B. Bioenergetik, Feldenkrais),
4. Massage (z. B. Akupressur, Fußreflexzonenmassage).
5. Atemarbeit.

Anstelle einer Diskussion über die *Wirksamkeit dieser Methoden* für die Verbesserung personenbezogener Gesundheit, die wir in diesem Rahmen nicht leisten können, soll noch einmal aus dem o. g. Beitrag von Milz zitiert werden, der sich auch kritisch mit dem wachsenden Markt gesundheitsfördernder Angebote auseinander setzt: „Die Anzahl institutionell oder durch Medien vermittelter Vorschläge zur idealen Gesundheitsförderung wächst beständig. Ein großer Markt an mehr oder weniger seriösen Angeboten zur Förderung einzelner Aspekte der Gesundheit ist entstanden ... Ein Reflex dieser Entwicklung ist sicher auch die rasch gewachsene Zahl von gesundheitsbezogenen Kursangeboten im Bereich der Volkshochschulen. Kaum einer der Entscheidungsträger der Volkshochschulen ist in der Lage, sowohl die Qualität der angebotenen Methoden als auch die Qualifikation der anbietenden Kursleiter differenziert zu beurteilen ... Dies trifft in besonderer Weise für die Traditionen asiatischer Lebens- und Gesundheitspraktiken zu. Dabei sind die Volkshochschul-Verantwortlichen oft mit der Situation konfrontiert, daß die Kursanbieter sich auf vermeintlich uralte ‚Weisheiten' berufen, deren praktische Bedeutung sich seit Jahrtausenden bewiesen habe. Mit diesem stereotypen Argument wird jedoch oft jede kritische Reflexion über die gegenwartsbezogene Bedeutung dieser Methodiken geleugnet. Zu selten wird nach den praktischen Realisierungsmöglichkeiten dieser in sich komplexen Konzepte der Ernährung oder Bewegungsschulung gefragt. Mir scheint eine offene und integrative Auseinandersetzung mit Gesundheitspraktiken anderer Kulturen notwendig und sinnvoll. Aber sie sollte nicht mit esoterischen Scheuklappen auf dem seichten Boden uralter ‚Weisheiten' geführt werden ..." (1994, S. 30f.).

Zur *Bedeutung des Sports für die Gesundheit* gibt es eine umfangreiche Literatur. Mehrere Metaanalysen haben über 7 000 wissenschaftliche Beiträge zum Thema gesichtet. „Sportliche Aktivitäten können physisch und psychisch gesund sein, müssen es aber nicht", so fassen Abele u. a. (1997, S. 117f.) die umfangreiche Literatur zusammen, „die Differenzierung physischer Auswirkungen sportlicher Aktivitäten geht vom Konzept der Körperfunktionen und deren Erhalt durch Belastung und Anpassung aus. Die Differenzierung psychischer Auswirkungen sportlicher Aktivitäten geht von subjektiven Begriffsbestimmungen von Gesundheit aus". Eine weitere Unterscheidung der Autoren betrifft „Sport in der Tradition des Wettkampfes", der nicht primär gesund sein will und darüber hinaus auch Verletzungen und Unfälle in Kauf nimmt, und „Sportliche Aktivitäten in der Tradition von Gymnastik", die „systematisch auf eine Förderung sowohl der physischen als auch der psychischen Gesundheit (zielen). Walking, Jogging, Fitneßtraining, Aerobic, Konditionsgymnastik ... etc. sollen zur Fitneß, jedoch immer auch zum ‚Sich-Wohlfühlen', zu einer umfassenden ‚Wellness', beitragen" (ebenda, S. 118).

Dieses „gewandelte Sportpanorama" wird auch aus einer repräsentativen Befragung von Rittner (1994, S. 195 ff.) über Sportmotive deutlich (vgl. Abb. 8.5).

8 Methoden und Maßnahmen der Gesundheitsförderung und Prävention

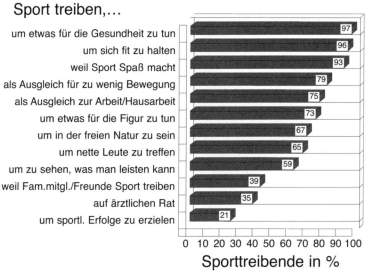

Abb. 8.5: Sportmotive (Quelle: Rittner 1994, S. 209)

Rittner kommentiert die Ergebnisse folgendermaßen: „In allen verfügbaren repräsentativen Erhebungen zur Sportmotivation zeigt sich, daß die Motive Gesundheit, Fitneß und Spaß mit deutlichem Abstand an der Spitze der Motivationshierarchie stehen. Mit weitem Abstand, gleichsam abgeschlagen, folgen die klassischen Motive des Wettkampfsports, also die Zielsetzungen der sportmotorischen Verbesserung, des Wettkampfs und des Vergleichs bzw. der individuellen Leistungserfahrung" (ebenda S. 197).

In seinem Beitrag „Sport und Gesundheit" zitiert Rühl (2001, S. 143) u. a folgende Komponenten für „Fitness", die einen direkten positiven Einfluss auf die Gesundheit haben: „Körpermasse im Verhältnis zur Körpergröße, subkutane Fettverteilung, Knochendichte, Kraft und Ausdauer der abdominalen und dorsolumbalen Muskulatur, Herz- und Lungenfunktion, maximale aerobe Kapazität und submaximale Belastungstoleranz, Glucose- und Insulinmetabolismus, Blutdruck-, Lipid- und Lipoproteinprofil etc." (vgl. auch Brehm u. a. 2005).

8.6 Präventivmedizin

Die – als Präventivmedizin bezeichneten – Beiträge der Medizin zur Prävention von Krankheiten konzentrieren sich im Wesentlichen auf die Methoden der Schutzimpfung und der Früherkennungsuntersuchung. Diese sollen im Folgenden ausführlicher dargestellt werden.

Schutzimpfungen

Impfungen erfolgen durch aktive oder durch passive Immunisierung des Organismus. Die aktive Immunisierung erfolgt durch Antigene enthaltende Impfstoffe. Diese Antigene sind natürliche Bestandteile des Krankheitserregers und hinterlassen eine zeitlich begrenzte oder lebenslange Immunität, indem sie das körpereigene Immunsystem veranlassen, spezifische Abwehrstoffe (Antikörper) zu bilden.

Bei der passiven Immunisierung werden dem Organismus diese Antikörper direkt zugeführt. Dabei bleibt das körpereigene Abwehrsystem passiv, d. h., es wird nicht angeregt. Bei der passiven Immunisierung besteht deshalb auch nur eine kurzzeitige Immunität, die allerdings sofort einsetzt.

Die *Impfempfehlungen* richten sich nach der epidemiologischen Situation, der Gefährdung der dort lebenden Bevölkerung und den zur Verfügung stehenden Impfstoffen. Aufgrund der epidemiologischen Situation gibt es in Deutschland keine Impfpflicht. Es werden allerdings bestimmte Impfungen durch die zuständige „Ständige Impfkommission" (STIKO) empfohlen. Diese sind in der Abbildung 8.6 aufgeführt.

Klassifikation	Definition	Infektionskrankheit
Regelimpfungen für Säuglinge, Kinder und Jugendliche	Impfungen, die jedes Kind nach den Impfempfehlungen der STIKO routinemäßig erhalten sollte	▶ Diphtherie ▶ Tetanus ▶ Pertussis ▶ Poliomyelitis ▶ Hepatitis B ▶ Haemophilus influenzae Typ b (Hib) ▶ Masern, Mumps, Röteln
Auffrischungen im Erwachsenenalter	Regelmäßige Impfungen, die bei Erwachsenen aufgefrischt (1) bzw. bei fehlender Grundimmunisierung nachgeholt werden sollten (2)	▶ Diphtherie (1) ▶ Tetanus (1) ▶ Polio (2)
Indikationsimpfungen	Impfungen bei erhöhter Gefährdung von Personen bzw. bei Angehörigen von Risikogruppen	▶ Influenza ▶ Pneumokokken-Infektion ▶ Hepatitis A und B ▶ FSME ▶ Meningokokken-Infektion ▶ Tollwut ▶ Polio ▶ Masern, Mumps, Röteln ▶ Varizellen
Reiseimpfungen	Impfungen gegen Erkrankungen, die in den Subtropen, Tropen bzw. anderen Endemiegebieten auftreten, wobei die von der WHO veröffentlichten Informationen über Gebiete mit besonderen Infektionsrisiken zu beachten sind	▶ Hepatitis A und B ▶ Gelbfieber ▶ FSME ▶ Polio ▶ Typhus ▶ Tollwut ▶ Meningokokken ▶ etc.

Abb. 8.6: Empfehlungen der Ständigen Impfkommission
(Quelle: Robert-Koch-Institut 2001, S. 8)

Zusätzlich zu diesen Standardimpfungen gibt es Sonderimpfungen, Umgebungsimpfungen und Reiseimpfungen für durch bestimmte Situationen gefährdete Menschen (über die Einzelheiten vgl. z. B. Weidtmann 1997). Die Impfprogramme betreffen vor allem deshalb das Kindesalter, weil in diesem Alter die Wahrscheinlichkeit, mit Infektionskrankheiten in Berührung zu kommen, sehr groß ist.

Da es in der Bundesrepublik keine Impfpflicht mehr gibt, ist der Erfolg der präventivmedizinischen Maßnahme „Impfung" natürlich insbesondere davon abhängig, dass sich die Bevölkerung an die Impfempfehlungen hält. In diesem Sinne sind Impfmaßnahmen auch verhaltenspräventive Maßnahmen.

Derzeit wird in Deutschland eine zunehmende „Impfmüdigkeit" beklagt, die dazu führen könnte, dass weitgehend als beherrscht geltende Infektionskrankheiten wieder aufflammen. Die Beteiligung an Impfmaßnahmen ist jedoch nicht nur ein individueller Schutz vor Infektionskrankheiten, sondern auch ein „gemeinnütziger" Beitrag zur Eindämmung bzw. Ausrottung einer Krankheit, von dem auch die Nichtgeimpften solange profitieren können, bis die Zahl der Ungeimpften das Aufflammen einer Epidemie wieder möglich macht. Das Robert-Koch-Institut nennt u. a. folgende Ursachen der unzureichenden Durchimpfungsrate:

„• ein mangelndes Bewußtsein über die Gefährlichkeit von Infektionskrankheiten sowie
- ein unzureichendes Wissen um den Nutzen und die Notwendigkeit von Schutzimpfungen in weiten Teilen der Allgemeinbevölkerung und bei einigen Ärzten,
- der geringe Stellenwert der Präventivmedizin,
- eine unzureichende Thematisierung in der Schule,
- die Verunsicherung der Eltern durch Impfgegner,
- das Vergessen einer Impfung oder Auffrischimpfung,
- die uneinheitlichen Kostenübernahmeregelungen durch die Krankenkassen,
- die Verunsicherung der Ärzte wegen der Haftungsproblematik,
- die geringe Honorierung der Impfleistung..." (Robert-Koch-Institut 2001, S. 11).

Früherkennungsuntersuchungen

Folgende Früherkennungsuntersuchungen werden von niedergelassenen Ärzten angeboten und im Rahmen der gesetzlichen Krankenversicherung (SGB V) finanziert:

- Früherkennungsuntersuchungen in der Schwangerschaft,
- Früherkennungsuntersuchungen für Kinder und Jugendliche (U1 bis U10) zur Erkennung angeborener oder chronischer Erkrankungen,
- Maßnahmen zur Verhütung von Zahnerkrankungen in Form der Gruppenprophylaxe bis zum vollendeten 12. Lebensjahr und der Individualprophylaxe zwischen dem 12. und dem 20. Lebensjahr,

- jährliche Früherkennungsuntersuchungen von Krebserkrankungen des Gebärmutterhalses, der Brustdrüse, des Dickdarms, der Prostata, der Haut und der Nieren (für Frauen vom Beginn des 20. Lebensjahres und für Männer vom Beginn des 45. Lebensjahres an),
- Früherkennungsuntersuchungen von Krankheiten, insbesondere von Herz-Kreislauf- und Nierenerkrankungen sowie der Zuckerkrankheit vom Beginn des 35. Lebensjahres an alle zwei Jahre,
- medizinische Vorsorgeleistungen, um eine Schwächung der Gesundheit zu vermeiden, die in absehbarer Zeit zu Krankheit oder Pflegebedürftigkeit führen würde,
- Vorsorgekuren für Mütter.

Mit dieser Maßnahmenpalette hat Deutschland das weltweit umfangreichste Angebot an medizinischen Früherkennungsmaßnahmen. Darüber hinaus gibt es folgende – zumeist in anderen gesetzlichen Zusammenhängen geregelte – Maßnahmen der Krankheitsfrüherkennung:

- humangenetische Beratung,
- Neugeborenenscreening,
- jugendärztliche Untersuchungen im Rahmen des Öffentlichen Gesundheitsdienstes,
- Untersuchungen nach dem Jugendarbeitsschutzgesetz,
- Musterungsuntersuchungen,
- betriebsärztliche Untersuchungen,
- Untersuchungen nach dem Arbeitssicherungsgesetz.

Die *Effektivität der Früherkennungsmaßnahmen* steht und fällt mit der Beteiligung der Bevölkerung. Das gilt – wie weiter oben erwähnt – auch für die Beteiligung an den Impfmaßnahmen. Die zur Verfügung stehenden Zahlen über die Beteiligung an den Früherkennungsmaßnahmen lassen sich folgendermaßen zusammenfassen (vgl. Statistisches Bundesamt 1998, Kahl u. a. 1999):

- Beteiligung an den Impfungen: vollständiger Impfschutz für Diphtherie, Tetanus und Polio je nach Bundesland zwischen 85 und 95 %, für Masern und Mumps zwischen 45 und 70 %,
- Beteiligung an den Untersuchungen in der Schwangerschaft ca. 90 %, geringe Beteiligung insbesondere bei sehr jungen und älteren Frauen sowie bei kinderreichen, ausländischen, allein erziehenden und nicht außerhäuslich berufstätigen Frauen,
- Beteiligung an den Früherkennungsuntersuchungen im Kindes- und Jugendalter: Teilnahmequoten bis zur fünften Untersuchung (von insgesamt zehn) bei ca. 90 %, danach sukzessiver Abfall,

8 Methoden und Maßnahmen der Gesundheitsförderung und Prävention

- Beteiligung an den Krebsfrüherkennungsmaßnahmen: ca. 15 % bei den Männern und ca. 48 % bei den Frauen,
- Beteiligung an den Gesundheitsuntersuchungen („Gesundheits-Check-up"): ca. 20 %.

Bis auf die Beteiligung an bestimmten Impfmaßnahmen, an der Schwangerenvorsorge und den Untersuchungen im Kindes- und Jugendalter ist die Beteiligungsquote also eher gering. Auch neuere Ergebnisse ergeben kein viel positiveres Bild: eine Analyse der Techniker Krankenkasse in Niedersachsen ergab, dass im Jahr 2004 nur 22,6 % der Männer die Angebote zur Krebsfrüherkennung genutzt haben, während die Quote bei Frauen bereits bei 58 % lag. Der Gesundheits-Checkup wurde sogar nur von 17 % der Versicherten über 35 Jahre wahrgenommen. Bei den Jugendgesundheitsuntersuchungen (U 10) stieg dagegen die Inanspruchnahme von 52 % im Jahr 2003 auf 61 % im Jahr 2004 (Niedersächsisches Ärzteblatt 8/ 2005, S. 7).

Ein sinnvolles Präventionsprogramm entfaltet natürlich nur dann seine gesundheitserhaltende Wirkung, wenn es von der Bevölkerung auch angenommen wird. Dazu hat es in den vergangenen Jahren neue Initiativen zur Verbesserung der Angebotsstruktur gegeben: gesonderte Sprechstunden (evtl. auch am Arbeitsplatz), persönliche Aufforderung zur Teilnahme an Vorsorgemaßnahmen, Früherkennungsuntersuchungen im Rahmen von Hausbesuchen etc. So hat z. B. eine in Bremen durchgeführte Interventionsstudie zur Schwangerschaftsvorsorge insbesondere bei Frauen mit besonderen Risiken (wie z. B. Ausländerinnen, ledigen Müttern) zur Verbesserung der Vorsorge geführt und entscheidend zur Senkung der Säuglings- und Müttersterblichkeit beigetragen (vgl. Allhoff u. a. 1997).

Literatur

Abel, T.: Konzept und Messung gesundheitsrelevanter Lebensstile. Prävention 15 (1992) 123–128

Abele, A. u. a.: Sportliche Aktivität als gesundheitsbezogenes Handeln. In: Schwarzer, R.: Gesundheitspsychologie a. a. O. 1997, S. 117–149

Abholz, H.-H.: Früherkennung – Mehr an Gesundheit? Eine klinisch-epidemiologische Analyse. Psychosozial 13 (1990) Heft II 43–5

Abholz, H.-H.: Prävention und Medizin – am Beispiel niedergelassener Ärzte in der Bundesrepublik Deutschland. In: Elkeles, T. u. a. (Hg.): Prävention und Prophylaxe (1991), S. 169–188

Allhoff, P. u. a. (Hg.): Krankheitsverhütung und Früherkennung. Handbuch der Prävention. 2. Auflage. Springer Verlag, Berlin etc. 1997

Altgeld, T. u. a. (Hrsg.): Wie kann Gesundheit verwirklicht werden? Juventa Verlag, Weinheim und München 1997

Altgeld, T.: Kindertagesstätten. Ein vernachlässigtes Setting mit Handlungsbedarf und Zukunftspotenzial. Prävention 25 (2002) 81–84

Altgeld, T. (Hg.): Männergesundheit. Juventa Verlag, Weinheim 2004

Altgeld, T.: Gesundheitsfördernde Settingansätze in benachteiligten städtischen Quartieren. Expertise im Auftrag der Regiestelle „Entwicklung und Chancen junger Menschen in sozialen Brennpunkten". Berlin 2004

Anderson, R.: Gesundheitsförderung: Ein Überblick. Europäische Monographien zur Forschung in Gesundheitserziehung Band 6 (1984) 1–140

Angestelltenkammer Bremen (Hg.): Gesundheit und Lebensqualität. Bremen 1993

Antonovsky, A.: Health, stress, and coping: New perspectives on mental and physical well-being. Jossey-Bass Publishers, San Francisco etc. 1979

Antonovsky, A.: Unraveling the mystery of health. How people manage stress and stay well. Jossey-Bass Publishers, San Francisco etc. 1987
deutsch: Salutogenese. Zur Entmystifizierung der Gesundheit. dgvt-Verlag, Tübingen 1997

Antonovsky, A.: Meine Odyssee als Streßforscher. Argument AS 193 (1991) 112–130

AOK-Bundesverband (Hg.): G + G – Blickpunkt. Ausgabe 4 (2005), S. 4.

Arbeitskreis der Leitenden Ärzte der Klinikgruppe BfA: Gesundheitstraining in der medizinischen Rehabilitation. Bundesanstalt für Angestellte 2005

Aue, M. u. a.: Krankheits- und Sterbebegleitung. Ausbildung, Krisenintervention, Training. 2. Auflage. Beltz Verlag, Weinheim u. Basel 1995

Backes, O., F. A. Stebner: Gesundheitsrecht. In: Hurrelmann, K., U. Laaser (Hg.): Gesundheitswissenschaften. 1998, a. a. O., S. 753–777
Badura, B. (Hg.): Soziale Unterstützung und chronische Krankheit. Suhrkamp Verlag, Frankfurt/M. 1981
Badura, B.: Sozialepidemiologie in Theorie und Praxis. Europäische Monographien zur Gesundheitserziehung Band 5 (1983), S. 29–48
Badura, B.: Gesundheitsförderung und Prävention aus soziologischer Sicht. In: Paulus, P. (Hg.): Prävention und Gesundheitsförderung. 1992, a. a. O., S. 43–52
Badura, B.: Gesundheitsförderung durch Arbeits- und Organisationsgestaltung. In: Pelikan, J. u. a. (Hg.): Gesundheitsförderung durch Organisationsentwicklung. 1993a, a. a. O., S. 20–33
Badura, B., H. Schellschmidt: Die zukünftige Rolle von Bürgern, Versicherten und Patienten im Gesundheitswesen. Public Health Forum Nr. 20 (1998), S. 15–16
Badura, B., G. Feuerstein: Systemgestaltung im Gesundheitswesen. Zur Versorgungskrise der hochtechnisierten Medizin und den Möglichkeiten ihrer Bewältigung. Juventa Verlag, Weinheim und München 1994 (2. Auflage 1996)
Badura, B.: Soziologische Grundlagen der Gesundheitswissenschaften. In: Hurrelmann, K., U. Laaser (Hg.): Gesundheitswissenschaften. 1998, a. a. O., S. 145–174
Badura, B., J. Siegrist (Hg.): Evaluation im Gesundheitswesen. 2. Auflage. Juventa Verlag 2002
Badura, B. u. a. (Hg.): Fehlzeiten-Report 2005. Springer Verlag, Berlin etc. 2005
Bär, G. u. a. : Der Stadtteil als Ort von Gesundheitsförderung. In: Rosenbrock, R. u. a. (Hg.): Primärprävention im Kontext sozialer Ungleichheit. Verlag für neue Wissenschaft, Bremerhaven 2004, S. 233–294
Baric, L., G. Conrad: Gesundheitsförderung in Settings. Verlag für Gesundheitsförderung, Gamburg 1999
Barth, J. U. A. (Hrsg.): Prävention durch Angst? Stand der Furchtappellforschung. Bundeszentrale für gesundheitliche Aufklärung, Köln 1998
Bauer, M.-L. u. a.: (K)ein Recht auf Behandlung ? Dr. med. Mabuse (2005) Heft 7/8, S. 24–27
Beaglehole, R. u. a.: Einführung in die Epidemiologie. Huber Verlag, Bern 1997
Beck, U.: Risikogesellschaft. Auf dem Weg in eine andere Moderne. Suhrkamp, Frankfurt/M. 1986
Becker, P.: Psychologie der seelischen Gesundheit. Band 1: Theorien, Modelle, Diagnostik. Hogrefe Verlag, Göttingen etc. 1982
Becker, P., B. Minsel: Psychologie der seelischen Gesundheit. Band 2, Hogrefe Verlag, Göttingen etc. 1986
Becker, P.: Die Bedeutung integrativer Modelle von Gesundheit und Krankheit für die Prävention und Gesundheitsförderung. In: Paulus, P. (Hg.): Prävention und Gesundheitsförderung. 1992a, a. a. O., S. 91–108

Becker, P.: Seelische Gesundheit als protektive Persönlichkeitseigenschaft. Zeitschrift für Klinische Psychologie 21 (1992b) 64–75

Becker, S.: Gute Noten für Prävention. Gesundheit und Gesellschaft 8 (2005) 11: 18–19

Bengel, J.: Gesundheitsverhalten und gesundheitliches Risikoverhalten. In: Paulus, P. (Hg.): Prävention und Gesundheitsförderung. 1992, a. a. O., S. 69–89

Bengel, J.: Evaluation und Forschung in der Prävention. In: Allhoff, P. u. a. (Hg.): Krankheitsverhütung und Früherkennung. 1997, a. a. O., S. 40–48

Bengel, J. u. a.: Was erhält Menschen gesund? Antonovskys Modell der Salutogenese – Diskussionsstand und Stellenwert. Band 6 der Reihe Forschung und Praxis der Gesundheitsförderung der BZgA, Köln 1998

Bengel, J., M. Belz-Merk: Subjektive Gesundheitskonzepte. In: Schwarzer, R. (Hg.): Gesundheitspsychologie. 1990, a. a. O., S. 105–116

Berg, G.: Migranten. In: Schwartz, F. W. u. a. (Hg.): Das Public Health Buch. Urban & Schwarzenberg, München etc. 1998, S. 549–556

Berkman, L. F., S. L. Syme: Social networks, host resistance, and mortality. Am. J. Epidem. 109 (1979) 186–204

Berkman, L. F., L. Breslow: Health and ways of living: the Alameda County study. Oxford University Press, New York 1983

Beutel, M.: Was schützt Gesundheit? Zum Forschungsstand und der Bedeutung von personalen Ressourcen in der Bewältigung von Alltagsbelastungen und Lebensereignissen. Psychothe. med. Psychol. 39 (1989) 452–462

Biener, K.: Gesundheitserziehung. Intervention und Evaluation. Huber Verlag, Bern 2005

Blättner, B.: Gesundheitsförderung und Gesundheitsbildung – aktueller Stand der Diskussion – Literaturrecherche. Volkshochschule Hamburg, Hamburg 1994

Blaxter, M.: Health and Lifestyles. Routledge, London und New York 1990

Blaxter, M.: Health. Polity Press, Cambridge 2004

Blum, H. : Planning for health. Human Sciences Press, New York 1974

Böhme, C., U.-K. Schuleri-Hartje: Gesundheitsförderung – Schlüsselthema integrierter Stadtteilentwicklung. Soziale Stadt info 11 (2003), S.2–7

Bolte, G., A. Mielck (Hg.): Umweltgerechtigkeit. Juventa Verlag, Weinheim 2004

Borgetto, B.: Selbsthilfe und Gesundheit. Huber Verlag, Bern 2004

Bowling, A.: Measuring health. A review of quality of life measurement scales. Open University Press, Milton Keynes 1991

Brandenburg, U. u. a. (Hg.): Gesundheitsmanagement im Unternehmen. Juventa Verlag, Weinheim 2000

Bräutigam, W. u. a.: Psychosomatische Medizin. Thieme Verlag, Stuttgart 1992

Braun, J., M. Opielka: Selbsthilfeförderung durch Selbsthilfekontaktstellen. Kohlhammer Verlag, Stuttgart 1992

Braun, J. u. a.: Selbsthilfe und Selbsthilfeunterstützung in der Bundesrepublik Deutschland. Kohlhammer Verlag, Stuttgart 1997

Brehm, W. u. a. : Gesund durch Gesundheitssport. Juventa Verlag, Weinheim 2005
Brenner, M. H.: Mortality and National Economy. Lancet 15 (1979), S. 568–573
Breucker, G., M. Bellwinkel: Betriebliche Gesundheitsförderung. In: GesundheitsAkademie (Hg.): Gesundheit gemeinsam gestalten. Mabuse Verlag, Frankfurt/M. 2001, S. 132–139
Brieskorn-Zinke, M.: Gesundheitsförderung in der Pflege. Kohlhammer Verlag, Stuttgart 1996
Brieskorn-Zinke, M., A. Köhler-Offierski: Gesundheitsförderung in der Sozialen Arbeit. Lambertus Verlag, Freiburg 1997
Brown, G. W., T. O. Harris: Social origins of depression. Tavistock Press, London 1978
Bubert, R. u. a.: Soziale Netzwerke und Gesundheitsförderung. Risiken und Bewältigungsformen von Eltern und Jugendlichen. Juventa Verlag, Weinheim und München 1987
Bundesamt für Gesundheit: Gesundheit in der Schweiz. Seismo Verlag, Zürich 1993
Bundesarbeitsgemeinschaft für Sicherheit und Gesundheit bei der Arbeit (Hg.): Arbeitswelt NRW 2004. Infoprint 2/2005, S. 17–19
Bundesärztekammer: Gesundheitsförderung als Aufgabe der Heilberufe. Deutsches Ärzteblatt 90 (1993), S. 2344–2346
Bundesministerium für Gesundheit (Hg.): AIDS-Bekämpfung in Deutschland, Bonn 1999
Bundesminister für Gesundheit (Hg.): Daten des Gesundheitswesens. Nomos Verlag, Baden-Baden 1999
Bundesministerium für Gesundheit und Soziale Sicherung (Hg.): Qualität im Gesundheitswesen. Bonn 2005
Bundesvereinigung für Gesundheit (Hg.): Praxisnahe Evaluation gesundheitsfördernder Maßnahmen, Bonn 1991
Bundesvereinigung für Gesundheitserziehung e. V. (Hg.): Umwelt und Gesundheit. Bonn 1991
Bundeszentrale für gesundheitliche Aufklärung (Hg.): Bürgerbeteiligung im Gesundheitswesen. Köln 2000
Bundeszentrale für gesundheitliche Aufklärung (Hg.): Qualitätsmanagement in Gesundheitsförderung und Prävention. Köln 2001
Bundeszentrale für gesundheitliche Aufklärung (Hg.): Suchtprävention in der Bundesrepublik Deutschland. Köln 2004
Burmeister, J.: Gesundheit, Selbsthilfe und Selbsthilfeunterstützung. In: S. Sting u. G. Zurhorst (Hg.): Gesundheit und Soziale Arbeit. Juventa Verlag, Weinheim 2000, S. 71–78
Caplan, G.: Support systems and community mental health. Academic Press, New York 1974

Clift., St., B. Jensen (eds.): The Health Promoting School: International Advances in Theory, Evaluation and Practice. Danish University of Education Press, Copenhagen 2005

Collatz, J.: Multikulturalität und Gesundheit. In: Homfeldt, G. u. Hünersdorf, B. (Hg.): Soziale Arbeit und Gesundheit. Luchterhand Verlag, Neuwied etc. 1997, S. 91–123

CDC-U. S. Centers for Disease Control: Ten leading causes of death in the United States. Atlanta 1984

Cobb, S.: Social support as a moderator of life stress. Psychosomatic Medicine 38 (1976) 300–314

Crawford, R.: You are dangerous to your health: The ideology and politics of victim blaming. Int. J. Health Services 4 (1977) 663–674

Dahlgren, G. , M. Whitehead: Policies and strategies to promote social equity in health. Institute for Future Studies, Stockholm 1991

Deneke, C., P. Hofrichter, H. Waller: Armut und Gesundheit – Bestandsaufnahme, Bewertung und Entwicklung von gesundheitsbezogenen Interventionsprojekten in Niedersachsen. ZAG Forschungs- und Arbeitsberichte. Lüneburg 2002

Deneke, C., H. Waller, K. Walther: Zur Lebenssituation allein erziehender Sozialhilfeempfängerinnen und ihrer Kinder unter besonderer Berücksichtigung ihrer Gesundheit. ZAG Forschungs- und Arbeitsberichte. Lüneburg 2003

Deneke, C., L. Kaba-Schönstein, H. Waller: Gesundheitsförderung und Prävention mit sozial benachteiligten Bevölkerungsgruppen im Rahmen sozialer Dienste. ZAG Forschungs- und Arbeitsberichte. Lüneburg 2004

Deneke, C., H. Bruns, H. Waller: Gesunde Ernährung für sozial benachteiligte Jugendliche. ZAG Forschungs- und Arbeitsberichte. Lüneburg 2005

Deneke, C.: Gesundheitsarbeit in der Jugendhilfe. In: Ortmann, K. u. Waller, H. (Hg.): Gesundheitsbezogene Sozialarbeit. Schneider Verlag, Baltmannsweiler 2005, S. 114–127

Deppe, H.-U., M. Regus (Hg.): Seminar: Medizin, Gesellschaft, Geschichte. Suhrkamp Verlag, Frankfurt/M. 1975

Deppe, H.-U.: Zur sozialen Anatomie des Gesundheitssystems. VSA-Verlag, Frankfurt/M. 2000

Deutsche Arbeitsgemeinschaft Selbsthilfegruppen e. V.: Empfehlungen zu Ausstattung, Aufgabenbereichen und Arbeitsinstrumenten, Gießen 2001

Die Drogenbeauftragte der Bundesregierung: Sucht- und Drogenbericht 2000, Berlin 2001

Dines, A., A. Cribb (eds.): Health promotion concepts and practice. Blackwell Science, Oxford 1993

Doll, R.: Möglichkeiten der Prävention. Argument AS 178 (1988) 6–30

Donabedian; A.: Evaluating the quality of medical care. The Milbank Memorial Fund Quarterly 44 (1966) 166–203

Deutsches Netz Gesundheitsfördernder Krankenhäuser (Hg.): Wege zum gesundheitsfördernden Krankenhaus. Verlag f. Gesundheitsförderung, Gamburg 1999

Durkheim, E.: Der Selbstmord. Luchterhand Verlag, Neuwied 1973 (1897)

Eberle, G.: Leitfaden Prävention. Asgard-Verlag, Sankt Augustin 1990

Eis, D. : Welchen Einfluß hat die Umwelt? In: Schwartz, F. W. u. a. (Hg.): Das Public Health Buch. Urban & Schwarzenberg, München etc. 1998, S. 51–80

Elkeles, T. u. a. (Hg.): Prävention und Prophylaxe. Theorie und Praxis eines gesundheitspolitischen Grundmotivs in zwei deutschen Staaten 1949–1990. Edition Sigma, Berlin 1991

Elkeles, T.: Arbeitslose und ihre Gesundheit: Langzeitanalysen für die Bundesrepublik Deutschland. Soz. Präventivmed. 38 (1993), S. 148–155

Elkeles, T., A. Mielck: Entwicklung eines Modells zur Erklärung gesundheitlicher Ungleichheit. Gesundheitswesen 59 (1997), S. 137–143

Engel, G. L.: Psychological development in health and disease. Saunders, Philadelphia 1962

Engel, U., K. Hurrelmann: Psychosoziale Belastungen Jugendlicher. Forschungsbericht, Universität Bielefeld 1988

Faltermaier, T.: Gesundheitsbewußtsein und Gesundheitshandeln. Beltz Verlag, Weinheim 1994

Faltermaier, T.: Subjektive Konzepte von Gesundheit in einer salutogenetischen Perspektive. In: Kolip, P. (Hg.): Lebenslust und Wohlbefinden a. a. O. S. 103–119

Faltermaier, T. u. a.: Gesundheit im Alltag. Laienkompetenz in Gesundheitshandeln und Gesundheitsförderung. Juventa Verlag, Weinheim und München 1998

Faltermaier, T.: Gesundheitspsychologie. Kohlhammer Verlag, Stuttgart 2005

Fehr, R.: Ökologische Gesundheitsförderung. Huber Verlag, Bern 2001

Fehr, R. u. a.: Umwelt und Gesundheit. In: Hurrelmann, K. u. U. Laaser (Hg.): Handbuch Gesundheitswissenschaften. 1998, a. a. O. S. 467–496

Fehr, R. u. a. (Hg.): Umwelt und Gesundheit. Huber Verlag, Bern 2005

Fisher, K., J. Collins (eds.): Homelessness, health care and welfare provision. Routledge, London und New York 1993

Fleischer, K.: Gesundheitsförderung – eine Rückführung der Sozialpädagogischen Familienhilfe zu ihren historischen Vorläufern. In: Homfeldt, H. G., Hünersdorf, B. (Hg.): Soziale Arbeit und Gesundheit. Luchterhand Verlag, Neuwied 1997, S. 251–268

Flick, U. (Hg.): Wann fühlen wir uns gesund? Subjektive Vorstellungen von Gesundheit und Krankheit. Juventa Verlag, Weinheim und München 1998

Forschungsverbund DHP (Hrsg.): Die Deutsche Herz-Kreislauf-Präventionsstudie. Huber Verlag, Bern 1998

Franze, M.: MindMatters (Germany and Switzerland) Adaptation, first results and further steps. In: Clift, St., B. Jensen (eds.): The Health Promoting School: International Advances in Theory, Evaluation and Practice. Danish University of Education Press, Copenhagen 2005

Franzkowiak, P., E. Wenzel: Die Gesundheitserziehung im Übergang zur Gesundheitsförderung. Verhaltenstherapie und psychosoziale Praxis Heft 2 (1985) 240–256

Franzkowiak, P.: Kleine Freuden, kleine Fluchten. Alltägliches Risikoverhalten und medizinische Gefährdungsideologie. In: Wenzel, E. (Hg.): Die Ökologie des Körpers. 1986, a. a. O., S. 121–174

Franzkowiak, P., P. Sabo (Hg.): Dokumente der Gesundheitsförderung. Verlag Peter Sabo, Mainz 1993

Friczewski, F.: Betriebliche Gesundheitsförderung durch Krankenkassen. In: Altgeld, T. u. a. (Hrsg.): Wie kann Gesundheit verwirklicht werden? (1997), a. a. O., S. 103–120

Friedman, M., R. H. Rosenman: Der A-Typ und der B-Typ. Rowohlt Verlag, Reinbek 1975

Fröschl, M.: Gesund-Sein. Integrative Gesund-Seins-Förderung als Ansatz für Pflege, Soziale Arbeit und Medizin. Lucius & Lucius Verlag, Stuttgart 2000

Fülgraff, G.: Zur Lage der Umwelthygiene in der Bundesrepublik Deutschland. In: Elkeles, T. u. a. (Hg.): Prävention und Prophylaxe. 1991, a. a. O., S. 243–262

Gawatz, R., P. Novak (Hg.): Soziale Konstruktionen von Gesundheit. Universitätsverlag, Ulm 1993

Geene, R., E. Luber (Hrsg.): Gesundheitsziele – Planung in der Gesundheitspolitik. Mabuse Verlag, Frankfurt/M. 2000)

Geenc, R., R. Rosenbrock: Gesundheitsförderung im Setting als Beitrag zum Abbau sozial ungleicher Gesundheitschancen. In: GesundheitsAkademie (Hg.): Kommunale Gesundheitsförderung. Mabuse Verlag, Frankfurt/M. 2004, S. 221–243

Geene, R., A. Halkow (Hg.): Armut und Gesundheit. Mabuse Verlag, Frankfurt/M. 2004

GesundheitsAkademie (Hrsg.): Macht-Vernetzung-Gesund? Mabuse-Verlag, Frankfurt/M. 1996

Gesundheitsakademie (Hg.): Die Gesundheit der Männer ist das Glück der Frauen? Mabuse-Verlag, Frankfurt/M. 1998

GesundheitsAkademie e.V. (Hrsg.): Allianz für Gesundheitsförderung. Mabuse Verlag, Frankfurt/M. 2001

GesundheitsAkademie (Hg.): Kommunale Gesundheitsförderung. Mabuse Verlag, Frankfurt/M. 2004

Geyer, S.: Forschungsmethoden in den Gesundheitswissenschaften. Juventa Verlag, Weinheim 2003

Göckenjan, G.: Kurieren und Staat machen. Gesundheit und Medizin in der bürgerlichen Welt. Suhrkamp Verlag, Frankfurt/M. 1985

Göckenjan, G.: Stichwort: Gesundheit. In: Deppe, H.-U. u. a. (Hg.): Öffentliche Gesundheit-Public Health. 1991, a. a. O., S. 15–24
Göpel, E., U. Schneider–Wohlfahrt (Hrsg.): Provokationen zur Gesundheit. Mabuse Verlag, Frankfurt/M. 1994
Gottstein, A. u. a. (Hg.): Handbuch der Sozialen Hygiene und Gesundheitsfürsorge. Springer Verlag, Berlin 1925
Gostomzyk, J.: Versorgungsleistungen des öffentlichen Gesundheitsdienstes (ÖGD). In: Hurrelmann, K., U. Laaser (Hrsg.): Handbuch Gesundheitswissenschaften 1998, a. a. O., S. 581–594
Gove, W.: Sex, marital status and mortality. Am. J. Sociol. 78 (1973) 45–67
Green, L. W. u. a.: Health education planning. Mayfield Press, Palo Alto 1980
Griefahn, B.: Arbeitswelt und Gesundheit. In: Hurrelmann, K., U. Laser (Hg.): Gesundheitswissenschaften. 1998, a. a. O., S. 443–466
Groene, O., M. Garcia-Barbero (eds.): Health promotion in hospitals: evidence and quality management. WHO Regional Office, Copenhagen 2005
Groß, J.: Möglichkeiten und Grenzen medizinischer Versorgung von Patienten und Patientinnen ohne legalen Aufenthaltsstatus. Flüchtlingsrat Berlin e.V., Berlin 2005
Grossmann, R.: Gesundheitsförderung durch Organisationsentwicklung – Organisationsentwicklung durch Projektmanagement. In: Pelikan, J. u. a. (Hg.): Gesundheitsförderung durch Organisationsentwicklung. 1993, a. a. O., S. 43–84
Grossmann, R., K. Scala: Gesundheit durch Projekte fördern. Juventa Verlag, Weinheim und München 1994 (3. Auflage 2001)
Grunow, D., V. Grunow-Lutter: Der öffentliche Gesundheitsdienst im Modernisierungsprozeß. Juventa Verlag, Weinheim/München 2000
Gundermann, K.-O. u. a. (Hg.): Lehrbuch der Hygiene. G. Fischer Verlag, Stuttgart u. New York 1991
Häfner, H.: Psychiatrische Epidemiologie. Springer Verlag, Berlin etc. 1978
Hancock, T.: The mandala of health: a model of the human ecosystem. In: Anderson, R., I. Kickbusch (eds.): Health promotion. A resource book. WHO, Kopenhagen 1990, a. a. O., S. 129–138
Hartwig, J., H. Waller: Gesundheitsarbeit mit Straßenkindern. Zwischenbericht. Lüneburg 2005
Hartwig, J., H. Waller: Gesundheitsbewusstsein und Inanspruchnahme von Krebsvorsorgeuntersuchungen bei Männern. ZAG Forschungs- und Arbeitsberichte, Lüneburg 2004
Haug, C. V.: Gesundheitsbildung im Wandel. Verlag Julius Klinkhardt, Bad Heilbrunn 1991
Health Education Authority: Health promotion and the community pharmacist. Paulton Books, London 1994
Helmert, U. u. a. (Hg.): Müssen Arme früher sterben? Juventa Verlag, Weinheim 2000

Helmert, U.: Soziale Ungleichheit und Krankheitsrisiken. Maro Verlag, Augsburg 2003

Herzlich, C.: Health and illness. A social psychological analysis. Academic Press, London 1973

Hildebrandt, H.: Lust am Leben. Gesundheitsförderung mit Jugendlichen. Ein Ideen- und Aktionsbuch für die Jugendarbeit. 2. Auflage. Brandes & Apsel, Frankfurt/M. 1992

Hölling, G., E. Petersen (Hrsg.): Zukunft der Gesundheit. Mabuse-Verlag, Frankfurt/M. 1995

Hoehne, R.: Gesundheitsarbeit im Kindergarten. In: Ortmann, K. u. Waller, H. (Hg.): Gesundheitsbezogene Sozialarbeit. Schneider Verlag, Baltmannsweiler 2005, S. 102–113

Hoeltz, J. u. a.: Subjektive Morbidität, Gesundheitsrisiken, Inanspruchnahme von Gesundheitsleistungen. Band 1. Infratest Gesundheitsforschung, München 1990

Hoffmann-La Roche AG (Hg.): Roche Lexikon Medizin. Urban & Schwarzenberg, München 1987

Holmes, T. H., R. H. Rahe: The social readjustment rating scale. J. Psychosom. Research 11 (1967), S. 213–218

Homfeldt, H. G. (Hg.): Erziehung und Gesundheit, Deutscher Studien-Verlag, Weinheim 1991

Homfeldt, H. G., S. Steigleder: Gesundheitsvorstellungen und Lebenswelt. Juventa, Weinheim 2003

Homfeldt, H. G.: Gesundheitsarbeit im Stadtteil. In: Ortmann, K. u. Waller, H. (Hg.): Gesundheitsbezogene Sozialarbeit. Schneider Verlag, Baltmannsweiler 2005, S. 143–160

Horn, K. u. a.: Gesundheitsverhalten und Krankheitsgewinn. Westdeutscher Verlag, Köln 1984

House, J. S.: Work stress and social support. Addison-Wesley, Reading 1981

Hunt, S. M.: Subjective health indicators and health promotion. Health Promotion 3 (1988) 23–34

Hurrelmann, K.: Familienstreß, Schulstreß, Freizeitstreß. Gesundheitsförderung für Kinder und Jugendliche. Beltz Verlag, Weinheim und Basel 1990

Hurrelmann, K.: Sozialisation und Gesundheit. 2. Auflage. Juventa Verlag, Weinheim und München 1991

Hurrelmann, K., U. Laaser (Hg.): Gesundheitswissenschaften. Handbuch für Lehre, Forschung und Praxis. Beltz Verlag, Weinheim und Basel 1993. Neuausgabe bei Juventa, Weinheim und München 1998 (3. Auflage 2003)

Hurrelmann, K., U. Laaser: Gesundheitswissenschaften als interdisziplinäre Herausforderung. In: dieselben (Hg.): Gesundheitswissenschaften. 1993, a. a. O., S. 3–25

Hurrelmann, K: Gesundheitssoziologie. Juventa Verlag, Weinheim u. München 2001 (5. Auflage 2003)

Hurrelmann, K., P. Kolip (Hg.): Geschlecht, Gesundheit und Krankheit. Huber Verlag, Bern 2002

Hurrelmann, K., A. Leppin (Hg.): Moderne Gesundheitskommunikation. Huber Verlag, Bern 2002

Hurrelmann, K. u. a. (Hg.): Jugendgesundheitssurvey. Juventa Verlag, Weinheim 2003

Hurrelmann, K. u. a. (Hg.): Lehrbuch Prävention und Gesundheitsförderung. Huber Verlag, Bern 2004

International Union for Health Promotion and Education (ed.): The evidence of health promotion effectiveness. European Commission, Luxembourg/Brussel 1999

Jahoda, M. u. a.: Die Arbeitslosen von Marienthal. Ein soziographischer Versuch über die Wirkungen langandauernder Arbeitslosigkeit. Suhrkamp Verlag, Frankfurt/M. 1975

Jahrbuch für kritische Medizin: Patientenbeteiligung im Gesundheitswesen. Argument Verlag, Hamburg 2005

Jungbauer-Gans, M., P. Kriwy (Hg.): Soziale Benachteiligung und Gesundheit bei Kindern und Jugendlichen. VS-Verlag für Sozialwissenschaften, Wiesbaden 2004

Kahl, H. U. A.: Inanspruchnahme von Früherkennungsuntersuchungen und Maßnahmen zur Gesundheitsförderung. Gesundheitswesen 61 (1999) Sonderheft 2, S. 163–168

Kaplan, R. M.: New health promotion indicators: the general health policy model. Health Promotion 3 (1988) 35–49

Kasl, S. V., S. Cobb: Health behavior, illness behavior, and sick-role behavior. Archives of Environmental Psychology 12 (1966) 246–266, 531–541

Kaufmann, F.-X.: Gesundheitspolitik als Teil der Gesundheitswissenschaften. In: Laaser, U. u. a. (Hg.): Gesundheitswissenschaften und öffentlichen Gesundheitsförderung (1990), S. 239–245

Kickbusch, I.: Aktionsmöglichkeiten der Gesundheitsförderung. In: Trojan, A., B. Stumm (Hg.): Gesundheit fördern statt kontrollieren. 1992, a. a. O., S. 96–116

Kickbusch, I.: Die Gesundheitsgesellschaft. Verlag für Gesundheitsförderung, Gamburg 2005

Kilian, H. u. a.: Die Praxis der Gesundheitsförderung für sozial Benachteiligte im Setting. In: Rosenbrock, R. u. a. (Hg.): Primärprävention im Kontext sozialer Ungleichheit. Verlag für neue Wissenschaft, Bremerhaven 2004, S. 151–230

Kirschner, W. u. a.: § 20 SGB V: Gesundheitsförderung, Krankheitsverhütung – Untersuchung zur Umsetzung durch die Krankenkassen. Asgard Verlag, Sankt Augustin 1995

Klesse, R. u. a.: Gesundheitshandeln von Frauen. Leben zwischen Selbstlosigkeit und Selbst-Bewußtsein. Campus Verlag, Frankfurt/M 1992

Kolip, P. (Hg.): Lebenslust und Wohlbefinden. Beiträge zur geschlechtsspezifischen Jugendgesundheitsforschung. Juventa Verlag, Weinheim und München 1994

Kolip, P.: Familie und Gesundheit. In: Hurrelmann, K. u. U. Laaser (Hg.): Handbuch Gesundheitswissenschaften. 1998, a. a. O. S. 497–518

Kolip, P. (Hg.): Programme gegen Sucht: internationale Ansätze zur Suchtprävention im Jugendalter. Juventa Verlag, Weinheim u. München 1999

Kolip, P. (Hg.): Weiblichkeit ist keine Krankheit. Die Medikalisierung körperlicher Umbruchphasen im Leben von Frauen. Juventa Verlag, Weinheim u. München 2000

Kolip, P., T. Altgeld (Hg.): Geschlechtergerechte Gesundheitsförderung und Prävention. Juventa Verlag, Weinheim 2005

Koos, E. L.: The health of Regionville. Columbia University Press, New York 1954

Krämer, A., L. Prüfer-Krämer (Hg.): Gesundheit von Migranten. Juventa Verlag, Weinheim 2004

Krajic, K. u. a. (eds.): Health promotion in primary health care: general practice and community pharmacy. A European Project. LBISHM, Wien 2001 (ebenda Projektzusammenfassung in deutscher Sprache)

Kranich, C.: Mündigkeit ohne Information ist Illusion! In: Kranich, C., C. Müller (Hg.): Der mündige Patient – eine Illusion? Gesundheitsakademie, Bremen 1993, S. 78–81

Kranich, C., J. Bröcken (Hrsg.): Patientenrechte und Patientenunterstützung in Europa. Nomos-Verlag, Baden-Baden 1997

Kranich, C.: Patientenrechte und Patientenunterstützung im Entwicklungsland Deutschland. Public Health Forum Nr. 26 (1999), S. 6–7

Kreuter, H. u. a.: Das Forschungskonzept der Deutschen Herz-Kreislauf-Präventionsstudie (DHP) – Design und Ergebnisse im Überblick. In: von Troschke, J. u. a. (Hg.): Erfolge gemeindebezogener Prävention. 1991, a. a. O., S. 21–40

Kretschmer, E.: Körperbau und Charakter. Springer Verlag, Berlin etc. 1967

Kühn, H., R. Rosenbrock: Präventionspolitik und Gesundheitswissenschaften. Eine Problemskizze. In: Rosenbrock, R. u. a. (Hg.): Präventionspolitik 1994, a. a. O., S. 30–53

Küpper, K., J. von Troschke: Gesundheitsberatung durch Apotheker. In: Lemke-Goliasch, P. u. a. (Hg.): Gesund Leben in der Gemeinde 1992, a. a. O., S. 77–85

Kuhlmann, E., P. Kolip: Gender und Public Health. Juventa Verlag, Weinheim 2005

Kuhn, K.: Betriebliche Gesundheitsförderung. Stand und Perspektiven. In: Trojan, A., B. Stumm (Hg.): Gesundheit fördern statt kontrollieren. 1992, a. a. O., S. 141–151

Laaser, U. u. a. (Hg.): Gesundheitswissenschaften und öffentliche Gesundheitsförderung. Springer Verlag, Berlin etc. 1990

Laaser, U. u. a.: Prävention, Gesundheitsförderung und Gesundheitserziehung. In: Hurrelmann, K., U. Laaser (Hg.): Gesundheitswissenschaften. 1993, a. a. O., S. 176–203

Laaser, U.: Ethische Fragen in der Prävention. In: Allhoff, P. u. a. (Hg.): Krankheitsverhütung und Früherkennung. 1997, a. a. O., S. 77–90

Labisch, A. (Hg.): Kommunale Gesundheitsförderung – aktuelle Entwicklungen, Konzepte, Perspektiven. Deutsche Zentrale für Volksgesundheitspflege, Frankfurt/M. 1990

Labisch, A.: Homo Hygienicus. Gesundheit und Medizin in der Neuzeit. Campus Verlag, Frankfurt/M. u. New York 1992

Labisch, A., W. Woelk: Geschichte der Gesundheitswissenschaften. In: Hurrelmann, K., U. Laaser (Hg.): Handbuch der Gesundheitswissenschaften, 1998, a. a. O., S. 49–90

Lafaille, R.: Auf dem Weg zu einer Gründung der Gesundheitswissenschaften: Möglichkeiten, Herausforderungen, Fallstricke. In: Göpel, E. U., Schneider-Wohlfahrt (Hg.): Provokationen zur Gesundheit. 1994, a. a. O., S. 229–266

Lalonde, M.: A new perspective on the health of Canadians – a working document. Government of Canada. Ottawa 1974

Landesverein für Gesundheitspflege Niedersachsen e. V. (Hg.): Projekt Arbeitskreise Gesundheit. Dokumentation, Hannover o. J.

Lehmann, M., K. Riemann: Programm zur Intensivierung der Gesundheitserziehung durch den öffentlichen Gesundheitsdienst. Freiburg 1990

Lehner, I. M. u. a.: Fühlst Du Dich nicht wohl? Gesundheitsförderung im Kindergarten. Lambertus Verlag, Freiburg 1991

Lehnhardt, U.: Bewertung der Wirksamkeit betrieblicher Gesundheitsförderung. Zeitschrift für Gesundheitswissenschaften 11 (2003) 18–37

Lemke-Goliasch, P. u. a. (Hg.): Gesund Leben in der Gemeinde. Erfahrungen aus der Deutschen Herz-Kreislauf-Präventionsstudie (DHP) Asgard-Verlag, St. Augustin 1992

Liedekerken, P. C. u. a.: Effectiveness of health education. Van Gorcum, Assen 1990

Lobnig, H. (Hg.): Gesundheitsförderung in Settings: Gemeinde, Betrieb, Schule und Krankenhaus. Eine österreichische Forschungsbilanz. Facultas-Univ.-Verlag, Wien 1996

Mackenbach, J., M. Bakker (eds.): Reducing inequalities in health: a European perspective. Routlege, London 2002

Marmot, M., R. G. Wilkinson (eds.): Social determinants of health. Oxford University Press, Oxford 1999

Marzinzik, K.: Soziale Gesundheitsarbeit: Perspektiven für eine lebensweltorientierte Prävention. Diss. phil. Universität Bielefeld 2005

Maschewsky, W.: Umweltgerechtigkeit, Public Health und soziale Stadt. VAS-Verlag, Frankfurt/M. 2001

Maschewsky-Schneider, U. u. a.: Lebensbedingungen, Gesundheitskonzepte und Gesundheitshandeln von Frauen. In: Stahr, I. u. a. (Hg.): Frauengesundheitsbildung. 1991, a. a. O., S. 22–35

Maschewsky-Schneider, U.: Frauen sind anders krank. Juventa Verlag, Weinheim 1997

McKeown, T.: Die Bedeutung der Medizin. Suhrkamp Verlag, Frankfurt/M. 1982
Matzat, J.: Selbsthilfe und Patientenpartizipation im Gesundheitswesen. Psychomed (2005) 17/1, S.14–20
McQueen, D. u. a.: Changing the public health. John Wiley & Sons, Chichester etc. 1989
Michaelis, J. u. a.: Krebserkrankungen im Kindesalter in der Umgebung westdeutscher kerntechnischer Anlagen. Dt. Ärzteblatt 89 (1992), S. 1386–1390
Mielck, A. (Hg.): Krankheit und soziale Ungleichheit. Leske und Budrich, Opladen 1994
Mielck, A.: Soziale Ungleichheit und Gesundheit. Verlag Hans Huber, Bern 2000
Mielck, A. (Hg.): Städte und Gesundheit. Verlag Jacobs, Lage 2002
Mielck, A.: Soziale Ungleichheit und Gesundheit. Einführung in die aktuelle Diskussion. Huber Verlag, Bern 2005
Millstein, D. G., C. E. Irwin: Concepts of health and illness. Health Psychology 6 (1987) 515–524
Milz, H.: Der wiederentdeckte Körper. Vom schöpferischen Umgang mit sich selbst. Artemis & Winkler Verlag, München und Zürich 1992
Milz, H.: Ganzheitliche Medizin. Neue Wege zur Gesundheit. Athenäum Verlag, Königstein 1985
Milz, H.: Persönliche Gesundheit in ökosozialer Verantwortung. In: Göpel, E., U. Schneider-Wohlfahrt (Hg.): Provokationen zur Gesundheit. Mabuse Verlag, Frankfurt/M. 1994, S. 17–32
Minkler, M. (ed.): Community organizing and community building for health. Rutgers University Press, New Brunswick 1997
Mühlum, A. u. a.: Sozialarbeit und Gesundheitsarbeit. Versuch einer Positionsbestimmung. DGS-Mitgliederrundbrief, Dezember 1997
Müllensiefen, D.: Möglichkeiten und Grenzen sozialarbeiterischer Gesundheitsarbeit mit Arbeitslosen. In: Maier, K., Müllensiefen, D. (Hg.): Der Teufelskreis von Arbeitslosigkeit und gesundheitlichen Einschränkungen. Freiburg 1991
Müller, E. u. a.: Gesundheitsförderliche Organisationsentwicklung im Krankenhaus. Juventa Verlag, Weinheim u. München 1997
Neubauer, G., A. Wilser: Expertise „Jugendhilfe und Gesundheitsförderung". Landesjugendbericht Baden-Württemberg 2004
Neuhaus, R., W. F. Schräder: Modellversuche zur kommunalen Planung im Gesundheitswesen. In: Labisch, A. (Hg.): Kommunale Gesundheitsförderung. 1989, a. a. O., S. 205–215
Niedersächsische Kommission Gesundheitsförderung: Gesundheit 2000. Neue Wege der Gesundheitsförderung in Niedersachsen. Hannover 1992
Nordlohne, E., P. Kolip: Gesundheits- und Krankheitskonzepte 14- bis 17jähriger Jugendlicher: Ergebnisse einer repräsentativen Jugendbefragung. In: Kolip, P. (Hg.): Lebenslust und Wohlbefinden. a. a. O., S. 121–138

Noack, H.: Gesundheitsinformationen für gesunde Städte: Voraussetzungen lokaler Gesundheitsberichterstattung. In: Thiele, W., A. Trojan (Hg.): Lokale Gesundheitsberichterstattung. 1990, a. a. O., S. 27–36

Noack, H., R. Rosenbrock: Stand und Zukunft der Berufspraxis im Bereich Public Health. In: Schaeffer, D. u. a. (Hg.): Public Health und Pflege. 1994, a. a. O., S. 129–158

Oakley, A.: The family, marriage, and its relationship to illness. In: Tuckett, D. (ed.): An introduction to medical sociology. Tavistock, London 1976, S. 74–109

O'Donnell, T., G. Gray: The health promoting college. Health Education Authority, London 1993

Oppolzer, A., T. Rosenthal: Gesundheitsförderung als betriebliche Sozialpolitik. In: Pelikan, J., S. Wolff (Hrsg.): Das gesundheitsfördernde Krankenhaus. 1999, a. a. O., S. 200–216

Ortmann, K., H. Waller (Hg.): Gesundheitsbezogene Sozialarbeit. Schneider Verlag, Baltmannsweiler 2005

Ovretveit, J.: Evaluation gesundheitsbezogener Leistungen. Huber Verlag, Bern 2002

Paulus, P. (Hg.): Prävention und Gesundheitsförderung. Perspektiven für die psychosoziale Praxis. GwG-Verlag, Köln 1992

Paulus, P., G. Brückner (Hrsg.): Wege zu einer gesünderen Schule. dgtv-Verlag, Freiburg 2000

Pearlin, L. I., C. Schooler: The structure of coping. Journal of Health and Social Behavior 19 (1978), S. 2–21

Pelikan, J. u. a. (Hg.): Gesundheitsförderung durch Organisationsentwicklung. Konzepte, Strategien und Projekte für Betriebe, Krankenhäuser und Schulen. Juventa Verlag, Weinheim und München 1993

Pelikan, J., K. Krajic: Gesundheitsförderung im und durch das Krankenhaus – Konzepte und Strategien, Projekte und Netzwerke. In: Pelikan, J. u. a. (Hg.): Gesundheitsförderung durch Organisationsentwicklung. 1993, a. a. O., S. 85–99

Pelikan, J., S. Wolff (Hrsg.): Das gesundheitsfördernde Krankenhaus Juventa Verlag, Weinheim und München 1999

Pelikan, J., G. Conrad: Internationale Entwicklung Gesundheitsfördernder Krankenhäuser. Public Health Forum Nr. 23 (1999), S. 17

Pelletier, K. A.: Review and analysis of the health and cost-effective outcome studies of comprehensive health promotion and disease prevention programs. Amer. J. Hlth. Promotion 5 (1991), S. 311–315

Pfaff, H., W. Slesina (Hg.): Effektive betriebliche Gesundheitsförderung. Juventa Verlag, Weinheim 2001

Razum, O. u. a.: Gesundheitsversorgung von Migranten. Deutsches Ärzteblatt 101 (2004) 2326–2330

Redler E. (Hg.): Der Körper als Medium zur Welt. Mabuse Verlag, Frankfurt/M. 1994

Reschke, K.: Gestaltung gesundheitsrelevanter Informationen. In: Schwarzer, R. (Hg.): Gesundheitspsychologie. 1990, a. a. O., S. 461–474

Richter, A. u. a. (Hg.): Gesund in allen Lebenslagen. ISS Pontifex, Frankfurt/M. 2004

Riemann, K.: Nutzen der Evaluation. In: Bundesvereinigung für Gesundheitserziehung (Hg.): Praxisnahe Evaluation gesundheitsfördernder Maßnahmen. 1991, a. a. O., S. 15–28

Rittner, V.: Selbstbehauptung mit dem Körper – Schlankheit, Fitneß und Sportlichkeit als Körperideale und neue soziale Zwänge. In: Göpel, E., U. Schneider-Wohlfahrt (Hrsg.): Provokationen zur Gesundheit. 1994, a. a. O., S.195–210

Robert-Koch-Institut (Hg.): Schutzimpfungen. Verlag Robert-Koch-Institut, Berlin 2000

Robert-Koch-Institut (Hg.): Selbsthilfe im Gesundheitsbereich. Gesundheitsberichterstattung des Bundes, Heft 23, Berlin 2004

Robert-Koch-Institut (Hg.): Armut, Soziale Ungleichheit und Gesundheit. Berlin 2005

Rosenbrock, R. u. a. (Hg.): Präventionspolitik. Gesellschaftliche Strategien der Gesundheitssicherung. Edition Sigma, Berlin 1994

Rosenbrock, R.: Gesundheitspolitik. In: Hurrelmann, K. u. U. Laaser (Hrsg.): Handbuch Gesundheitswissenschaften 1998, a. a. O., S. 707–752

Rosenbrock, R., T. Gerlinger: Gesundheitspolitik. Huber Verlag, Bern 2004

Rosenbrock, R. u. a. (Hg.): Primärprävention im Kontext sozialer Ungleichheit. Verlag für neue Wissenschaft, Bremerhaven 2004

Rosenstock, I. M.: Why people use health services. Milbank Memorial Fund Quarterly 44 (1966) 94–127

Rosenstock, I. M.: The health belief model and preventive health behavior. In: Health Education Monographs 2 (1974) 354–386

Rootman, I. U. A. (eds.): Evaluation in health promotion. WHO Kopenhagen 2001

Rühl, J.: Sport und Gesundheit. In: Gesundheitsakademie (Hg.): Gesundheit gemeinsam gestalten. Mabuse Verlag, Frankfurt/M. 2001), S. 140–149

Sachverständigenrat für die Konzertierte Aktion im Gesundheitswesen: Sachstandsbericht 1994 „Gesundheitsversorgung und Krankenversicherung 2000". Manuskript

Sachverständigenrat für die Konzertierte Aktion im Gesundheitswesen: Bedarfsgerechtigkeit und Wirtschaftlichkeit. Gutachten (Kurzfassung) 2000/2001

Sachverständigenrat zur Begutachtung der Entwicklung im Gesundheitswesen: Koordination und Qualität im Gesundheitswesen. Gutachten (Kurzfassung) 2005, www.svr-gesundheit.de/Gutachten/Gutacht05/Kurzfassung.pdf

Schaefer, G.: Der Gesundheitsbegriff bei verschiedenen Völkern – Eine internationale Vergleichsstudie. In: Trojan, A., B. Stumm (Hg.): Gesundheit fördern statt kontrollieren. 1992, a. a. O., S. 50–71

Schaeffer, D. u. a. (Hg.): Public Health und Pflege. Zwei neue gesundheitswissenschaftliche Disziplinen. Edition Sigma, Berlin 1994

Schaeffer, D. u. a.: Evaluation der Modellprojekte zur unabhängigen Patientenberatung und Nutzerinformation. Huber Verlag, Bern 2005

Schipperges, H. u. a.: Die Regelkreise der Lebensführung. Gesundheitsbildung in Theorie und Praxis. Deutscher Ärzte-Verlag, Köln 1988

Schipperges, H.: Verwurzelung und Entfaltung des präventiven Denkens und Handelns. In: Allhoff, P. u. a. (Hg.): Krankheitsverhütung und Früherkennung. 1997, a. a. O., S. 3–15

Schmidtke, J.: Humangenetik: Sind Gesundheit und Krankheit angeboren? In: Schwartz, F. W. u. a. (Hg.): Das Public Health Buch. Urban & Schwarzenberg, München etc 1998, S. 32–50

Schnabel, P.-E.: Familie und Gesundheit. Juventa Verlag, Weinheim 2001

Schneider-Wohlfahrt, U., O. Wack (Hrsg.): Entspannt sein, Energie haben. Achtzehn Methoden der Körpererfahrung. Beck Verlag München 1995

Schreiner-Kürten, K.: Prävention erreicht 1.4 Millionen. Gesundheit und Gesellschaft 7 (2004) Ausgabe 5, S. 14–15

Schwartz, F. W. u. a. (Hg.): Das Public Health Buch. Gesundheit und Gesundheitswesen. Urban & Schwarzenberg 1998 (2. Auflage 2003)

Schwarzer, R. (Hg.): Gesundheitspsychologie. Ein Lehrbuch. Hogrefe Verlag, Göttingen etc. 1990 (2. Auflage 1997)

Schwarzer, R.: Psychologie des Gesundheitsverhaltens. Hogrefe Verlag für Psychologie, Göttingen etc. 1992 (3. Auflage 2004)

Schwenkmezger, P.: Emotionen und Gesundheit. Zeitschrift für Klinische Psychologie 21 (1992), S. 4–16

Scriven, A., J. Orme (eds.): Health promotion – professional perspectives. Macmillan Press, Houndsmills 1996

Seiffge-Krenke, I.: Gesundheitspsychologie des Jugendalters. Hogrefe Verlag, Göttingen etc. 1994

Selye, H.: Einführung in die Lehre vom Adaptationssyndrom. Thieme Verlag, Stuttgart 1953

Siegrist, J.: Soziale Krisen und Gesundheit. Hogrefe, Göttingen etc. 1994

Sievers, B.: Theorie und Praxis der Organisationsentwicklung. In: Pelikan, J. u. a. (Hg.): Gesundheitsförderung durch Organisationsentwicklung. 1993, a. a. O., S. 34–42

Slesina, W. u. a.: Betriebliche Gesundheitsförderung. Juventa Verlag, Weinheim und München 1998

Sonntag, U. u. a. (Hg.): Gesundheitsfördernde Hochschulen. Juventa Verlag, Weinheim 2000

Statistisches Bundesamt (Hg.): Gesundheitsbericht für Deutschland. Verlag Metzler-Poeschel, Stuttgart 1998

Stark, W. (Hg.): Lebensweltbezogene Prävention und Gesundheitsförderung. Konzepte und Strategien für die psychosoziale Praxis. Lambertus Verlag, Freiburg 1989

Stark, W.: Über die Schwierigkeiten, sich einzumischen. In: Altgeld, T. u. a. (Hrsg.): Wie kann Gesundheit verwirklicht werden? 1997, a. a. O., S. 135–154

Sting, S., G. Zurhorst (Hrsg.): Gesundheit und Soziale Arbeit. Juventa Verlag, Weinheim und München 2000

Stöckel, S., U. Walter (Hg.): Prävention im 20. Jahrhundert. Juventa Verlag, Weinheim 2002

Stollberg, G.: Aspekte einer Geschichte von Public-Health-Konzeptionen in Deutschland. In: Schaeffer, D. u. a. (Hg.): Public Health und Pflege. 1994, a. a. O., S. 29–42

Stott, N. C. H., R. Pill: Health beliefs in an urban community. Department of General Practice, Welsh National School of Medicine, 1980

Stumm, B., A. Trojan (Hg.): Gesundheit in der Stadt. Modelle – Erfahrungen – Perspektiven. Fischer Taschenbuch Verlag, Frankfurt/M. 1994

Trabert, G.: Gesundheitsarbeit in der Wohnungslosenhilfe. In: Ortmann, K. u. Waller, H. (Hg.): Gesundheitsbezogene Sozialarbeit. Schneider Verlag, Baltmannsweiler 2005, S. 161–177

Thiele, W., A. Trojan (Hg.): Lokale Gesundheitsberichterstattung. Asgard-Verlag, Sankt Augustin 1990

Townsend, P., N. Davidson (eds.): Inequalities in health. The Black report. Penguin Books, Harmondsworth 1982

Trabert, G.: Der Kontext Wohnungslosigkeit und Gesundheit. In: Ortmann, K., H. Waller (Hg.): Sozialmedizin in der Sozialarbeit. Verlag für Wissenschaft und Forschung, Berlin 2000, S. 26–40

Trojan, A. (Hg.): Wissen ist Macht. Fischer, Frankfurt/M. 1986

Trojan, A., H. Hildebrandt: Konzeptionelle Überlegungen zu gesundheitsbezogener Netzwerkförderung auf lokaler Ebene. In: Stark, W. (Hg.): Lebensweltbezogene Prävention und Gesundheitsförderung. 1989, a. a. O., S. 97–116

Trojan, A., B. Stumm (Hg.): Gesundheit fördern statt kontrollieren. Eine Absage an den Mustermenschen. Fischer Taschenbuch Verlag, Frankfurt/M. 1992

Trojan, A., H. Legewie: Gesundheitsberichterstattung und Public Health. Public Health Forum Nr. 5 (1994) 5–6

Trojan, A., H. Legewie: Nachhaltige Gesundheit und Entwicklung. VAS-Verlag, Frankfurt/M. 2001

Tsouros, A. D. (Hg.): Gesunde Städte. Zwischenbericht. 1987–1990. Fränkische Nachrichten, Tauberbischofsheim 1991

Vogt, I.: Psychologische Grundlagen der Gesundheitswissenschaften. In: Hurrelmann, K., U. Laaser (Hg.): Gesundheitswissenschaften. 1998, a. a. O., S. 117–144

von Ferber, C.: Gesundheitsverhalten. In: Siegrist, J., A. Hendel-Kramer (Hg.): Wege zum Arzt. Urban & Schwarzenberg, München etc. 1979, a. a. O., S. 7–23 von Ferber, C. u. a.: Hilfebedürftigkeit im Niemandsland: Überforderung primärsozialer Hilfen – „Selbstbeschränkung" professioneller Gesundheitshilfen. In: Labisch, A. (Hg.): Kommunale Gesundheitsförderung. 1989, a. a. O., S. 61–68

von Ferber, C.: Verzahnung und Selbsthilfe. Voraussetzungen und Bedingungen bürgernaher Gesundheitspolitik. Soziale Sicherheit 43 (1994), S. 3–7

von Kardorff, E.: Die Gesundheitsbewegung – eine Utopie im Rückspiegel. In: GesundheitsAkademie (Hrsg.): Macht-Vernetzung-Gesund? 1996, a. a. O., S. 15–43

von Troschke, J.: Gesundheit ist lernbar. Rocom Verlag, Basel 1978

von Troschke, J.: Organisation und Praxis der Prävention in der Bundesrepublik Deutschland. In: Elkeles, T. u. a. (Hg.): Prävention und Prophylaxe. 1991a, a. a. O., S. 75–105

von Troschke, J. u. a. (Hg.): Erfolge gemeindebezogener Prävention. Ergebnisse aus der Deutschen Herz-Kreislauf-Präventionsstudie (DHP). Asgard-Verlag, St. Augustin 1991b

von Troschke, J.: Gesundheits- und Krankheitsverhalten. In: Hurrelmann, K., U. Laaser (Hg.): Gesundheitswissenschaften. 1998, a. a. O., S. 371–394

Vuori, H.: Das medizinische Modell und die Ziele der Gesundheitserziehung. Int. J. f. Gesundheitserziehung 23 (1980) 11–25

Waller, H.: Gesundheitsförderung in der Praxis. In: Geiger, A., H. Kreuter (Hrsg.): Handlungsfeld Gesundheitsförderung. 10 Jahre nach Ottawa. Verlag für Gesundheitsförderung, Gamburg 1997, S. 93–101

Waller, H.: Gesundheitsförderung durch Soziale Arbeit. In: GesundheitsAkademie (Hg.): Gesundheit gemeinsam gestalten. Mabuse Verlag, Frankfurt/M. 2001, S. 196–202

Waller, H.: Sozialmedizin. Grundlagen und Praxis. 5. Auflage. Kohlhammer Verlag, Stuttgart 2002

Waller, H.: Gesundheitsarbeit in sozialen Diensten. ZAG Forschungs- und Arbeitsberichte. Lüneburg 2004

Waller, H.: Sozialepidemiologie und Sozialarbeit. In: Mielck, A., K. Bloomfield (Hg.): Sozialepidemiologie. Juventa Verlag, Weinheim 2001a, S. 301–308

Walter, U. u. a. (Hg.): Prävention durch Krankenkassen. Juventa Verlag, Weinheim 2002

Waltz, E. M.: Soziale Faktoren bei der Entstehung und Bewältigung von Krankheit – ein Überblick über die empirische Literatur. In: Badura, B. (Hg.): Soziale Unterstützung und chronische Krankheit. 1981, a. a. O., S. 40–119

Wanner, H. U.: Städteplanung. in: Gundermann, K.-O. u. a. (Hg.): Lehrbuch der Hygiene. G. Fischer Verlag, Stuttgart etc. 1991, S. 201–203

Weber, I. u. a.: Gesundheitsprobleme der Bevölkerung in der Bundesrepublik Deutschland. Nomos Verlag, Baden-Baden 1990

Weber, H.: Belastungsverarbeitung. Zeitschrift für Klinische Psychologie 21 (1992) 17–27

Weidtmann, V.: Prävention durch Impfung. In: Allhoff, P. u. a. (Hg.): Krankheitsverhütung und Früherkennung. 1997, a. a. O., S. 125–152
Wenzel, E. (Hg.): Die Ökologie des Körpers. Suhrkamp Verlag, Frankfurt/M. 1986
WHO: Einzelziele für „Gesundheit 2000". Kopenhagen 1985
WHO: Europäische Charta Umwelt und Gesundheit. Kopenhagen 1989
WHO: Gesunde Städte. Leitfaden zur Entwicklung eines Gesunde-Städte-Projekts. Kopenhagen 1992
WHO: Ziele zur „Gesundheit für alle". Die Gesundheitspolitik für Europa. Kopenhagen 1992
WHO: Gesundheit 21 – Gesundheit für alle im 21. Jahrhundert. Kopenhagen 1999
WHO: The world health report 2004 – changing history. Genf 2005
Whitehead, M.: The health divide. Health Education Council, London 1987
Winslow, C.-E. A.: The untilled fields of public health. Science 51 (1920) 23
Wismar, M.: Gesundheitsziele für Deutschland und Niedersachsen. Impulse-Newsletter zur Gesundheitsförderung Nr. 28 (2000), S. 2
Wohlfahrt, U.: Die TeilnehmerInnenschaft in der Gesundheitsbildung. Impulse-Newsletter zur Gesundheitsförderung Nr. 23 (1999), S. 8
Wohlfahrt, U.: Gesundheitsförderung in der Erwachsenenbildung. In: Gesundheits-Akademie (Hg.): Gesundheit gemeinsam gestalten. Mabuse Verlag, Frankfurt/M. 2001, S.183–191
Wolff, H. G.: Life stress and bodily disease. William & Wilkens, Baltimore 1950
Wulfhorst, B.: Theorie der Gesundheitspädagogik. Juventa Verlag, Weinheim 2002
Wydler, H. u. a. (Hg.): Salutogenese und Kohärenzgefühl. 2. Auflage. Juventa Verlag, Weinheim 2002
Young, M. A.: Review of research and studies of health education practice. Health education Monographs No. 23 (1967)

Register

A
Adaptationssyndrom
  allgemeines 73
AIDS-Aufklärung 209, 217, 225
AIDS-Hilfen 209
AIDS-Prävention 206, 217, 224
Aktionsprogramm für nachhaltige Entwicklung für das 21. Jahrhundert 65
Alameda County Studie 50, 57
Allergien 69
Anforderungs-Ressourcen-Modell 25
Apotheken 117
Arbeit 85
Arbeit und Gesundheit 125
Arbeitslosigkeit und Gesundheit 96
Arbeitsplatz
  Belastungen am 86
Arbeitsschutz 197
  gesundheitlicher 199
Arbeitsunfälle 87

B
Berufskrankheiten 87
Betriebe 124
Bewegung 204
Bildungs- und Sozialwesen 117

C
cycle of deprivation 92

D
Deutsche Herz-Kreislauf-Präventionsstudie (DHP) 203
Drogenkonsumenten 227

E
Effektivität gesundheitserzieherischer Maßnahmen 147
Einflussgrößen gesundheitlicher Outcomes 128
Emotionen und Gesundheit 72
erbliche Erkrankungen 71
Ernährung 53, 204
Erwachsenenbildung 119
Evaluation 141

F
Frühberentungen 87
Früherkennungsmaßnahmen
  Effektivität der 244
Früherkennungsuntersuchungen 243
  Inanspruchnahme von 54

G
Gefängnisse 123
Gemeinwesenarbeit 121
genetisch bedingte Dispositionen 71
Gesunde-Städte-Programm 123, 139
Gesunde-Städte-Projekt 171
  Evaluation des -s 175
Gesundheit 10
  Arbeit und 62, 85
  Arbeitskreise 136
  Arbeitslosigkeit und 95
  Bildung und 61
  Familie und 59
  Förderung der psychischen 227
  im historischen Kontext 11
  Laienkonzepte von 13
  ökologische Ressourcen für 64
  ökologische Risiken für 98
  personale Ressourcen für 37
  seelische 39
  soziale Benachteiligung und 89
  soziale Ressourcen für 56
  soziale Schicht und 60
  subjektive Vorstellungen von 14
  wissenschaftliche Konzepte von 19
  Wohnen und 63, 88
gesundheitliche Ungleichheit 94
Gesundheitsarbeit 120, 230
Gesundheitsaufklärung 214
Gesundheitsaufklärungskampagnen 216
Gesundheitsberatung 214
Gesundheitsberichterstattung 149
Gesundheitsbewegung 134
Gesundheitsbewusstsein 40
Gesundheitsbildung 219
  an Volkshochschulen 119
Gesundheits-Check-up 54, 115, 245
Gesundheitsdefinitionen 10
Gesundheitsdienst
  öffentlicher 107, 198
Gesundheitserziehung 219

Register

gesundheitsfördernde Schulen 118
gesundheitsförderndes Krankenhaus 116, 177
   Evaluation 180
Gesundheitsförderung 156
   bei sozial Benachteiligten 230
   betriebliche 124
   Evaluation der 148
   in Hochschulen 119
   Maßnahmen zur 53
   Setting-Ansatz in der 169
   Strategien und Methoden 161
Gesundheitsförderung und Prävention
   Verhältnis von 158
Gesundheitshandeln 47
Gesundheitsindikatoren 151
Gesundheitskonferenzen 136
Gesundheits-Krankheits-Kontinuum 20
Gesundheitsmanagement 137
Gesundheitspädagogik 221
Gesundheitspflege 109
Gesundheitspolitik 132
Gesundheitspotenziale 157
Gesundheitsprobleme 97
Gesundheitsressourcen 35, 153
   Lebensbedingungen als 55
   physische 37
   psychische 38
Gesundheitsrisiken 153
   Persönlichkeitseigenschaften als 71
   physische 70
   psychische 71
Gesundheitsschutz 109, 197
Gesundheitsselbsthilfe 103, 233
Gesundheitssysteme
   formelle 107
   informelle 102
Gesundheitssystemgestaltung 127
Gesundheitstraining 238
Gesundheitsuntersuchungen 115, 245
Gesundheitsverhalten 41, 92
   Konzepte zum 43
Gesundheitsversorgung
   Kommunalisierung der 135
Gesundheitswesen
   Patientenorientierung des -s 136
Gesundheitsziele 130
Gesundheitszirkel in Betrieben 136
Gesundheitszustand
   subjektiver 31

H
Health-Belief-Modell 43, 44
health-field-concept 129

I
Impfempfehlungen 242

K
Kassenpraxen 114
Kindertagesstätten 120
Kohärenzsinn 20, 39
Kontrollüberzeugung
   internale 39
Konzept der sozialen Unterstützung 56
Krankenhausbereich 116
Krankenstand 88
Krankenversicherung
   gesetzliche 110
Krankheitsfrüherkennungsuntersuchungen 192
Krebserkrankungen 68

L
Lebensereignisse
   kritische 74
Lebenslauf
   Übergänge im 80
Lebensqualität
   gesundheitsbezogene 152
Lebensstile 50
Lebensweisenkonzept 49

M
Mandala-Modell der Gesundheit 30, 131
Menschen ohne legalen Aufenthaltsstatus 97
Methoden der Körpererfahrung 239
Migration
   gesundheitliche Auswirkungen von 96
Mobbing 229
Modelllernen 215

N
Nichtraucherschutz 85

O
Obdachlosigkeit
   gesundheitliche Auswirkungen der 96
Organisationsentwicklung 137
Ottawa-Charta zur Gesundheitsförderung 161

P
Partizipation der BürgerInnen 135
Planung 140
Politik für Gesundheit 129
Prävention 185
   AIDS- 206, 217, 224
   primäre 185
   sekundäre 185, 191
   Strategien und Methoden 161
   Sucht- 226

tertiäre 185
Verhaltens- 193
Präventionsgesetz 114
Präventionsmaßnahmen 189
Präventionsziele 189
Präventivmedizin 190, 241
Primärprävention des Rauchens 225
Projektmanagement 138
Public Health Action Cycle 141

Q
Qualitätsmanagement 145
Qualitätssicherung 145

R
Rassenhygiene 12
Rauchen 81, 204
Risikofaktoren 189
Risikogesellschaft 70, 94, 100
Risikokonstellationen
altersspezifische 80
geschlechtsspezifische 78
Risikopersönlichkeit 75
Risikoverhalten 75

S
Safer Sex 210
Safer Use 210
Salutogenese 24
salutogenetisches Modell von Antonovsky 19
Schulen 117
Schutzimpfungen 242
Sekundärprävention 191
Selbsthilfegruppen 104, 112
Selbsthilfekontaktstellen 104, 112, 237
Selbsthilfeorganisationen 104, 112
Setting-Ansatz 169
§ 20 SGB V 54
§ 20 SGB V 111, 112
soziale Dienste 120
soziale Netzwerke 56
sozialepidemiologisches Modell der Krankheits-
entstehung und -verhütung 66

Sozialhygiene 12
sozialisationstheoretisches Gesundheitsmodell 27
sportliche Aktivitäten 53, 240
Stadtentwicklungsprojekte 121
Stadtteile mit besonderem Entwicklungsbedarf – die
soziale Stadt 121
Stiftung Prävention und Gesundheitsförderung 114
Stress-Modell 73
Stressoren
psychische 74
soziale 74
Suchtprävention 226

T
Tabakkontrolle 85
Todesursachen 68
Träger und Anbieter präventiver Dienstleistungen
108
transtheoretisches Modell 45
Tuberkulosesterblichkeit 190, 191

U
Umwelt
gesunde 64
Umweltschutz 197
gesundheitlicher 200

V
Verbraucherschutz 198
Verhaltensprävention 193
Verhältnisprävention 195
victim-blaming 223
Vorsorgeuntersuchungen 53
Vorsorgeverhalten 44

W
WHO-Definition von Gesundheit 10
Wohnen und Gesundheit 88

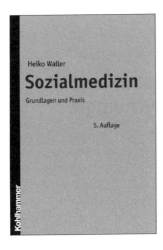

Heiko Waller
Sozialmedizin
Grundlagen und Praxis

5., überarb. und erw. Auflage 2002
255 Seiten mit 27 Abb. und
35 Tab. Kart.
€ 24,80
ISBN 3-17-017015-5

Sozialmedizin verbindet die medizinische und die sozialwissenschaftliche Sichtweise von Krankheit und Behinderung und wendet sie in Prävention, Sozialtherapie und Rehabilitation praktisch an.

Dem Autor gelingt es in diesem Buch, den Leser mit den Grundlagen der Sozialmedizin und den sozialmedizinischen Aspekten der heutigen Haupterkrankungen vertraut zu machen. Aufgrund des methodischen Aufbaus und der Verbindung von Grundlagen und Krankheitslehre ist das Buch zu einem Standardwerk insbesondere für die nicht-ärztlichen Berufe im Gesundheitswesen geworden.

Der Autor:
Prof. Dr. Dr. **Heiko Waller** M. Sc. ist Arzt und Soziologe und lehrt Sozialmedizin am Fachbereich Sozialwesen der Fachhochschule in Lüneburg. Er ist Leiter der Sektion Gesundheitssoziologie und Sozialmedizin im Zentrum für Angewandte Gesundheitswissenschaften der Fachhochschule und der Universität Lüneburg.

▶ www.kohlhammer.de

W. Kohlhammer GmbH · 70549 Stuttgart
Tel. 0711/7863-7280 · Fax 0711/7863-8430

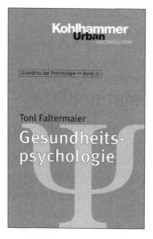

Toni Faltermaier

Gesundheitspsychologie

2005. 368 Seiten mit 9 Abb. und 4 Tab. Kart.
€ 19,-
ISBN 3-17-017187-9
Urban-Taschenbücher, Band 571
Grundriss der Psychologie, Band 21

Dieses Lehrbuch stellt eine systematische Einführung in die noch junge Disziplin der Gesundheitspsychologie dar. Der Autor gibt eine in sich geschlossene und aktuelle Übersicht über zentrale gesundheitspsychologische Theorien, wichtige Ergebnisse der Forschung und neue Anwendungsmöglichkeiten. Ausgehend von den Problemen unseres medizinischen Gesundheitssystems entwickelt er die Grundfragen und -begriffe einer modernen Psychologie der Gesundheit. Theoretische Modelle der Krankheitsentstehung und der Salutogenese werden als Orientierung herangezogen, um die psychischen und sozialen Einflüsse auf den Gesundheits- und Krankheitsprozess systematisch zu beschreiben. Einen großen Raum nimmt dabei die Bedeutung der Gesundheitspsychologie für die Praxis ein, insbesondere für die dringend notwendige Prävention und Gesundheitsförderung.

Der Autor:

Professor Dr. **Toni Faltermaier**, Dipl.-Psych., lehrt und forscht am Institut für Psychologie, Bereich Gesundheitspsychologie und Gesundheitsbildung, der Universität Flensburg.

▶ www.kohlhammer.de

W. Kohlhammer GmbH · 70549 Stuttgart
Tel. 0711/7863 - 7280 · Fax 0711/7863 - 8430

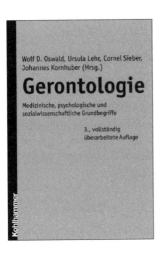

Oswald/Lehr/Sieber
Kornhuber (Hrsg.)

Gerontologie

Medizinische, psychologische und sozialwissenschaftliche Grundbegriffe

3., vollst. überarb. Auflage 2006
488 Seiten mit 23 Abb. und 36 Tab.
Fester Einband/Fadenheftung
€ 49,80
ISBN 3-17-018633-7

Dieses Buch ist ein umfangreiches Nachschlagewerk, das in 70 Beiträgen auf übersichtliche und systematische Weise die neuesten wissenschaftlichen Erkenntnisse und auch praxisorientierte Anwendungsmöglichkeiten im Bereich der Gerontologie darlegt. 77 Autorinnen und Autoren verschiedenster Fachrichtungen behandeln neben den Alternstheorien unter anderem so aktuelle Themen wie Alterskrankheiten, Demenz, Altersbilder, Ältere Arbeitnehmer, Lebenslanges Lernen, Gedächtnis, Fragen der Intervention, der Prävention und Rehabilitation, Ernährung und Sport, aber auch Bereiche wie Pflegewissenschaft und Soziale Sicherungssysteme. Dieses Buch ist eine wichtige Informationsquelle für jeden im Bereich der Gerontologie Forschenden und Lehrenden, aber auch für alle in der praktischen Altenarbeit Tätigen.

Die Herausgeber:
Professor Dr. **Wolf D. Oswald**, Direktor des Instituts für Psychogerontologie, Erlangen. Professor Dr. Dr. h.c. **Ursula Lehr**, Institut für Gerontologie der Universität Heidelberg. Professor Dr. med. **Cornel Sieber**, Direktor des Instituts für Biomedizin des Alterns, Nürnberg. Professor Dr. med. **Johannes Kornhuber**, Direktor der Psychiatrischen und Psychotherapeutischen Klinik der Universität Erlangen.

W. Kohlhammer GmbH · 70549 Stuttgart
Tel. 0711/7863-7280 · Fax 0711/7863-8430

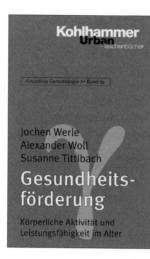

Werle/Woll/Tittlbach

Gesundheitsförderung

Körperliche Aktivität und Leistungsfähigkeit im Alter

2006. 302 Seiten mit 34 Abb. und 45 Tab. Kart.
€ 22,-
ISBN 3-17-017971-3
Urban-Taschenbücher, Band 762
Grundriss Gerontologie, Band 12

Im Zuge der demographischen Entwicklung gewinnt die Ursachenforschung zum erfolgreichen Altern stark an Bedeutung. Daher ist die Frage einer lebenslangen körperlich-sportlichen Aktivität und körperlichen Leistungsfähigkeit im Hinblick auf Gesundheitsförderung von besonderer Relevanz. In diesem Buch werden Theorien zu Gesundheit und Gesundheitsförderung beschrieben und es wird die Bedeutung von körperlicher Leistungsfähigkeit und körperlich-sportlicher Aktivität für erfolgreiches Altern dargestellt. Die Planung gesundheitsbezogener Interventionsformen sowie Anwendungsbeispiele zeigen Möglichkeiten der Gesundheitsförderung.

Der Autor:
Dr. **Jochen Werle** ist wissenschaftlicher Mitarbeiter am Institut für Sport und Sportwissenschaft der Universität Heidelberg (zurzeit beurlaubt). Prof. Dr. **Alexander Woll** ist Hochschullehrer für Sportwissenschaft an der Universität Konstanz und Dr. **Susanne Tittlbach** ist als wissenschaftliche Assistentin am Institut für Sport und Sportwissenschaft der Universität Karlsruhe tätig.

▶ www.kohlhammer.de

W. Kohlhammer GmbH · 70549 Stuttgart
Tel. 0711/7863-7280 · Fax 0711/7863-8430